广东省本科高校心理学类专业教学指导委员会组织编写

普通高等学校"十四五"规划应用心理学类
一流本科专业建设示范教材

总顾问◎莫雷 刘鸣 总主编◎何先友 刘学兰

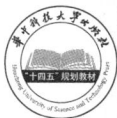

心理治疗的原理与实务

主 编 尚鹤睿 陈灿锐

副主编 谭健烽 周立坚 夏勉 陈洁

编 委 尚鹤睿（广州医科大学）

陈灿锐（广州医科大学）

李源瑢（韩山师范学院）

谭健烽（广东医科大学）

王艳辉（嘉应学院）

周立坚（广东白云学院）

王振东（上海中医药大学）

夏 勉（华中师范大学）

杨俊凯（广东金融学院）

李海哲（温州医科大学）

袁子舒（广州医科大学）

陈 洁（南方医科大学）

图 雅（广州中医药大学）

CHOLOGY

华中科技大学出版社
http://press.hust.edu.cn
中国·武汉

内容提要

本书是以心理治疗为主要内容的心理学专业教材，旨在帮助读者深入理解心理治疗的原理，掌握各种心理治疗的技术和方法。本书强调系统性、实用性和前沿性。

本书既适合心理学专业和医学相关专业的学生作为学习教材，又可作为心理教育工作者及心理咨询从业人员的日常参考用书。心理学专业的学生可通过本书来夯实专业理论基础，提高在心理咨询和心理治疗中个案概念化分析的能力以及实际操作技能；医学相关专业的学生则能更深入地理解患者心理，从而提高心理服务的质量。对于心理教育工作者，本书提供了较多有效的心理治疗的技术和方法；对于心理咨询从业人员，无论是在学习专业知识还是关注个人成长方面，均能从中获得显著收益。

图书在版编目(CIP)数据

心理治疗的原理与实务 / 尚鹤睿, 陈灿锐主编 . -- 武汉：华中科技大学出版社, 2025. 8. -- (普通高等学校"十四五"规划应用心理学类一流本科专业建设示范教材). -- ISBN 978-7-5772-2117-5

Ⅰ. R749.055

中国国家版本馆 CIP 数据核字第 2025C52K85 号

心理治疗的原理与实务   尚鹤睿   陈灿锐   主编
Xinli Zhiliao de Yuanli yu Shiwu

策划编辑：周晓方   周清涛   袁文娣
责任编辑：陈 孜
封面设计：廖亚萍
责任监印：曾 婷
出版发行：华中科技大学出版社（中国·武汉）   电话：（027）81321913
           武汉市东湖新技术开发区华工科技园   邮编：430223
录   排：华中科技大学出版社美编室
印   刷：武汉市洪林印务有限公司
开   本：787mm×1092mm   1/16
印   张：20.75
字   数：459千字
版   次：2025年8月第1版第1次印刷
定   价：58.00元

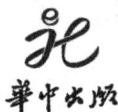

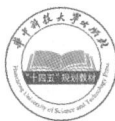

普通高等学校"十四五"规划应用心理学类
一 流 本 科 专 业 建 设 示 范 教 材

编 写 委 员 会

总顾问

莫 雷　华南师范大学原副校长　文科资深教授

刘 鸣　华南师范大学原校长　国务院学科评议组召集人

总主编

何先友　广东省本科高校心理学类专业教学指导委员会主任委员　广东省心理学会理事长
　　　　华南师范大学心理学院院长　教授

刘学兰　广东省本科高校心理学类专业教学指导委员会秘书长
　　　　华南师范大学心理学院教授

副总主编

李 桦　中山大学教授
聂衍刚　广州大学教授
赵静波　南方医科大学教授
李爱梅　暨南大学教授
尚鹤睿　广州医科大学教授

委 员 （按照姓氏拼音排序）

陈彩琦	华南师范大学	田丽丽	华南师范大学
陈灿锐	广州医科大学	万崇华	广东医科大学
陈 俊	华南师范大学	王化田	岭南大学
陈启山	华南师范大学	王金辉	华南师范大学
范 方	华南师范大学	王瑞明	华南师范大学
黄喜珊	华南师范大学	王逸雯	澳门城市大学
焦 璨	深圳大学	温忠麟	华南师范大学
刘浩鑫	暨南大学	萧爱铃	岭南大学
刘 伟	华东师范大学	攸佳宁	华南师范大学
刘 勇	华南师范大学	张 波	石家庄学院
钱 捷	复旦大学	张积家	中国人民大学
秦鹏民	华南师范大学	郑剑虹	岭南师范学院
屈金照	西交利物浦大学	郑荣双	岭南师范学院
谭健烽	广东医科大学		

作 者 简 介

尚鹤睿 心理学教授，博士生导师，博士后合作导师，国家高级心理咨询师。广州医科大学卫生管理学院院长，心理咨询中心主任，国家一流课程负责人，国家一流本科专业主要负责人。兼任中国社会心理学会理事、国际中华应用心理学研究会常务理事、广东省医学心理教育与行为干预副组长、广东省社会管理研究会副会长、广东省高校心理健康教育与咨询专委会副主任委员、广东省本科高校心理类专业教学指导委员会委员、广州国家实验室生物医学伦理委员会委员、中国健康心理学杂志编委。主要研究领域为医学心理学、健康心理学及公共卫生管理。近年来，主持和承担国家社科基金项目及省部级科研教研项目10余项，其中主持广东省质量工程项目及教育教学改革项目4项、广州市教育科学规划项目4项。出版著作及教材6部。获得国家及省市级教学奖励10余项，在 *Depression and Anxiety*、*Clinical Psychology & Psychotherapy*、《医学与哲学》、《中国健康心理学杂志》等发表论文50余篇。曾被评为广东省高校"千百十工程"培养对象、全国高等学校本科教育教学评估专家、广东省第十四届人大教科文卫咨询专家、广州市重大行政决策论证专家、广东省高校心理健康教育专家。荣获广州市优秀教师、广东省南粤优秀教师、广州市第十一次党代会党代表、广东省第十二次党代会党代表等荣誉。

陈灿锐 心理学副教授，博士，研究生导师，中国心理学会注册系统心理督导师（D-22-059），执业中医师。担任广东省心理学会理事，世界中医联合会音乐治疗专委会理事，近年来主持省市级科研项目10余项，发表论文30余篇，出版《心灵之镜：曼陀罗绘画疗法》《心灵之路：曼陀罗成长自愈绘本》《儿童曼陀罗绘画分析：理论与实践》等6部著作。擅长荣格心理分析、曼陀罗绘画疗法、中医心理学，从事心理咨询与临床治疗近20年，结合中医方药治疗抑郁症、双向情感障碍、焦虑症、抽动症等，积累了较为丰富的心理咨询与治疗的临床经验。

总 序

当今社会，心理学的重要性日益凸显，其广泛应用于教育、医疗、企业管理、社会服务等诸多领域，影响着人们生活的各个方面，对推进社会进步和人类幸福发挥着越来越重要的作用。随着社会的快速发展和人们对心理健康的日益重视，对高素质心理学人才的需求呈现出快速增长之势。为了满足人才培养的需求，提升人才培养的质量，在广东省本科高校心理学类专业教学指导委员会的组织和策划下，我们编写了这套普通高等学校"十四五"规划应用心理学类一流本科专业建设示范教材。

习近平总书记强调："教育是强国建设、民族复兴之基"，"建设教育强国，龙头是高等教育"。一流本科专业建设是高等教育改革发展的重要举措，对于提高人才培养质量、对接国家发展战略、提升国际竞争力具有重要意义。一流本科专业建设需要一流教材。本套教材对标教育部一流本科专业建设的要求，兼顾理论深度、前沿视野与实践价值，具有科学性、前沿性和实用性等。

在科学性方面，教材严格遵循心理学专业的学科体系和知识逻辑，注重概念和原理的科学阐释，注重对经典研究的介绍，有助于学生掌握科学的心理学知识，形成科学的心理学观念，为学生夯实理论基础。同时，教材注重将价值引领融入知识阐述，让思政元素和学科内容自然交融，培养学生的科学精神、人文情怀和责任担当。

在前沿性方面，注重吸纳心理学领域最新研究成果，无论是认知神经科学的新发现，还是心理咨询的新方法，都融入教材内容，让学生接触到学科最前沿的知识。

在实用性方面，通过大量丰富且贴近生活的案例，引导学生将理论知识与实际应用紧密结合，提升解决实际问题的能力。无论是在内容还是在体例上，教材都力求做到不断创新、与时俱进。我们相信，正是在这种创新中，心理学自身也在不断进步和完善。

这套教材共分为四个系列：学校心理系列、心理咨询与心理治疗系列、人力资源管理与人才测评系列、心理学基本理论与基本方法系列，涵盖应用心理学类专业人才培养的主要方向和重要内容。这套教材汇聚了心理学领域的优秀学者，他们来自包括香港、澳门地区在内的十余所高校。作者们都有扎实的专业功底和丰富的教学、实践经验，保障了教材的水平和质量。

各位作者在编写本套教材的过程中付出了大量的劳动与心血，教材的出版得到了华中科技大学出版社领导及编辑的大力支持和帮助，在此一并致以敬意和谢意！由于能力与水平所限，教材中难免有疏漏之处，敬请广大学者、专家和读者不吝批评和指正。

展望未来，心理学的发展前景广阔，对专业人才的需求也将持续增长。我们衷心希望这套教材能为心理学专业人才培养提供有力支撑，为心理学学科发展添砖加瓦，让心理学更好地服务社会、造福人类！

2025 年 7 月于广州

前言

　　心理咨询与心理治疗的理论与实践是心理学专业学生必须掌握的核心技能之一。本教材以心理治疗的理论与各种心理疗法为特色，旨在帮助读者深入理解心理治疗的原理，掌握各种心理治疗的技术和方法，帮助心理临床工作者运用心理治疗的理论，进行准确的个案概念化分析，并在此基础上选择恰当的心理疗法。

　　本教材首先介绍了心理治疗的定义、心理治疗的目标、心理治疗的伦理及心理治疗过程；其次，详细阐述了精神分析及客体关系理论、自体心理学、荣格分析心理学对心理疾病的认识，同时介绍了相应的移情焦点疗法、情绪聚焦疗法、梦的解析、自由联想法、曼陀罗绘画疗法、沙盘游戏疗法等；再次，阐述以人为中心疗法、认知行为疗法、后现代心理治疗、艺术疗法、心理危机干预、家庭治疗、中医心理治疗等疗法；最后，介绍了这些疗法在适应障碍、行为障碍和神经症的运用情况。本教材在内容的整体编排与撰写上体现出较强的创新性和较高的学术严谨性，既涵盖理论知识，又包含大量实践应用。本教材面向的对象既可以是心理学专业和医学相关专业的学生，又可以是心理教育工作者及心理咨询从业人员。

　　本教材非常注重系统性、实用性和前沿性。在系统性上，我们不仅介绍了心理动力学、人本主义、认知行为三大流派的理论和技术，还介绍了后现代的诸多疗法；在实用性上，与之前的一些教材相比，我们省略了诸如森田疗法、厌恶疗法等心理治疗上极少用到的疗法，取而代之的是艺术疗法、中医心理治疗等实操性较强的治疗方法；在前沿性上，我们介绍了新的疗法，比如移情焦点疗法、情绪聚焦疗法、曼陀罗绘画疗法、沙盘游戏疗法等一系列新的疗法。

　　本教材由尚鹤睿、陈灿锐担任主编，并由编写团队集体撰写完成。编写团队成员在心理学的各个特定领域均拥有深厚的学术背景和丰富的教学经验。各章撰写人分别为：尚鹤睿、陈灿锐（第一章）；李源瑢（第二章）；谭健烽（第三章）；王艳辉（第四章）；

周立坚（第五章）；王振东（第六章）；夏勉（第七章）；杨俊凯（第八章）；李海哲（第九章）；袁子舒（第十章）；陈洁（第十一章）；图雅（第十二章）；陈灿锐（第十三章至第十五章）。感谢华中科技大学出版社为本教材的编写及出版所做的大量工作，感谢所有在本教材撰写过程中给予帮助的朋友们。

　　尽管本教材在心理治疗的理论和疗法方面提供了较为广泛且深入的见解，但仍然存在一定的局限性。希望学习者在学习过程中保持开放的思想，积极关注最新的科研进展和学术动态，不断修正和完善自身的知识体系及相关技能。

尚鹤睿　陈灿锐

2025 年 7 月

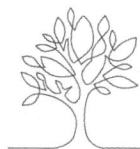

目 录
Contents

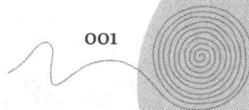

第一章

心理治疗概述

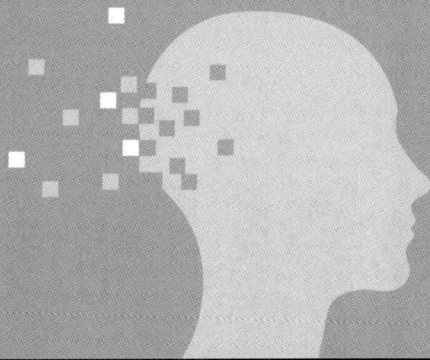

学习目标

1. 了解心理治疗的定义。
2. 掌握心理治疗的目标和原则。
3. 领悟心理治疗中伦理的规范。

关键词

心理治疗
心理咨询
心理治疗目标
胜任力
伦理

01

第一节　心理治疗的定义

一、心理治疗的定义

心理治疗是在良好治疗关系的基础上，由经过专业训练的治疗师运用心理治疗的有关理论和技术，对来访者提供帮助的过程，以消除或缓解来访者的问题或障碍，促进其人格向健康、协调的方向发展。也有学者把心理治疗定义为，受过专业训练的治疗师帮助来访者矫正认知偏差、情绪困扰、行为不当等问题，以及促进其心理成长和成熟的过程。

综合相关文献和临床实践，我们认为心理治疗是在良好的治疗关系中，通过治疗师的理论与经验分析，采用相应的心理治疗技术，协助来访者更好地适应内外环境的过程。

根据定义可知，心理治疗有以下几个特点。

一是，心理治疗是具有目的性的。其目的是帮助来访者更好地适应内外环境。适应内环境包括了有着良好的自我认识、掌握调节情绪的技术、守护好自尊心，以及能有效运用各种心理防御机制等。而适应外环境则包括了胜任各种角色、提高人际沟通技能、做好各种规划并满足自身实现的需求。

二是，良好的治疗关系是心理治疗起作用的前提条件。这种关系具备韧性、支持性、尊重与温暖等特点。显然，想要建立良好的治疗关系，治疗师需要与来访者双方共同努力。

三是，治疗师需要掌握心理治疗的理论。心理治疗主要用于治疗心理困扰，需要做到"对症下药"，心理治疗本质是一种医学的思维模型。因此，心理治疗的理论主要包括了心理结构观、心理发展观、心理病理观、心理治疗观。

四是，心理治疗需要使用相关的疗法或技术。与精神科医生不同，心理治疗师在进行心理治疗的过程中，一般不使用药物，而是使用各种心理治疗的疗法或技术。不同取向的心理治疗师可能因受训经历的不同，在使用疗法或技术上存在着个人的偏好。比如，精神分析取向的心理治疗师可能会使用移情反移情的分析、梦的解析及诠释等技术；人本主义取向的心理治疗师会更加关注治疗联盟、共情等技术；行为取向的心理治疗师可能会使用放松技术、脱敏技术、厌恶疗法等。

二、心理治疗的理论与技术的关系

【案例1-1　治疗中的迷茫】

　　小明，男，26岁，心理治疗师。应用心理学硕士毕业之后，小明从事心理咨询与心理治疗的工作。起初，他在从业的过程中能够比较好地开展工作。随着来访者的增加，他接触到的病症越来越多，其中神经症的来访者也在增加。一开始，他还是根据自己的经验，当来访者情绪反应比较强烈时，就运用共情技术；当来访者存在认知上的问题时，就采用认知行为矫正技术；当来访者出现一些现实的问题时，就使用角色扮演技术。慢慢地，他发现之前可能有用的技术，似乎变得没有那么奏效了，心理治疗的效果也不太明显，他陷入了迷茫。他认为是自己的技术不过关，于是他通过参加各种技术培训来提升自己的技术。可是，过了几年，咨询和治疗的效果依然没有明显的变化。后面，他慢慢地理解到，之所以效果不明显，主要是因为他对来访者缺乏系统而深入的了解，发现了来访者的一个问题就运用某个技术来解决，这个技术不行就换另一个技术。

【请思考】

　　小明在心理治疗中出现迷茫的原因是什么？如何才能切实提升小明的咨询与治疗水平？

【专家点评】

　　小明在刚开始从事心理咨询和心理治疗时，由于他接触的来访者主要存在适应性或发展性的问题，所以他根据个人的经验，采用一些心理技术，可能会有一定的效果。但是，随着心理咨询与心理治疗的深入，他接触到的神经症来访者越来越多。在针对神经症来访者的咨询和治疗过程中，作为心理治疗师的小明需要深入理解其内心世界，在准确了解其内心状态的基础上，有针对性地运用各种心理疗法或技术，方能取得成效。

　　本案例使我们深刻认识到：理解来访者的内心世界，对来访者进行个案概念化分析，是我们选用各种心理疗法或技术的前提条件。缺乏对来访者的了解，随意使用某种疗法或技术，是不恰当的。

　　心理治疗是治疗师通过理论与经验的分析，在形成了对来访者了解的基础上，采用相应的心理疗法或技术。那么，治疗师怎么才能理解来访者呢？这就涉及他们对来访者的心理结构、心理发展、心理疾病的形成及治疗策略等诸多方面的理解，这些理解也称心理结构观、心理发展观、心理病理观、心理治疗观。

心理结构观指的是人的心理由什么元素构成，这些元素之间存在着何种逻辑关系，它们是如何构成整个有机的整体的。例如：弗洛伊德认为人的心理是由本我、自我、超我构成的；荣格认为人的心理是由意识、个体无意识、集体无意识构成的；认知心理学主张人的心理是由图示、中间信念、自动思维等构成的；行为主义学派则认为人的心理是由各种刺激-反应形成的。

心理发展观则是回答这些元素是如何发展的，哪个是发展的主要动力，它们有哪些阶段，每个阶段的发展有什么样的特点或任务。例如：弗洛伊德认为是力比多的发展；荣格认为是自性的发展；认知心理学主张皮亚杰的认知发展观；行为主义学派则认为行为受外部的影响比较大，主要通过模仿或强化来形成。

心理病理观回答的是心理问题所表现出来的症状与内在的心理结构之间存在什么关系，这种关系是怎么样形成和演变的，病情的发展有什么样的规律。例如：弗洛伊德认为心理的各种症状都是因为本我、自我、超我之间存在着不可调和的冲突，个体通过象征与病理性的方式表达了内在的矛盾；认知心理学的理解是早期形成了不良的图式，演变成为各种适应不良的信念，从而产生了认知、情绪和行为的问题。

心理治疗观则要回答基于对心理病理的理解，心理治疗的目的是什么，采用何种疗法或技术比较合适，心理治疗可能会有何种效果。例如：弗洛伊德认为分析的目的是实现本我、自我及超我之间的平衡；荣格认为分析的目的是现实自性化，促进来访者成为一个独立而完整的个体。

心理治疗的技术是为了达成心理治疗的目的所使用的各种手段和技巧，如精神分析的自由联想、积极想象，认知行为疗法的苏格拉底式提问，人本主义的共情积极关注等。

所以，心理治疗的理论与技术的关系可以理解为：心理学家对人的心理结构、心理发展的理解不同，导致对心理病理的理解及治疗的侧重点也不同，于是就形成了不同的理论和观点，也就存在着各式各样的疗法或技术。不过，在心理治疗的历史上，常常因为一种新的疗法或技术的出现，让心理学家们对人类心理或心理疾病的理解更加深刻，从而进一步修正或形成新的理论。

三、心理咨询与心理治疗的关系

在临床中，心理咨询与心理治疗是比较接近的概念，那么它们之间的相同之处与不同之处是什么呢？首先，我们来看看它们之间的相同之处，具体如下。

（1）核心目标均旨在促进心理健康，帮助个体应对心理困扰、改善生活质量。

（2）理论基础均为心理学理论的框架，如心理动力学、人本主义、认知行为理论。

（3）专业关系都需要以信任、共情和保密来建立咨访/治疗联盟。

（4）干预手段都会使用倾听、提问、反馈等技术引导自我探索。

（5）伦理规范都要遵循保密原则、知情同意及避免双重关系等伦理准则。

（6）评估过程中都能通过访谈、量表等工具来初步评估个体的心理状态。

（7）支持性角色均是两者提供持续情感支持和解决问题策略的基础。

尽管心理咨询与心理治疗有上述相同之处，不过，它们之间还是存在着很多不同之处。结合一些文献中的看法，我们认为两者的主要区别有如下几点。

（1）从心理结构来看，心理咨询主要在意识层面进行，更重视其教育性、支持性、指导性工作，焦点在于让来访者认识到困扰的症结所在，并使来访者通过意识层面的努力来提高适应性。而心理治疗的工作主要集中在无意识领域，通过支持来访者的自我力量，不断发掘其内在的冲突，认清真实的需求，从而重塑来访者的人格。

（2）心理咨询的工作对象主要是正常人，以及正在恢复或已复原的病人，他们的人格比较稳定，自我功能比较完善。而心理治疗主要是针对有某些心理障碍的人群，这些人群可能存在着强烈的心理冲突、心境困扰或意识障碍等。

（3）心理咨询着重处理的是正常人所遇到的各种问题，主要包括日常生活中的人际关系、适应问题、职业生涯规划、情绪困扰、婚姻问题、亲子问题等。而心理治疗的适应范围主要为某些神经症、心理障碍、行为障碍、人格障碍等。

（4）心理咨询用时较短，一般咨询次数为一次至几次。而心理治疗费时较长，对于一些神经症或人格障碍的问题可能需要经年累月才能有效解决。

（5）心理咨询工作是更为直接地针对某些有限的具体的目标而进行的。而心理治疗的目的比较模糊，其核心目标是使来访者产生改变和进步。

02 第二节 心理治疗的目标与原则

一、心理治疗的目标

心理治疗的目标是基于治疗师对来访者心理症状的了解，为了达到适应内外环境的治疗效果，所设定的目标。治疗目标为心理治疗提供了方向，使治疗工作更加聚焦（Cooper & Law，2018），有助于为整个治疗过程梳理出清晰的脉络，提升来访者对治疗效果的期望，进而促进来访者积极投入和坚持（Lynch等，2011）。同时，治疗目标也为治疗效果的评估提供了依据。那么，心理治疗的目标包括哪些呢？

（一）总体目标与具体目标

心理治疗的总体目标是促进来访者成长，使其能够应对内外环境提出的各种挑战，从而适应内外环境。具体到各个不同的心理治疗学派，由于不同学派对心理结构和心理病理的理解有所不同，因此其治疗的具体目标也会不同。例如：精神分析治疗的目标是要消除神经症症状，使自我变得更加强壮，从而协调本我、自我和超我之间的关系；行为治疗的目标是要将适应不良的行为转变成更具有适应性的行为；患者中心疗法的治疗目标是对自我经验和体验采取更为开放的态度，从而促使自我评价与经验之间的和谐；合理情绪疗法的治疗目标是改变非理性思维，使之变成更为理性的思维，从而提高适应性。

（二）终极目标与中间目标

帕洛夫曾提议把心理治疗的目标划分为终极目标和中间目标。他指出，所有心理治疗的最终目标都是要减少焦虑，提高来访者的生理机能和社会能力；中间目标可以当作向终极目标迈进的步骤，但要达到什么程度为止，则与治疗师及其所采用的理论有关。

（三）内部的目标与外部的目标

内部的目标是指来访者自己对自己提出的心理治疗目标；而外部的目标则是由其他人对来访者提出的，如父母、配偶、治疗师等。在心理治疗中，这两个目标可能一致，也可能存在冲突。比如抑郁症患者，自己希望改善抑郁的情绪，调整日夜颠倒的作息，而这些也正好是其父母所期望的。再比如一些网络成瘾的青少年，他们希望通过心理治疗改善与父母的沟通方式而不想改变网瘾行为，但是他们的父母却很着急希望治疗师能够改善孩子的网络成瘾情况，这就是目标不一致。临床中常常出现内外目标不一致的情况，这个时候家庭治疗可能是一个不错的选择。

（四）矫正、发展与预防的目标

矫正的目标可能是消除或减少来访者身上存在的消极"东西"，帮助其与周围的人以同样的方式行事；发展的目标可能是培养或加强来访者身上的某些优良的品质。预防的目标就是要帮助来访者减少其产生心理问题的潜在可能性，提升其心理健康水平。例如，婚前咨询及心理教育、术前咨询及放松训练都属于这一范畴的工作。

心理治疗观是基于心理结构观形成的，而心理结构具有整体性，所以从整合的角度，我们提出心理治疗的目标有终极目标、核心目标和具体目标三个层次。

1. 终极目标

终极目标是心理治疗的最终方向和人生意义层面的追求。它包括：促进自我实现，帮助个体充分发展潜能，实现个人价值与生命意义（人本主义取向）；增强整体幸福感，建立持久的心理平衡，增强对生活的满足感与掌控感（积极心理学视角）；实现整合性健康，协调认知、情绪、行为与社会功能的和谐统一（认知行为主义取向）；提高生命自主性，培养独立决策能力，摆脱外界或内在不合理信念的束缚（存在主义取向）。

2. 核心目标

核心目标是支撑终极目标的关键心理功能改善。它包括：完善自我认知，澄清自我价值与身份认同，修正扭曲的自我评价体系（自体心理学）；提升情绪调节的能力，增强对情绪的觉察与接纳，发展适应性情绪应对策略（自我心理学）；优化人际关系模式，打破不良互动循环（如过度依赖/回避等），建立健康边界与有效沟通（客体心理学）；处理创伤性经验，整合分裂的情感记忆，重构对创伤性事件的认知框架（古典精神分析或创伤心理学）。

3. 具体目标

具体目标是通过行为化、可评估的短期任务以实现改变，其特点是比较微观、可操作化。它包括：症状缓解，比如降低焦虑，减少强迫行为的频率；认知重构，比如识别并挑战三类核心自动化负性思维，记录替代性积极思维；行为激活，比如绘制规律作息表；技能训练，比如掌握渐进式肌肉放松法，学会非暴力沟通四步法；关系改善，比如与伴侣每周进行一次有效冲突协商。

二、心理治疗的原则

【案例1-2　小A的控诉】

小A的父母因小A抑郁而寻求心理治疗师赵某的帮助。小A在原生家庭受到了比较大的心理创伤，在赵某的热情接待下，小A的内心世界像是打开了闸的洪水，小 A 几乎把自己从小到大的经历都讲给了赵某听。赵某与电视台合作，经常在媒体上宣传自己。但是，在某档电视节目中，赵某在没有经过小 A 授权同意的情况下，曝光小 A 的故事和他的沙盘作品、绘画作品。结果，这件事让小 A 的同学知道了，并且在班上传播。最终，小 A 深受伤害，不得不转学。小 A 的父母找赵某理论，要求赵某退费、道歉，但赵某不同意。小 A 的父母在网络平台披露了整件事情，获得了很多网友的支持，最终赵某的专业形象受损。

【请思考】

在心理治疗中，治疗师要遵守什么原则？遵守这些原则的意义何在呢？

【专家点评】

保密原则是心理治疗的重要原则。来访者的许多痛苦是无法向他人言说的，所以才到心理治疗机构寻求专业帮助。只有在保密的环境下，来访者才会有安全感，才能把自己的内心世界呈现出来，也只有这样才能转化认知或改善各种关系。不管治疗师出于何种目的，在未征得来访者本人同意的情况下，在公众媒体透露来访者的信息，无疑等于把来访者的伤口赤裸裸地呈现给大众看，这不仅会破坏来访者对治疗师个人的信任感，也会影响心理治疗师在大众心目中的专业形象。

所以，遵守心理治疗的原则及相关的伦理，是心理治疗行业的职业要求，也是心理治疗从业人员应该共同维护的准则。

（一）对来访者负责

心理治疗是对来访者提供帮助的过程，其根本目标是促进来访者成长，使之能够自己面对和处理个人生活中的各种问题。

（二）助人自助

助人自助的根本目标是促进来访者成长、自强自立，使其能够自己面对和处理个人生活中的各种问题。当来访者面临关键问题的抉择时，治疗师不应滥用权威，替来访者作出选择，而是要帮助他们理解自身的感受，分析清楚其自身对该问题的看法、内在真实的动机，以及如何去满足需求，至于，如何选择及承担后果，这些都由来访者自己作出。这样，来访者才能真正独立适应现实。

（三）保密原则

保密原则要求治疗师对来访者的有关资料严格保管，予以保密，也要求治疗师不得在治疗室以外的地方随便谈论来访者的隐私，更不能把来访者的隐私作为茶余饭后的谈资。在专业工作需要的情况下进行教学、科研和写作时，治疗师采用来访者的案例须以不暴露来访者的个人信息为前提。当然，保密存在例外。如果治疗师所得到的信息表明来访者有自杀、伤害他人或危及社会安全的尝试和企图时，应立即采取必要的措施，防止意外事件的发生。

（四）价值观念中立原则

中立原则要求心理治疗师要尊重来访者的价值观念。因为价值观念是多元的，与来访者的成长经历密切相关，所以在心理治疗的过程中，治疗师尽量不要去干预来访者的价值观念，不能轻易作出价值评判，迫使来访者接受自己的观点和态度。

（五）灵活性原则

灵活性原则要求治疗师在不违反其他心理治疗原则的前提下，灵活地运用各种心理治疗的方法与技术，采用灵活的步骤，以便取得最佳的治疗效果。

1．不同的问题选择不同的方法

根据来访者所求助问题的性质不同，经过个案概念化分析后，考虑适合该来访者的方法或技术。

2．不同的阶段，实施不同的方法

在心理治疗过程中的不同阶段，来访者的心理结构、矛盾冲突、主要任务可能不同，治疗师经过评估考虑后可采用不同的方法。

3．不同的对象采用不同的方法

根据来访者的年龄、性别、个性、文化背景等选择最适宜的方法。

03

第三节　心理治疗师的素质

一、基本素质

心理治疗的工作，是在心理治疗的理论指导下，治疗师使用心理治疗的方法和技术进行的。因此，从事心理治疗的专业人员需要经过严格的训练，具备专业的胜任力才能从事心理治疗工作。

1. 系统的心理学知识储备

能够扎实掌握主流心理治疗流派（如精神分析、认知行为、人本主义等）的理论框架，熟悉心理结构观、心理发展观、心理病理机制和心理治疗的各种方法和技术。

2. 伦理敏感性

能够严格遵守保密原则与职业边界，能在复杂情境中平衡来访者权益与社会责任。

3. 深度同理心

能够超越表面同情，精准感知来访者未言明的情绪与需求，同时又要保持情感共鸣与专业抽离的平衡。

4. 动态自我觉察

能持续监控自身反移情反应，主动减少个人议题对心理治疗的影响，如个人体验或督导等。

5. 非评判性接纳

对来访者的价值观念、行为模式保持开放性理解，避免道德说教或主观价值观念强加。

6. 多维评估能力

能够根据生物-心理-社会模型进行个案概念化分析，准确识别危机信号（如自杀倾向、虐待风险等）并有效干预。

7. 文化胜任力

能够理解不同族群、性取向、宗教信仰对心理问题的影响，可以调整干预策略以适应多元文化背景。

8. 情绪容器功能

能够耐受来访者强烈的情感投射（如愤怒、绝望等），具有将混乱情绪转化为可以理解的、表达的能力。

9. 创造性思维

突破"标准化技术手册"的局限，能够根据来访者的独特性设计个性化干预方案。

10. 终身学习意识

能够持续更新理论知识库和相关技能，主动参与案例研讨与专业培训。

11. 语言精准度

具有通过运用隐喻、提问等技术促进来访者领悟的能力，避免模糊术语，确保干预指令可操作化。

12. 职业韧性

建立可持续的自我关怀系统（如冥想、督导支持等），将职业耗竭风险转化为专业成长契机。

二、胜任力模型

胜任力是指达到某种资格或能力水平的动机和行为（Kaslow，2004）。胜任要素是指胜任力所包含的可被观察和测量的、被领域专家公认的、能通过培训加强的因素（Stratford，1994）。

以下是国外评估心理治疗师胜任特征的几种模型。

（一）美国心理学会（APA）临床胜任力模型

美国心理学会（APA）临床胜任力模型把心理治疗师的核心胜任力分为了四个维度。

（1）科学知识与实践整合：掌握心理学理论、循证干预技术及具有文化敏感性。

（2）评估与诊断能力：熟练使用标准化工具（如MMPI等）进行心理评估。

（3）治疗关系建立：通过共情、真诚和无条件积极关注来促进治疗联盟的建立。

（4）伦理与法律意识：遵守APA伦理守则，处理保密、知情同意等议题。

（二）发展性胜任力模型

发展性胜任力模型是以心理治疗师的发展阶段应该具有的核心能力作为主要考量的标准。

（1）新手阶段：依赖标准化流程，注重技术模仿。

（2）进阶阶段：提高整合理论与个案概念化分析的能力。

（3）专家阶段：灵活调整干预策略，处理复杂共病问题。

（三）整合模型

整合模型（Norcross & Karpiak，2017）是以跨学派通用胜任力作为基础的模型。

（1）循证实践能力：基于研究证据选择干预方法。

（2）元胜任力：监控自身能力边界，及时转介或寻求督导。

（3）技术适应性与创新：整合数字化工具。

04 第四节 心理治疗的伦理问题

一、心理治疗中基本的伦理

心理治疗的伦理规定了心理治疗实践的基本框架，是保障专业服务质量的前提条件，也是避免来访者受到伤害的根本保障。例如，专业伦理强调心理治疗从业人员的资质要求和专业标准，强调治疗师要经过系统的专业训练，在专业胜任力范围内开展专业工作。对专业关系的规定，对知情同意程序等专业设置的要求，保证了心理治疗的专业性和规范性，明确了来访者的权利和治疗师的责任，从而确保专业服务达到专业水准。

基奇纳（1984）认为，寻求专业服务的来访者有自主权、受益权、免受伤害权、公平待遇权及要求忠诚权五大权利，来访者的五大权利是专业伦理考虑的基本原则。

自主权是指所有人都有自由选择的权利，每个人都应该对自己负责。是否接受心理治疗由来访者自己决定。

受益权是指来访者应从心理治疗中获益的权利（王智弘，1999）。来访者的福祉是治疗师优先考虑的因素。

免受伤害权是无论以何种方式或形态提供专业服务，来访者的免受伤害权，被全然保护的权利（牛格正和王智弘，2018）。

公平待遇权是指治疗师应公正对待每个寻求专业服务的来访者，不得因年龄、性别、种族、性取向、宗教信仰和政治立场、文化水平、身体状况、社会经济状况等因素歧视对方。在心理治疗的过程中，治疗师不应存在个人偏见。

要求忠诚权是指来访者有权要求被忠实且真诚地对待。除非有特殊理由，一般治疗师不会主动提出终止治疗，这可以视为治疗师对来访者的专业承诺和忠诚。

中国心理学会（2007）制定了《中国心理学会临床与咨询心理学工作伦理守则》，其内容包括：专业关系、隐私权与保密性、职业责任、心理测量与评估、教学、培训和督导、研究和发表、伦理问题处理。其中，伦理的总则包括了五个方面的内容。

1．善行

心理治疗师工作的目的是使寻求专业服务的来访者从其提供的专业服务中获益。心理治疗师应保障寻求专业服务的来访者的权利，努力使其得到适当的帮助并避免伤害。

2．责任

心理治疗师在工作中应保持其较高的专业水准，对自己的行为承担责任。明确自己的职责，维护专业信誉。

3．诚信

心理治疗师在临床实践活动、研究和教学工作中，应努力保持其行为的诚实性和真实性。

4．公正

心理治疗师应公平、公正地对待自己的专业工作及每个来访者。心理治疗师应采取谨慎的态度以防止自己潜在的偏见、能力局限、技术的限制等导致的不适当行为。

5．尊重

心理治疗师应尊重每个来访者，尊重来访者的隐私权和自我决定权。

二、知情同意

在心理治疗的过程中，知情同意是指在与来访者确立治疗关系之前，治疗师有责任向来访者说明自己的专业资质、理论取向、工作经验、治疗过程、治疗的潜在风险、治疗目标及技术的运用，以及保密原则与治疗费用等，以便于来访者自主决定是否接受治疗。

（一）知情同意原则的重要性

1. 保护来访者的权益

确保来访者充分了解治疗的目的、方法、可能的风险和效果，以及他们的权利和义务，从而保护来访者的合法权益。

2. 增强治疗效果

当来访者明确了解治疗的目标和过程，他们更可能积极参与并配合治疗师的工作，从而增强治疗效果。

3. 避免纠纷

明确的知情同意过程有助于减少因误解或信息不对等而产生的纠纷。

（二）知情同意原则的实施要点

1. 充分告知

治疗师应向来访者详细解释治疗的目的、方法、可能的风险和效果，以及治疗过程中可能涉及的个人隐私和保密问题。

2. 确保理解

治疗师需要确认来访者已经充分理解所告知的信息，这可以通过提问、讨论或让来访者复述相关信息来实现。

3. 尊重选择

来访者有权在充分了解情况后，自主决定是否接受治疗。治疗师应尊重来访者的选择，不得进行强迫或诱导。

三、伦理中禁止发生的事情

心理治疗是一个提供专业服务的工作，治疗师与来访者的关系是一种特殊的助人关系。在这种关系中，心理治疗师要避免发生一些不良的关系和行为，从而破坏关系，伤害来访者。

（一）禁止与来访者发生性关系

男性治疗师与女性来访者，或女性治疗师与男性来访者之间发生性关系，这类行为不仅伦理上是被禁止的，而且在法律上也是被严厉禁止的。心理治疗的伦理要求心理治疗师严禁触摸来访者的身体，或是使用挑逗性的言语。尤其要注意，如果来访者是因为苦恼于性方面的不满足，亲密关系出现问题而前来治疗时，治疗师更要提高这方面的警惕。治疗师与来访者如果要建立婚姻关系，应在治疗关系结束后的3年以上。

（二）不能有多重关系

多重关系是指除了治疗关系之外，心理治疗师和来访者之间还保持着其他的人际关系。治疗关系是平等的关系，治疗师是提供专业服务的人，而来访者是寻求专业服务的人。如果存在多重关系就容易给治疗带来负面影响，比如会影响治疗师的判断、影响来访者对治疗师的信任、损害来访者的利益等。

（三）避免在治疗室外进行心理治疗

心理治疗是属于个人私密性的活动，应该遵循保密原则。心理治疗和心理治疗的活动原则上应在治疗室内进行。治疗师不应该在私人的会客厅或是咖啡馆进行心理治疗。在治疗室外进行心理治疗，容易导致泄密，从而给来访者带来意外的伤害。

（四）禁止夸大宣传

在有些国家，治疗师不允许刊登夸大性广告，也不允许将治疗师的照片登载在广告中。即使是刊登广告，也只是明确介绍治疗师的资质类型、证书号，擅长的治疗理论和技术，以及服务对象等。这也是出于对来访者利益的保护，以及对治疗师自身专业性的要求。

（五）不能收受贵重礼物

治疗师不允许收受来访者馈赠的贵重礼物。如果治疗师收受了来访者的贵重礼物，那么治疗关系就会变成朋友关系。它可能是来访者心理阻抗的一种表现，也可能是来访者依赖、讨好或被动攻击的方式。不过，若在治疗关系结束后，来访者出于表达感激之情而赠送的小礼品，治疗师可与来访者进行商讨，共同决定是否接收。

【案例1-3　小A的控诉】

小A因为夫妻关系不好，通过网络平台搜索，认识了心理治疗师张某，并向其寻求心理帮助。由于小A在原生家庭和婚姻中受到了比较大的心理创伤，在张某的热情接待下，她感到被充分理解，也感受到了从未有过的温暖。小A慢慢地发现自己无时无刻不想念张某，相比之下越发觉得自己的丈夫不理解自己，对自己不好。在后面的治疗中，小A向张某表达了爱慕之情，张某并没有拒绝，反而在治疗中强化了她对丈夫的反感。随着时间的推移，小A与张某发生了性关系，并且被小A的丈夫发现。小A的丈夫把张某告上法庭，张某被判退回治疗费并且罚款道歉，同时张某也被相关协会取消了相应治疗资质。

【请思考】

在心理治疗中，心理治疗师是否可以与来访者发展恋爱关系？如果发展恋爱关系，将会面临什么样的后果？

【专家点评】

在心理治疗中，治疗师给予来访者温暖、尊重、理解、共情，处于心理创伤、渴望获得关爱的来访者很容易误以为那是爱情。在精神分析中，这种状况被认为是移情的作用，即来访者与治疗师的关系如同母婴关系，其间充满着依恋的成分。治疗师要对此保持警惕，并且在恰当的时机讨论这种移情关系背后，来访者的渴望与幻想，从而让来访者理解这是一种移情作用，而非真正的爱情。可以说，这种情况，在异性来访者中，特别是出现情感问题的来访者中，比较常见。治疗师如果没有认识到这种情况背后的机制，也发生了情感卷入，最好的处理方式是转介来访者或者接受专业的心理督导。如果因为情感卷入而与来访者谈恋爱并发生性关系，这不仅违反职业的伦理道德，更是违法的行为。因此，作为专业的治疗师，应该杜绝这种情况发生。

（尚鹤睿 陈灿锐）

~本章小结~

（1）心理治疗是在良好的治疗关系中，通过治疗师的理论与经验分析，采用相应的心理治疗技术，协助来访者更好地适应内外环境的过程。

（2）心理学家对人的心理结构、心理发展的理解不同，导致对心理病理的理解及治疗的侧重点也不同，于是就形成了不同的理论和观点，也就存在着各式各样的疗法或技术。

（3）心理治疗观是基于心理结构观形成的，而心理结构具有整体性，所以从整合的角度，我们提出心理治疗目标有终极目标、核心目标和具体目标三个层次。

（4）从事心理治疗的专业人员需要经过严格的训练，具备专业的胜任力。

（5）在心理治疗中，知情同意是指在与来访者确立治疗关系之前，治疗师有责任向来访者说明自己的专业资质、理论取向、工作经验、治疗的潜在风险、治疗目标及技术的运用，以及保密原则与治疗费用等，以便于来访者自主决定是否接受咨询或治疗。

第二章

心理治疗过程

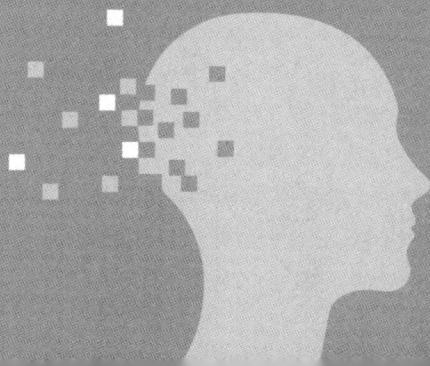

学习目标

1. 了解心理治疗过程。
2. 理解心理治疗各个阶段的任务。
3. 评估心理治疗的效果。
4. 掌握阻抗的识别与处理。

关键词

心理治疗过程
目标确定
效果评估
阻抗的处理

01 第一节　心理治疗过程概述

一、心理治疗过程的定义

心理治疗过程是指在心理治疗中，治疗师与来访者之间通过一系列有计划、有目的的互动，帮助来访者解决心理问题、改善心理状态、促进心理成长的动态过程。它是一个系统化的、逐步推进的过程，涵盖了从初次评估、治疗目标设定、治疗实施、效果评估到治疗结束的各个阶段。

二、心理治疗过程的特点

（一）心理治疗专业性

心理治疗过程需要由经过专业训练的心理治疗师进行操作。治疗师需要具备扎实的心理学、精神病学、心理治疗的理论和技术知识，以及丰富的临床经验。治疗过程遵循专业的伦理规范，如保密性、尊重来访者自主权等。

（二）心理治疗系统性

心理治疗过程是一个有计划、有步骤的系统过程，包括初始评估、治疗目标设定、治疗实施、效果评估和治疗结束阶段。每个阶段都有其特定的任务和目标，各阶段之间相互联系、相互作用。

（三）心理治疗互动性

心理治疗过程是治疗师与来访者之间的一种特殊的人际互动过程。治疗师通过言语、行为等方式来与来访者进行沟通，引导来访者探索问题、表达情感、获得领悟和改变。来访者的参与和反馈对治疗过程的推进至关重要。

（四）心理治疗动态性

心理治疗过程是一个动态的、不断变化的过程。来访者在治疗过程中的情感、认知和行为会发生变化，治疗师需要根据来访者的变化及时调整治疗策略和方法。治疗过程中可能会出现各种意外情况，如来访者的阻抗、情绪爆发等，治疗师需要灵活应对。

（五）心理治疗个体差异性

每个来访者的问题、性格、文化背景、心理状态等都存在差异。因此，心理治疗过程需要根据来访者的个体特点进行个性化的设计和调整。不同的来访者对同一种治疗方法的反应也可能不同，治疗师需要根据来访者的反馈及时调整治疗方案。

三、心理治疗过程与心理治疗目标的关系

（一）目标是过程的导向

1．明确目标的重要性

心理治疗目标是心理治疗过程的方向和动力。在心理治疗开始之前，治疗师需要与来访者共同明确心理治疗目标，这有助于来访者明确心理治疗的方向和期望。明确的目标可以帮助治疗师制订合理的治疗计划，选择合适的治疗方法和技术。

2．目标的制定与过程的规划

心理治疗目标的制定需要基于对来访者问题的全面评估和理解。在初始评估阶段，治疗师通过与来访者访谈、心理测量等方式，了解来访者的问题、需求和期望。根据评估结果，治疗师与来访者共同制定具体、可操作、可测量的心理治疗目标。这些目标将成为心理治疗过程中的行动指南。

3．目标的调整与过程的调整

在心理治疗过程中，来访者的情况可能会发生变化，心理治疗目标也需要相应地进行调整。治疗师需要根据来访者的进展、反馈和新的问题，及时调整心理治疗目标。心理治疗目标的调整会影响心理治疗过程的推进，治疗师需要根据调整后的目标重新规划心理治疗计划，选择合适的心理治疗方法和技术。

（二）过程是目标的实现途径

1．过程的推进与目标的实现

心理治疗过程是实现心理治疗目标的具体途径。治疗师通过运用各种心理治疗方法和技术，引导来访者探索问题、表达情感、获得领悟和改变。在心理治疗过程中，治疗师需要不断评估来访者的进展，确保心理治疗过程朝着既定目标推进。

2．过程的质量与目标的达成

心理治疗过程的质量直接影响心理治疗目标的达成。良好的治疗关系、有效的治疗方法和技术、来访者的积极参与等都是实现心理治疗目标的重要因素。如果心理治疗过程存在问题，如治疗关系不融洽、治疗技术不恰当、来访者不配合等，可能会导致心理治疗目标无法实现。

3．过程的评估与目标的评估

心理治疗过程的评估是实现心理治疗目标的重要环节。治疗师需要定期对心理治疗过程进行评估，了解来访者的感受、体验和变化。通过评估心理治疗过程，治疗师可以及时发现存在的问题，调整治疗策略和方法，确保心理治疗过程顺利推进。同时，心理治疗过程的评估也为心理治疗目标的评估提供了重要依据。只有了解了心理治疗过程中的各种情况，才能更准确地评估心理治疗目标的达成情况。

02

第二节　心理治疗的初始阶段

一、初始访谈与信息收集

初始访谈是心理治疗的第一步，是治疗师与来访者之间建立初步联系的过程。其主要任务包括如下几点。

1．建立初步信任

通过友好的问候、温暖的态度和开放的沟通方式，让来访者感到被接纳和被尊重。

2．信息收集

了解来访者的基本信息，包括年龄、性别、职业、婚姻状况、教育背景等，以及来访者寻求帮助的原因和期望。

3．评估来访者的动机

了解来访者对心理治疗的期望和态度，评估其心理治疗动机的强弱。

二、建立初步治疗关系

良好的治疗关系是心理治疗成功的基础。在初始阶段，治疗师需要通过以下方式建立初步的治疗关系。

1．展示专业性

通过专业的语言和行为，让来访者感受到治疗师的专业能力。

2．倾听与共情

认真倾听来访者的陈述，表达共情和理解，让来访者感受到被关注和被理解。

3．明确角色与期望

向来访者解释治疗师的角色和职责，以及来访者在治疗中的角色与期望。

三、收集病史与评估问题

在初始访谈中，治疗师需要收集来访者的病史和相关信息，以便对问题进行全面评估。主要内容包括以下几点。

1．个人病史

了解来访者心理问题的起始时间、发展过程、症状表现等。

2．家族病史

询问来访者家族中是否有类似的心理问题或精神疾病史。

3. 生活事件

了解来访者近期的生活事件，如工作压力、人际关系问题、家庭变故等。

4. 心理评估

借助心理测量工具（如抑郁量表、焦虑量表等）对来访者的情绪、认知和行为进行评估。

【案例 2-1 大学生焦虑障碍的评估】

案例背景：小林（化名），22岁，女，大学生，因近期常常感到焦虑前来治疗。

一、首次接触与基本资料收集

治疗师开场："小林同学，感谢您主动预约治疗。今天我们的谈话会涉及个人经历和情绪体验，所有内容都将严格保密（说明保密原则）。现在能否请您先描述一下最近遇到了哪些困扰？"

小林："我最近三个月上课时总感觉心跳加速、手心出汗，特别害怕被老师点名回答问题。上周小组汇报时突然呼吸困难，差点晕倒……现在连去食堂吃饭都会感到心慌。"

二、系统性病史采集

（一）现病史发展

（1）症状初现：3个月前竞选学生会干部失败后出现失眠症状。

（2）加重节点：2周前恋爱关系破裂，开始回避社交场合。

（3）功能损害：近1个月缺课率达40%，体重下降5千克。

（二）既往史追溯

（1）成长史：独生女，父亲常年在外工作，母亲为中学教师，父母对她要求极高。

（2）创伤史：初中时因演讲忘词被同学嘲笑。

（3）医疗史：无重大躯体疾病，否认精神疾病就诊史。

（三）社会功能评估

（1）学业：GPA从3.8降至2.9。

（2）人际关系：中断社团活动，与室友冲突不断。

（3）日常生活：饮食不规律，运动完全停止。

三、心理评估工具应用

（一）标准化量表

（1）PHQ-9抑郁量表：14分（中度抑郁）。

（2）GAD-7焦虑量表：18分（重度焦虑）。

（3）SCL-90症状自评量表：强迫症状、人际敏感维度显著升高。

（二）行为观察

（1）会谈中反复搓揉纸巾。

（2）眼神接触仅维持1~2秒。

（3）语速急促，逻辑清晰但伴随多次自我否定。

（三）认知模式评估

（1）"如果当众出丑，所有人都会看不起我。"

（2）"我必须做到完美才有价值。"

四、整合性评估

DSM-5诊断标准：符合社交焦虑障碍（F40.10）伴抑郁特征。

（一）维持因素分析

（1）行为层面：逃避强化焦虑循环。

（2）认知层面：完美主义信念系统。

（3）生理层面：过度换气引发惊恐发作。

（二）资源与优势

（1）主动求助动机强烈。

（2）过往学业表现优异（可用资源）

（3）支持系统：姑姑为退休心理学教师。

四、确定治疗目标

治疗目标是心理治疗的方向和动力。在初始阶段，治疗师需要与来访者共同确定治疗目标。其主要内容包括以下几点。

1. 明确来访者的需求

通过访谈了解来访者希望解决的问题和期望达到的目标。

2. 评估目标的可行性

根据来访者的问题和实际情况，评估目标的可行性和可操作性。

五、与来访者共同制定目标

治疗目标的制定需要治疗师与来访者共同参与，确保目标符合来访者的需求和期望。其主要内容包括以下几点。

1. 讨论目标

与来访者讨论治疗目标，让来访者参与目标的制定过程。

2. 调整目标

根据来访者的反馈和实际情况，对目标进行调整和优化。

六、目标的具体化与可操作性

治疗目标需要具体化和具有可操作性，以便在治疗过程中进行评估和调整。其主要内容如下。

1. 具体化目标

将模糊的目标转化为具体的、明确的目标，如"减少焦虑症状"可以具体化为"每周焦虑发作次数减少到3次以内"。

2. 可操作性目标

确保目标可以通过具体的行动和方法来实现，如"改善人际关系"可以通过"每周主动与他人交流3次"来实现。

七、制订治疗计划

治疗计划是实现治疗目标的具体方案，包括选择合适的治疗方法、确定治疗的频率和时间、制订详细的治疗计划等。其主要内容如下。

1. 选择合适的治疗方法

根据来访者的问题和目标，选择合适的心理治疗方法，如认知行为疗法、精神分析疗法、人本主义疗法等。

2．确定治疗的频率与时间

根据来访者的问题严重程度和治疗需求，确定治疗的频率（如每周1次）和每次治疗的时间（如50分钟）。

3．制订详细的治疗计划

治疗计划应包括治疗的具体步骤、预期的时间节点、评估方法等。

03 第三节　心理治疗的中间阶段

心理治疗的中间阶段是整个治疗过程中最为关键的部分，也是治疗师运用专业技术和方法帮助来访者探索问题、促进改变的核心阶段。这一阶段的主要任务包括深化治疗关系、运用治疗技术，以及探索和解决问题。

一、深化治疗关系

在初始阶段建立了初步的治疗关系后，中间阶段需要进一步深化这种关系，为治疗的顺利进行提供坚实的基础。

（一）建立信任、促进合作及克服阻抗

1．信任的建立

信任是治疗关系的核心。治疗师需要通过持续的倾听、共情、尊重和真诚来赢得来访者的信任。例如，治疗师可以通过及时回应来访者的情绪和需求，让来访者感受到被关注和被理解。

2．合作的促进

治疗师需要与来访者建立良好的合作关系，让来访者积极参与治疗过程。可以通过

明确治疗目标、制订治疗计划等方式，让来访者感受到自己在治疗中的主动性和重要性。

3．阻抗的克服

阻抗是来访者在治疗过程中表现出的对治疗的抵触或回避行为。治疗师需要敏锐地识别阻抗的表现形式，如迟到、沉默、转移话题等，并通过温和、共情的方式来帮助来访者克服阻抗。

（二）处理移情与反移情

1．移情

移情是指来访者将对其他重要人物的情感和态度转移到治疗师身上。例如，来访者可能将治疗师视为父母、恋人或朋友，从而产生爱慕、愤怒或依赖等情感。治疗师需要识别移情的类型和内容，并将其作为治疗的资源，帮助来访者探索和解决深层次的心理问题。

2．反移情

反移情是指治疗师对来访者产生的情感反应，如愤怒、同情、爱慕等。治疗师需要通过自我反思和专业督导，识别和处理自己的反移情，避免对治疗过程产生负面影响。

二、运用治疗技术

在中间阶段，治疗师需要根据来访者的问题和治疗目标，选择和运用合适的治疗技术。

（一）不同流派技术的运用

1．认知行为疗法（CBT）

通过识别和改变来访者的不合理认知，帮助其建立更积极的思维模式。例如，通过认知重构技术，帮助来访者挑战和改变负面的自我评价。

2．精神分析疗法

通过自由联想、梦的解析等技术，帮助来访者探索潜意识中的冲突和欲望。例如，治疗师可以引导来访者分析梦境，揭示其潜在的心理冲突。

3．人本主义疗法

强调来访者的自我实现和成长，通过共情和无条件积极关注，帮助来访者探索自我。例如，治疗师可以通过支持性对话，帮助来访者发现自己的内在力量。

4．家庭系统治疗

关注来访者家庭系统中的互动模式，通过改变家庭成员之间的沟通方式和行为模式，解决来访者的问题。例如，治疗师可以通过家庭会谈，帮助家庭成员更好地理解彼此的需求和感受。

（二）技术的选择与整合

1．技术的选择

治疗师需要根据来访者的问题特点、治疗目标以及来访者的个人偏好，选择最适合的技术。例如，对于焦虑症患者，认知行为疗法（CBT）可能更为有效；而对于探索童年创伤的来访者，精神分析疗法可能更有帮助。

2．技术的整合

在实际治疗中，单一的技术往往难以解决复杂的问题。治疗师需要灵活整合多种技术，形成综合的治疗方案。例如，结合认知行为疗法（CBT）和人本主义疗法，既帮助来访者改变不合理认知，又关注其情感体验和自我成长。

【案例2-2　广泛性焦虑障碍的技术选择】

案例信息：张女士，35岁，中学教师，主诉为持续9个月的过度担忧、肌肉紧张、入睡困难，伴随反复检查教案和家门锁。童年因父母工作调动原因频繁搬家，长期担任"照顾者"角色；两年前经历教学事故（课堂突发恐慌被学生嘲笑）。

当前状态：工作效率下降，与丈夫因琐事频繁争吵，回避同事聚餐等社交活动。

我们从认知行为疗法（CBT）、精神分析疗法、人本主义疗法、家庭系统治疗四个角度分析四种疗法的技术选择及治疗焦点，然后给出一个整合性的治疗方案。

1．认知行为疗法（CBT）

技术选择：①做行为实验，检查担忧事项的实际发生概率（现实检验）；②认知矫正，挑战"如果我不反复检查，一定会发生灾难"的假设；③学会渐进式放松，进行腹式呼吸，配合肌肉放松训练。

治疗焦点：①识别灾难化思维与安全行为间的强化关系；②重建对不确定性的容忍能力；③打破"过度准备—短暂安心—焦虑复发"的恶性循环。

2．精神分析疗法

技术选择：①通过自由联想，探索反复检查行为与童年频繁搬家失控感的关联；②通过移情工作，分析治疗关系中"渴望指导又抗拒依赖"的矛盾模式；③解析防御机制，将教案检查诠释为对教学失误创伤的象征性补偿。

治疗焦点：①早年不稳定经历形成的内在客体关系模式；②潜意识中完美主义与自我惩罚的冲突；③创伤性事件引发的退行性防御机制。

3．人本主义疗法

技术选择：①共情性倾听，比如："听起来这些担忧背后，包含着对学生负责的深切关怀。"②体验性聚焦，比如："当您说出'我必须做到万无一失'时，内心是什么感受？"③存在对话，比如："如果暂时放下'应该'，此刻最想如何对待自己？"

治疗焦点：①价值条件化导致的自我疏离；②焦虑症状背后的存在性孤独；③重建对真实体验的信任与接纳。

4．家庭系统治疗

技术选择：①通过家谱图绘制追溯三代亲属中"责任过载"的代际传递模式；②采用循环提问，比如："丈夫如何看待您反复检查家门锁的行为？"③采用悖论干预，建议每天固定30分钟"专业焦虑时间"。

治疗焦点：①婚姻系统中焦虑症状的功能性意义（转移育儿矛盾）；②家庭规则与个人自主性的边界模糊；③代际创伤对职业认同的影响。

如果采用技术整合的思路，可以把治疗的阶段分为稳定化、核心干预、巩固预防的阶段，每个阶段设定好治疗目标，然后把相关流派的治疗技术整合成为一个具有针对性的治疗方案，如表2-1所示。

表2-1　焦虑症的整合治疗方案

阶段	目标	技术组合
稳定化	降低生理焦虑水平	正念呼吸训练（人本）+睡眠卫生教育（CBT）+家庭压力测评（系统）

阶段	目标	技术组合
核心干预	打破"认知—行为"恶性循环	认知重构（CBT）配合移情分析（动力）+家庭角色调整练习（系统）
巩固预防	增强心理弹性	叙事重构技术（人本）+复发预防计划（CBT）+代际创伤认知教育（系统）

三、探索和解决问题

中间阶段的核心任务是帮助来访者探索问题的根源，并促进其自我认知和行为改变。

（一）探索问题的根源

1．问题的全面评估

通过深入访谈、心理测量等手段，全面了解来访者的问题表现、发展过程和影响因素。例如，通过心理测量工具来评估来访者的焦虑水平、抑郁程度等。

2．探索潜在原因

引导来访者探索问题的潜在原因，包括童年经历、家庭背景、人际关系等。例如，通过提问和引导，帮助来访者回忆童年时期的重要事件，并分析这些事件对当前问题的影响。

3．识别维持因素

帮助来访者识别问题的维持因素，如不良的应对方式、负面的自我认知等。例如，通过行为分析，帮助来访者发现其在面对压力时的回避行为，以及这种行为是如何加剧问题的。

（二）促进来访者的自我认知与行为改变

1．自我认知的提升

通过认知重构、情感表达等技术，帮助来访者更清晰地认识自己的情感、认知和行为模式。例如，通过写情绪日记，帮助来访者记录和分析自己的情绪反应，提升自我认知。

2．行为改变的促进

通过行为疗法、技能训练等技术，帮助来访者建立更积极的行为模式。例如，通过放松训练，帮助来访者缓解焦虑情绪；通过社交技能训练，帮助来访者改善人际关系。

3．巩固与应用

在治疗过程中，帮助来访者将所学的认知和行为技能应用到日常生活中，巩固治疗效果。例如，通过家庭作业，让来访者在实际情境中练习新技能，提高其应对能力。

04 第四节　心理治疗的结束阶段

心理治疗的结束阶段是整个治疗过程的重要环节，它不仅是对治疗效果的总结，也是帮助来访者巩固治疗成果、顺利过渡到日常生活的重要阶段。这一阶段主要包括评估治疗效果和终止治疗关系两个方面。

一、评估治疗效果

在结束阶段，对治疗效果进行全面评估是很有必要的，这有助于了解来访者在治疗过程中的变化和进步，同时也为来访者提供了一个明确的反馈。

（一）对来访者症状与功能的评估

1．症状评估

通过心理测量工具（如抑郁量表、焦虑量表等）再次评估来访者的症状变化，与治疗前的评估结果进行对比，了解症状的改善程度。

2．功能评估

评估来访者在日常生活中的功能恢复情况，包括工作能力、社交能力、家庭功能等。例如，询问来访者是否能够更好地应对工作压力，是否与家人、朋友的关系有所改善等。

3．自我报告

让来访者自我评估其症状和功能的变化，了解其主观感受。可以通过问卷调查或访谈的方式进行。

（二）对治疗目标达成情况的评估

1．目标回顾

与来访者共同回顾治疗目标，逐项评估每个目标的达成情况。例如，如果治疗目标之一是"减少焦虑发作次数"，则需要评估这一目标是否已经达成。

2．效果讨论

与来访者讨论治疗效果，了解其对治疗过程和结果的满意度。可以通过提问的方式，比如："您觉得治疗对您有帮助吗？""哪些方面让您感觉有进步？"

3．记录与总结

将评估结果进行记录和总结，形成一份详细的治疗效果报告，为后续的治疗或咨询提供参考。

二、终止治疗关系

终止治疗关系是结束阶段的重要任务之一，这一过程需要谨慎处理，避免给来访者带来不必要的心理创伤。

（一）与来访者共同回顾治疗过程

1．回顾内容

与来访者一起回顾整个治疗过程，包括治疗的目标、方法、过程中的重要事件和感受等。可以通过梳理时间线，帮助来访者清晰地看到自己的成长和变化。

2．总结经验

总结来访者在治疗过程中学到的技能和经验，强调其在治疗中的积极参与和努力。例如："您通过认知重构学会了如何应对负性思维，这对您的生活有很大帮助。"

3．增强来访者的自我效能感

让来访者认识到自己的能力和进步，增强其在面对未来问题时的自我效能感和信心。

（二）应对来访者对治疗结束的反应

1．识别反应

来访者对治疗结束可能会有各种反应，如焦虑、失落、愤怒或否认等。治疗师需要敏锐地识别这些反应，并给予适当的回应。

2．情感处理

通过共情和理解，帮助来访者处理这些情感反应。例如，如果来访者感到失落，治疗师可以说："我理解您对结束治疗感到失落，这说明您在治疗中投入了很多，也取得了很大的进步。"

3．解释结束的意义

向来访者解释结束治疗的意义，强调这并不意味着问题的结束，而是来访者已经具备了独立应对问题的能力。

（三）提供后续支持与建议

1．后续支持

向来访者提供必要的后续支持，如推荐其他的心理健康资源、提供紧急联系方式等。例如："如果您在未来遇到困难，可以随时联系我，或者拨打心理援助热线。"

2．建议与指导

根据来访者的情况，提供一些具体的建议和指导，帮助其巩固治疗成果。例如，建议来访者继续练习在治疗中学到的放松技巧，或者定期进行自我反思。

3．制订后续计划

帮助来访者制订一个后续的生活计划，包括如何应对可能的挑战、如何保持积极的生活方式等。例如："您可以每周安排一次自我放松的时间，或者每月参加一次社交活动。"

05 第五节　心理治疗过程中的特殊问题

在心理治疗过程中，治疗师可能会面临一些特殊问题，这些问题需要特别关注和妥善处理，以确保治疗的顺利进行和取得预期效果。

一、阻抗的识别与处理

阻抗是来访者在心理治疗过程中对自我暴露和自我变化的对抗，是治疗师需要识别和处理的重要问题。

（一）阻抗的表现形式

阻抗的表现形式多样，主要包括以下几类。

1．讲话程度上的阻抗

来访者可能拒绝回答问题，或长时间保持沉默，或用无关紧要的话题占据时间，比如沉默、少言寡语或赘言。

2．讲话内容上的阻抗

来访者可能用心理学术语与治疗师交谈，或通过发泄情绪来回避核心问题，比如理论交谈、谈论小事。

3．讲话方式上的阻抗

来访者可能将问题归咎于外界，或在谈话中故意转移话题，比如心理外归因、健忘、顺从、控制话题或最终暴露。

4．治疗关系上的阻抗

来访者可能不按时赴约，或通过送礼来影响治疗关系，比如不认真履行治疗安排、诱惑治疗师、请客送礼。

（二）处理阻抗的策略

处理阻抗时，治疗师可以采取以下策略。

1．建立良好的治疗关系

通过共情、关注和理解，消除来访者的戒备心理。

2．正确进行心理诊断和分析

识别来访者的深层问题，避免被表面现象误导。

3．以诚恳态度对待阻抗

帮助来访者认识到阻抗的潜在动机。

4．使用治疗技巧突破阻抗

例如，通过解释和修通，帮助来访者理解阻抗的真正含义。

【案例 2-3 创伤后回避的阻抗处理】

案例背景：周先生，28岁，程序员，主诉为车祸后6个月持续失眠、回避驾驶，近期拒绝参与暴露治疗。他有过目睹同车同事重伤的经历，对此他自责未能及时施救。

当前状态：他已完成3次稳定化治疗，第4次起出现阻抗。

心理治疗片段（第4次会谈）

治疗师："上周我们约定尝试用想象暴露法重现车祸场景，今天可以开始吗？"

周先生：（长时间沉默后）"其实……我觉得反复回忆没意义，现在不开车也挺好。"（身体后仰，避开眼神接触）

治疗师："听起来这个练习让您感到不安？"

周先生：（突然提高声调）"治疗师就会让人难受！上次让我写日记已经够痛苦了！"（阻抗表现：攻击治疗方式）

多取向阻抗原因分析及处理，具体如下。

1. 心理动力学视角

（1）采用情感置换防御机制将自责转化为对治疗师的愤怒。

（2）把治疗师移情为"强迫自己面对失败"的权威形象。

（3）通过维持症状来避免重返工作岗位的压力，这是次级获益。

处理的策略是运用共情性猜测以降低防御，同时作出修通，举例如下。

治疗师："我注意到您对治疗方案的抵触，这其实反映出您对康复既期待又害怕的矛盾心情。"

周先生（叹气）："我只是不想再体验那种无能为力的感觉……"

治疗师："这种无力感，和车祸当时的体验有相似之处吗？"

2. 认知行为视角

（1）"谈论创伤会让痛苦永远存在"，为灾难化思维。

（2）回避行为能暂时缓解焦虑，形成负强化。

（3）将暴露治疗等同于"惩罚性体验"，这是对治疗关系的误解。

应对的策略是量化主观痛苦，采用隐喻重构等技术，举例如下。

周先生："每次谈论车祸细节，我都觉得痛苦会被永远刻在大脑里……"

治疗师："我们可以做个实验吗？假设现在用1～10分评估痛苦强度，如果10分是最高，您此刻的分数是多少？"

周先生："大概8分……不过暴露治疗就像反复揭伤疤，太残忍了！"

治疗师："想象您的焦虑是警报误触的火警铃，暴露治疗不是纵火，而是训练警报系统准确识别真实危险。"

3. 人本主义视角

（1）"幸存者内疚"与"应该坚强"的自我要求对立。

（2）"接受帮助＝承认软弱"的价值条件化。

（3）回避创伤记忆背后的死亡焦虑。

处理的策略是将阻抗重构为自我关怀能力，同时进一步强化治疗关系，举例如下。

治疗师："您对治疗方案的谨慎态度，其实是对自我的保护，这说明您清楚自己的承受边界。"

周先生："但这样治疗就没法继续了……"

> 治疗师："或许，我们是不是可以共同寻找既安全又有挑战性的中间步骤呢？"

二、治疗过程中的伦理问题

伦理问题是心理治疗中不可忽视的重要方面，涉及保密性、边界问题等。

（一）保密性问题

保密性是心理治疗的基本伦理原则之一，要求治疗师对来访者的个人信息和治疗内容严格保密。然而，在某些情况下，如涉及法律问题，或来访者自身和他人的安全，可能需要有限度地披露信息。

（二）边界问题

边界问题包括避免双重关系（如与来访者建立超出治疗范围的关系等）和处理性关系等不当行为。治疗师需要严格遵守专业规范，避免任何可能损害来访者利益的行为。

三、多文化背景下的治疗过程

在多文化背景下，文化差异对心理治疗的影响不容忽视。

（一）文化差异对治疗的影响

文化差异可能影响来访者对心理治疗的理解、接受程度以及治疗过程中的沟通方式。例如，不同文化背景的来访者可能对某些心理问题的表达方式不同，或对治疗师的角色有不同的期望。

（二）跨文化治疗的策略

为应对文化差异，治疗师可以采取以下策略。

1. 文化敏感性

了解来访者的文化背景，尊重其文化价值观念。

2．灵活调整方法

根据来访者的文化特点，选择合适的治疗方法。

3．文化教育

向来访者解释心理治疗的原理和方法，减少文化误解。

4．寻求专业支持

在遇到复杂的跨文化问题时，寻求文化专家或督导的帮助。

通过识别和处理阻抗、遵守伦理规范以及应对文化差异，心理治疗师可以更好地应对治疗过程中的特殊问题，从而增强治疗效果。

（李源璐）

~本章小结~

（1）心理治疗过程是心理治疗的核心环节，它具有专业性、系统性、互动性、动态性和个体差异性等特点。

（2）心理治疗目标是心理治疗过程的方向和动力，明确的目标有助于心理治疗师制订合理的心理治疗计划和选择合适的技术和方法。心理治疗过程则是实现心理治疗目标的具体途径，良好的心理治疗过程是实现心理治疗目标的重要保障。在心理治疗中，治疗师需要根据来访者的情况，灵活运用各种技术和方法，不断调整心理治疗过程和心理治疗目标，以帮助来访者实现心理成长和改变。

（3）心理治疗的初始阶段是整个治疗过程的基础，其主要任务是通过初始访谈与信息收集，建立初步治疗关系，收集病史与评估问题，确定治疗目标，并与来访者共同制定具体化和可操作性的目标，最后制订详细的治疗计划。

（4）心理治疗的中间阶段是治疗过程的核心部分，其主要任务包括深化治疗关系、运用治疗技术，以及探索和解决问题。通过建立信任与合作，处理移情与反移情，治疗师可以为治疗的顺利进行提供坚实的基础。

（5）心理治疗的结束阶段是整个治疗过程的重要组成部分，它不仅是对治疗效果的总结，也是帮助来访者巩固治疗成果、顺利过渡到日常生活的重要阶段。通过全面评估治疗效果、与来访者共同回顾治疗过程、处理来访者对治疗结束的反应，以及提供后续支持与建议等，治疗师可以帮助来访者更好地结束治疗，继续在日常生活中保持积极的心理状态和行为模式。

（6）通过识别和处理阻抗、遵守伦理规范以及应对文化差异，心理治疗师可以更好地应对治疗过程中的特殊问题，从而增强治疗效果。

第三章

经典精神分析疗法

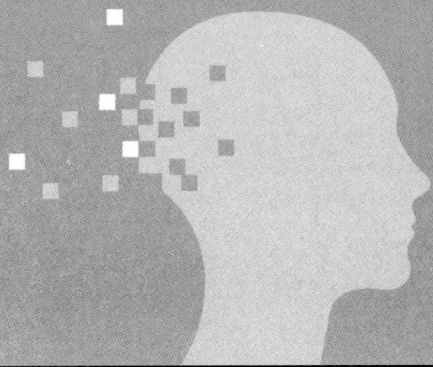

学习目标

1. 了解经典精神分析疗法的意识层次理论、人格结构理论、防御机构理论。
2. 掌握自由联想与阻抗技术。
3. 熟悉移情与反移情现象及处理。

关键词

本我

自我

超我

自由联想

阻抗

移情

反移情

01 第一节 精神分析疗法的主要观点

精神分析疗法的整个体系，基本上是在其创始人西格蒙德·弗洛伊德的一生之中形成并完成的。精神分析疗法的基本原理是发掘个体潜意识里的矛盾冲突或致病情结，把它们带到意识域，使个体对其有所领悟，在现实原则的指导下得到纠正或消除，并建立健康的心理结构，从而使病情好转。

一、意识层次理论

弗洛伊德在与布洛伊尔研究歇斯底里症的时候发现，个体往往并不完全意识到自己的情绪体验。当个体在催眠状态下回忆起与病症相关的经历时，相应的情绪得以表达，症状随之缓解。基于这一观察，弗洛伊德提出了一个理论，即被压抑的情绪体验蕴含着巨大的心理能量，这种能量的积累最终导致了症状的形成。

从这个假设出发，弗洛伊德逐渐构建了他的意识层次理论，将人的精神生活划分为三个层次——意识、前意识和潜意识。意识是个体心理活动中可感知、有限的外显部分，包含了我们当前注意到的思维和感觉。它代表了心理能量在表面的显现。前意识是位于意识和潜意识之间的层面，包括那些不在我们当前意识中，但可以召唤至意识的经验与记忆。潜意识则是指那些被深埋于意识之下，无法轻易召回的记忆和经验，这部分内容常常因社会习俗、道德观念和法律约束而被抑制，其中包含了人的原始冲动和本能欲望。

弗洛伊德认为，潜意识内容要重新进入意识层面是相当困难的，因为意识和潜意识之间存在着严密的防线，防止潜意识轻易突破。正是这些潜藏的潜意识因素在深层影响着人们的心理活动和行为，形成了动机和意图的根源。因此，心理治疗的目的在于让那些潜意识动机意识化，因为唯有让人们察觉到其动机，才能够作出抉择。

二、人格结构理论

在精神分析理论不断深化的过程中，弗洛伊德于1923年提出了人格结构理论，从本我（id）、自我（ego）和超我（superego）三个层次来阐释人类的心理活动。

本我是人格结构中最原始的部分，由与生俱来的本能和欲望构成，它深藏于潜意识之中，不受理性控制。本我遵循快乐原则，追求即时满足快乐和避免痛苦。在个体发展的初期，婴儿的人格结构几乎完全由本我主导。

自我是人格的表层结构，它部分位于意识层面，部分则潜藏在潜意识之中。自我从本我中逐渐分化出来，作为理性的代表，不会盲目地追求欲望满足，而是在现实的引导下既规避痛苦又寻求满足。自我代表着现实主义和审慎态度，遵循现实原则。自我不仅要应对本我的强烈要求，还受到超我的严格监管。超我一旦建立起来，会对自我和本我施加一系列明确的原则和限制。如果自我不遵循这些规范，超我会通过自卑感、内疚感和自责来实施惩罚。

超我，也称理想自我，是在父母、学校和社会的教化下形成的。它代表了人格结构中的道德和准则，遵循道德原则行事。超我由自我理想和良心组成，前者是父母完美形象在儿童内心的投影，后者则是儿童在受到惩罚后习得的经验，逐渐内化为对道德标准的认知。

在弗洛伊德的理论中，人格结构的三个部分通常保持一种动态的平衡。然而，当本我的冲动和欲望过于强烈，而超我对此进行过于严厉的批评和施压时，自我可能会感受到巨大的压力，甚至无法承受。如果自我无法有效地调节冲突，个体可能会动用各种不成熟型、神经症型、精神病型的心理防御机制，导致神经症或精神病症状的出现。

三、防御机制理论

弗洛伊德认为焦虑是一切人类精神疾病的基础共症。焦虑是一种紧张的状态，会刺激我们做某些事情。焦虑来自本我、自我、超我三者之间争夺可用的精神能量而起的冲突，它起着预警的作用，提醒我们潜在的危险正在逼近。

焦虑分为现实性焦虑、神经质焦虑和道德性焦虑。现实性焦虑源于对外部世界潜在威胁的恐惧，其强度通常与所感知到的威胁大小成正比。而神经质焦虑和道德性焦虑则起因于内心力量平衡的扰动。这些焦虑向自我发出信号，除非采取适当的措施，否则危险会持续升高，直到自我崩溃为止。当自我无法凭借理性且直接的方法去控制焦虑时，为保持人格完整，自我创造出许多自我保护机制，也就是防御机制。心理防御机制可分为自恋型防御机制、不成熟型防御机制、神经症型防御机制和成熟型防御机制四种。

1．自恋型防御机制

自恋型防御机制包括否认和投射两种表现形式。否认是一种与压抑紧密相关的防御方式，它使个体能够将对痛苦的感知或情绪暂时从意识中排除，从而避免感受到痛苦。而投射则涉及将个体不愿接受或承认的、会导致焦虑的情感和心理内容归咎于他人，从而降低自我的焦虑。

2．不成熟型防御机制

不成熟型防御机制诸如退行、幻想和内向投射等。其中，退行是指个体在面对压力时，心理活动退回到早期发展阶段，从而避开当前阶段的冲突和不安。幻想就是用非现实的想象来替代现实情境，进而规避现实中的困境。

3．神经症型防御机制

神经症型防御机制包括压抑、理智化、情感隔离和反向形成。压抑是主动把让人痛苦的记忆、冲动或情感排斥在意识之外。理智化是指个体在谈论话题时显得非常理性。情感隔离是指就事论事，不带有感情色彩。反向形成则表现为夸大某种情绪反应来掩盖其相对立的情绪倾向。

4．成熟型防御机制

成熟型防御机制包括升华、幽默以及理智化等。升华是一种将原本幼稚或冲动的冲突转化为社会认为正向且成熟的活动的过程，如艺术家将本能冲动转化为创作灵感，摄影师通过作品来满足探索欲望，舞蹈家和演员则通过表演艺术来表达、展现自我。

02 第二节　自由联想及阻抗

一、自由联想法的基本原理

自由联想法（free association）源于催眠法，所谓"自由"是指从意识的控制中解放了的、自由的意识状态；所谓"联想"则是随便的、不受控制的思维状态和过程。在自由联想法的实施过程中，弗洛伊德都会事先告诉来访者放下任何伦理道德的或社会文化的标准，不要对自己内心涌现的任何想法进行评判，只需客观地陈述出来。同时弗洛伊德要求来访者专心致志、集中注意力，甚至还运用了一些技术性手段，如把手掌按于来访者的前额上，并暗示来访者去回忆过去的经历等。

自由联想法所蕴含的基本原理是弗洛伊德的心理决定论。弗洛伊德认为"自由地"浮现在心头的任何东西，无论是一个词、一个数字、一个人名，还是一件事情，都不是无缘无故地浮现出来的，这些看似随机出现的要素实际上背后都有其必然性的原因。"自由"在这里主要是指意识层面的体验，而非无意识内容的真正自由。实际上，这些联想受到无意识心理力量的推动和制约，反映了深层心理过程的影响。因此，自由联想法就是在心理决定论的指导下探究来访者的无意识动力，它把"自由联想"到的东西作为无意识的表征，循此线索追溯来访者的无意识根源。在心理决定论原则的指导下，自由联想法才能富有成效。如果来访者不能做到这一点，或故意引向歧途，弗洛伊德则会打断来访者的联想，矫正其联想方向，甚至中断联想。因为弗洛伊德认为，漫无目的的联想与推测是没有什么积极价值的，必须遵循一条既定的线索，并指向一个目标，才能导向一个重要的结论，才能促进联想和分析的成功。

二、自由联想法的操作

自由联想法的操作原理是让来访者躺在心理治疗室内的躺椅上随意进行联想。心理治疗师则坐在来访者的身后倾听来访者的讲话。在开始前要鼓励来访者不要有任何顾虑，想到什么就说什么，治疗师对讲话的内容完全保密。其目的是让来访者把潜意识中的情绪和冲突带入意识层面，让来访者领悟并重新建立现实性的健康心理。自由联想法治疗时间较长，通常进行数十次，持续约几个月或半年以上，每周2～3次。自由联想法无法通过几次治疗就解决问题，治疗前应向来访者说明，避免发生阻抗、移情等。

自由联想法的具体操作过程如下。

（1）先放松，再集中精神。

（2）指导语消除顾虑。要帮助来访者打消一切顾虑，想到什么就讲什么，鼓励其按自己最初的想法讲出来，不要怕难为情，或怕其他人感到荒谬、奇怪而有意加以修改。

（3）引导联想，自我发现。在进行自由联想时，治疗师不要随意打断来访者的讲话，当然在必要时，治疗师可进行适当的引导。一般来说，治疗师鼓励来访者回忆从童年起所遭遇到的一切经历，或精神创伤与挫折，从中发现那些与病情有关的心理因素。

（4）精神分析式解释领悟。自由联想法的最终目的是发掘来访者压抑在潜意识内的矛盾冲突或致病情结，并把它们带到意识层面，使来访者对此有所领悟，并重新建立现实性的健康心理。

（5）自我调适，实现本我、自我、超我三者之间的平衡。

三、阻抗的表现

精神分析疗法与其他心理治疗方法的区别之一在于，它处理阻抗的方法。阻抗在心理治疗中可以被理解为来访者所运用的防御机制的直接展现。它反映了来访者在潜意识层面对治疗过程中可能产生的不适感、痛苦回忆或焦虑情绪的抵抗。从更广泛的视角来看，一切妨碍治疗的进行和损害治疗关系的言行都可以被视为阻抗的表现。阻抗可以是意识的，也可以是潜意识的，通过情绪、行为、冲动、观念等方式表现出来。

四、阻抗的分析

分析阻抗之前应先识别阻抗，在认识到阻抗后应进一步展示阻抗。在分析阻抗前治疗师应告诉来访者将要分析什么，来访者需要知道自己是否在阻抗和正在阻抗什么，阻抗的原因是什么，以及阻抗的表现。弗洛伊德提出了一个原则"先于内容解释阻抗"或"表面的解释"，处理阻抗前应先向来访者指出阻抗，使来访者注意到自己的阻抗，等到适当的时机，治疗师再向来访者指出为什么阻抗。

根据阻抗的来源，我们可以将阻抗区分为五个类型。前面三个类型的阻抗源于自我的阻抗。

第一，由威胁引起的阻抗，这种威胁来自分析的过程和目的。

第二，移情的阻抗，这类阻抗是指来访者用移情代替记忆，将过去的客体置换为当前的客体。

第三，因生病而获益的阻抗，也就是次级获益的阻抗。

第四，本我的阻抗，这类阻抗来自本我想要维持原来的趋利满足的习性。

第五，超我的阻抗，这类阻抗来自超我的罪恶感和被处罚的需求。

认识、展示和澄清阻抗的目的是解释阻抗，在分析阻抗动机时需要寻找引起阻抗的情感以及情感背后的根源。一般来说，来访者阻抗是为了躲避某种痛苦的体验。临床实践中有许多处理阻抗的应用技术，如：放慢疗程以减轻来访者的压力，增加情感支持与接纳；治疗师对来访者阻抗的现实接受；对私人情感的共情；非权威语言的使用；利用肢体语言表达等。

治疗师需要运用自由联想、共情、直觉、内省、解决问题式思考以及理论知识，将来访者呈现的材料和潜意识元素整合成为具有意义的领悟，所有的过去和现在、意识和潜意识连接成一致的、连续的、整合的解释，然后将治疗师的理解和领悟传递给来访者。

03

第三节　移情的处理

一、移情现象

移情（transference）是精神分析中的一个重要概念，弗洛伊德在其早期的案例——安娜中观察到了移情的现象。移情是来访者与治疗师建立治疗关系的过程中产生的冲动性体验，这些体验不是由客观的治疗场景造成的，而是源于来访者早期的客体关系在强迫的冲动作用下的重现。移情主要是潜意识层面的现象，通常那些经历移情的人一般来说都察觉不到或意识不到这种反应的非正确性或歪曲性。移情不仅发生在精神分析和其他一切心理治疗的过程中，也存在人们的日常生活中。

移情现象有三个特点：在当下的情境中显现过去；显现于熟悉或亲近的人；拒绝接纳新信息。移情的内容可以是既往客体关系的全部，也可以是某种具体体验、感受、冲动、愿望、恐惧、幻想、态度、想法、防御等。来访者对治疗师的移情不仅包含对治疗师的感受，也包含来访者期望具有怎样的行为与感受，以及来访者期望从治疗师那里得到什么。

二、移情的识别

移情分为正性移情和负性移情。正性移情是一种基于"爱"的积极情感体验，包括感受关爱、温暖、钦佩、信任、欣赏、喜欢、奉献和尊敬等。在潜意识中，治疗师可能被等同于来访者曾经拥有的或者渴望拥有的充满爱意并能给予帮助的父母。一旦移情发生，治疗师的语言就具备了父母角色所具有的那种权威性、影响力和力量。在正性移情的影响下，来访者的孤立感、孤独感以及无助感都能得到充分的缓解，此时治疗师的恰当干预能够发挥积极作用。负性移情是一种基于"恨"的消极情感体验，包括感受怨恨、愤怒、蔑视、敌意、厌恶、嫌弃、不信任、嫉妒、忽视、害怕和缺乏安全感等。负性移情需要在治疗中加以探讨，否则便有可能使治疗偏离正轨。

此外，根据与客体关系有关的移情反应，可以将移情的性质分为父亲移情、母亲移情、兄弟姐妹移情、教师移情、照料人移情等。不同性质的移情固然与治疗师的年龄、性别有关，但实际的移情可以不受治疗师的年龄、性别的限制，如男性治疗师可以被移情为母亲，或既有父亲的成分又有母亲的成分，并且在不同时期被移情为不同的重要客体（人物）。

移情和阻抗在很多方面有关联。移情阻抗就是一种反映出两者间有密切和复杂关系的简缩表达方式。移情既是阻抗的最为重要的来源，又是精神分析的最为有力的工具。一方面，移情反应是对过去的重复，是无须回忆就体现出的再现。从这个意义上说，移情就具有阻抗的意义。另一方面，来访者对治疗师的反应，也为通向来访者不可理解的过去提供了最为重要的桥梁。移情的存在会加强来访者的阻抗，导致治疗关系复杂化，且常常会使治疗陷入僵局，甚至过早终止。因此治疗师必须对移情予以识别和妥善处理。

移情有不恰当性、强烈性、矛盾性、多变性以及顽固性五大特征。

1．不恰当性

来访者对治疗师的情感反应并不符合正常的情感关系，这要根据具体情况来确定。

2．强烈性

大多数情况下，来访者对治疗师的强烈情感都是移情；治疗师中性节制和恒定的态度不会引起来访者十分强烈的情绪反应；任何情绪反应都可能是移情性的。

3．矛盾性

所有移情反应都是矛盾对立的情绪。这种潜意识的矛盾情绪来源于儿童性心理发育阶段的两难期。

4．多变性

移情反应常是不恒定、不确定和想入非非的情感体验。在治疗早期较为多见，被称为"飘浮式"移情反应。

5．顽固性

来访者之所以顽固地保持这种态度，是因为这种强烈的情感是本能和防御的需求。牢固的移情常常是潜意识防御和本能释放的混合物。

三、移情的处理

（一）遵循的原则

处理移情需要遵守以下三点。

1．镜像作用

治疗师应该使来访者最大限度地表达能反映其早期重要经历的移情反应。弗洛伊德认为，治疗师应作为来访者的镜子，使来访者通过治疗师的反照看清自己。治疗师态度中立如同镜子一样忠实地反映出来访者的情绪。

2．态度中立

治疗师与来访者保持一定的陌生感，对于精神分析疗法这种需要长时间进行心理治疗的方法而言，这一点尤为重要。来访者对治疗师了解得越少，越容易相信自己不恰当的反应是一种投射。

3．节制原则

在心理治疗期间，来访者会寻求关怀、注意等替代性的满足，若此时治疗师克制自己的情感活动，坚持不提供替代性的满足，来访者就可能把压抑的本能冲动直接指向治疗师。若来访者长期得不到替代性的满足，来访者的神经症症状就会以移情的方式重新出现。

（二）处理移情的技术

处理移情的技术可分以下四个部分。

1．展示移情

让来访者知道他自己对治疗师的移情反应将是讨论的中心，而引起移情反应的事实内容处于次要位置。让来访者面对和意识到自己的移情反应，如果来访者不了解这一点，治疗师必须指出移情并展示移情。如果让来访者的某种情感继续并达到一定程度时，来访者有时也会自动意识到自己的移情反应。如果经过充分等待，觉察到来访者已经认识到移情反应，治疗师应该通过提问来访者来确定移情的存在。

2．澄清移情

一旦来访者意识到移情，治疗师应要求来访者全面深入地澄清移情发生的细节。澄清移情常用的方法有两种。第一种是询问详细情况。治疗师要求来访者完整和详尽地叙述各种情感经历及与之有关的联想。寻找移情进入潜意识的最佳途径是搜索移情反应，分析移情的最终目的是解释移情反应的潜意识根源。第二种是询问移情的启动点。澄清移情是指治疗师的哪些特征和行为引发了来访者的移情。例如，治疗师本人的形象特征，甚至是治疗室的布置都可能引发来访者的移情，治疗师个人的反移情也是引起来访者移情的重要原因。

3．解释移情

解释移情是精神分析疗法特有的技术。解释移情是把潜意识内容变成意识内容，使来访者对自己的心理现象有本质的了解。治疗师通过展示早年心理体验以及行为的目的和目前行为的联系来解释移情。通过展示和澄清移情，促使来访者自我审视自己的心理过程，从而让潜意识内容进入意识层面并为解释做好准备。来访者需要具备"分裂"自我的能力，让一部分自我能从自我活动中分离出来，作为旁观者观察自己，这才有可能观察到自己心理现象背后的意义和原因。需要注意的是，解释不能超出来访者的接受程度及其情感的承受力。

4．修通移情

修通是指经过解释而得到的内省力被不断重复和完善的过程。内省力的重复对于分析和处理阻抗是必需的和基本的，这样就可以帮助自我放弃习惯性的防御而尝试新的方法。被不断重复和完善的内省力也使自我有力量去处理放弃习惯性的防御所产生的焦虑。治疗师需要注意，经过解释后移情发生了什么样的变化，如果来访者缺乏自动反应，治疗师可以询问来访者对解释移情有何感想。治疗师也可以让来访者自己体会解释移情的意义。

04 第四节　反移情的处理

一、反移情现象

弗洛伊德于1910年首次提出反移情（counter-transference）的概念，但他未对此概念进行系统论述。反移情的概念是由后来的研究者不断发展和完善的。反移情是指在治疗过程中治疗师被来访者唤起的指向来访者的情感反应，这种反应类似于来访者对治疗师的移情，但发生在治疗师的身上。反移情通常来源于治疗师意识之外的无意识冲突、态度和动机，是治疗师对来访者产生无意识期待和某些神经质需求的外在表现形式。

在心理治疗中，反移情的管理和处理至关重要。如果治疗师能够意识到自己的反移情并采取适当的措施加以处理，它可以成为理解来访者和进行心理治疗的有力工具。相反，如果治疗师未能妥善处理反移情，它可能会干扰治疗进程，导致治疗效果减弱，甚至可能对来访者造成伤害。

反移情可以分为正性反移情和负性反移情，前者可能表现为治疗师对来访者的过度认同或同情，后者可能表现为治疗师对来访者的抵触或厌恶。反移情还可以分为一致性反移情和互补性反移情。一致性反移情是指治疗师对来访者的移情反应与来访者的移情相吻合，比如来访者将治疗师视为父母或恋人，治疗师也对来访者产生类似的情感反应。互补性反移情则是指治疗师所表现出来的部分正是来访者父母或恋人所具有的特征，也是来访者所期待的东西。正性一致性反移情表现为治疗师对来访者产生好感，比如把来访者当作恋人。正性互补型反移情表现为治疗师对来访者产生依赖之情，比如把来访者当作亲人。负性一致性反移情表现为治疗师对来访者产生厌恶之情，比如把来访者当作仇人。负性互补性反移情表现为治疗师对来访者产生逆反之情，比如把来访者当作仇视的亲人。当正性一致性反移情出现时，治疗师会对治疗过程产生极大的兴趣，感觉自己好像完全能够走入来访者的内心世界，与对方彻底同感共情，对方说什么自己都能完全理解，自己说什么都能说到对方的心坎上，好像来访者简直就是自己的另一个化身或替身。当负性互补性反移情出现时，治疗师会有很明显的情绪与行为表现，如烦躁不安，坐立不安，不愿意与来访者进行目光交流，也不能专注于治疗对话，大脑很容易走神，或者干脆想着早点结束治疗。

二、反移情的识别

治疗师可以通过自己的反移情来察觉自己的潜意识，防止因自身的原因给治疗带来破坏性的影响，也可以根据自己的反移情来识别来访者的移情，从而有助于探索和揭示来访者潜意识的冲突。判断反移情存在的指标可以分为异常的情感反应、异常的行为反应两大类。

1. 异常的情感反应

（1）强烈的情感反应，如愤怒、恐惧、内疚、厌恶、同情等。
（2）无法理解来访者的处境，缺乏同感共情。
（3）感到来访者对自己的评价不公，并因此处于防御状态。
（4）认为来访者没有实事求是地评价自己所做的一切。
（5）尝试以自己的知识和技术给来访者留下深刻印象。

2. 异常的行为反应

（1）违反治疗惯例，如谈话过多或过少，提前或延迟结束治疗。
（2）难以集中注意力于来访者，而是专注于其他事物，感到疲倦或厌倦。

（3）对来访者缺乏关心。

（4）与来访者就某一问题进行争论。

（5）害怕来访者再次来访。

（6）过度关注来访者，如反复与他人讨论该来访者，渴望或不安地等待该来访者下次来访。

这些指标可以帮助治疗师识别自己是否存在反移情，并采取相应的措施来处理。适当的、正常的情绪反应是精神分析疗法中重要的治疗工具，而不当的反移情则可能对心理治疗造成阻碍，影响治疗师的客观态度和治疗效果。

三、反移情的处理

对于反移情的处理，治疗师应做到先确定反移情的性质，再探索反移情的主要来源。如果主要源于来访者，则利用治疗师的反移情来理解来访者的移情，并和来访者共同分析，探索导致移情的原因、潜意识动机、防御机制等；如果主要源于治疗师自己，则需要治疗师反思自己的成长过程，确定自己的"问题"是否已经处理好，并借助治疗，促进个人成长。在治疗过程中，治疗师需要用"职业"的态度对待来访者，接纳和承受来访者带给治疗师的体验，并保持中立和恰当的节制。如果治疗师存在对来访者强烈的负性反移情，且不能以专业的态度对待来访者，此时需要将来访者转诊给其他合适的治疗师，防止因受反移情的影响在治疗中造成对来访者和治疗师的双向伤害。

从广义上来讲，反移情的处理应该包括反移情的觉察和反移情的具体处理。

1．反移情的觉察

治疗师要增强对自己的想法和情绪的觉察，随时检视自己对来访者的感觉和情绪是否属于反移情。这可以通过自我提问的方式来检查，具体如下。

（1）"在对来访者进行治疗时，我有什么感觉？"这个问题有助于治疗师识别自己在治疗过程中的情绪反应是否与来访者的行为或情绪相一致，以及这些反应是否超出了正常范围。

（2）"对这位来访者的感觉是否超出平常对其他来访者的感觉？"如果治疗师发现自己对某位来访者的感觉与对其他来访者的感觉有所不同，这可能是反移情的迹象。

（3）"我在治疗中的情感与来访者的行为是否一致？是否源于自己的主观原因？"如果治疗师的情绪反应与来访者的行为不匹配，或者治疗师发现自己的情绪反应更多是基于自己的主观感受而非来访者的实际情况，这可能表明存在反移情。

（4）"我对来访者的想法与情绪是否很不恰当？"如果治疗师发现自己对来访者的想法与情绪过于负面或带有偏见，这可能是反移情的体现。

2．反移情的具体处理

1）录音录像

仅仅靠来访者事后的回忆与整理往往是不够准确的，所以在条件许可的情况下，治疗师最好对自己的治疗过程进行录音或录像来记录自己的情绪和行为反应。根据客观的录音或录像，治疗师对自己的治疗过程进行系统的自我分析、自我反省和总结，从而澄清反移情出现的原因。

2）寻求帮助

经过自我分析之后，治疗师也可以寻求帮助。因为当治疗师出现反移情时，不应与来访者进行讨论，更应该克制自己不要在来访者面前表露自己的反移情，而应该寻求专家、同事等的帮助，让他们对自己的治疗行为进行必要的督导，并学习如何有效地觉察与调节自己的情绪。

3）接受心理治疗

在得到帮助之后，治疗师仍觉得需要对自身的问题进行探索时，还可以通过心理治疗来帮助自己认识已经被来访者唤起的问题或者冲突、偏见。在有经验的治疗师指导和具有相同问题的治疗师的启发下达到对反移情的妥善解决，从而促进自我成长。

4）转介给其他治疗师

如果治疗师已经尽力处理自己的情感、想法和行为，并且在得到帮助和接受心理治疗之后，冲突与问题仍然存在，甚至反移情已经影响了治疗，则可以考虑把来访者转介给其他治疗师。

由于治疗师的反移情也是在潜意识领域发生的，不是轻易能够被识别的，因此作为一个真正合格的心理治疗师，不仅要接受正规的培训，而且还要进行自我分析，在治疗过程中感到困扰时适时接受他人对自己的督导。

（谭健烽）

~ 本章小结 ~

（1）精神分析疗法的基本原理是发掘个体潜意识内的矛盾冲突或致病的情结，把它们带到意识域，使个体对其有所领悟，在现实原则的指导下得到纠正或消除，并建立健康的心理结构，从而使病情好转。

（2）焦虑分为现实性焦虑、神经质焦虑和道德性焦虑。

（3）自由联想法的"自由"是指从意识的控制中解放了的、自由的意识状态；"联想"则是随便的、不受控制的思维状态和过程。

（4）阻抗反映了来访者在潜意识层面对治疗过程中可能产生的不适感、痛苦回忆或焦虑情绪的抵抗。

（5）移情是来访者与治疗师建立治疗关系的过程中产生的冲动性体验，这种体验不是由客观的治疗场景造成的，而是源于来访者早期的客体关系在强迫的冲动作用下的重现。

（6）处理移情的技术包括了展示移情、澄清移情、解释移情、修通移情四个部分。

（7）反移情通常来源于治疗师意识之外的无意识冲突、态度和动机，是治疗师对来访者产生无意识期待和某些神经质需求的外在表现形式。

（8）反移情的具体处理包括录音录像、寻求帮助、接受心理治疗、转介给其他治疗师。

第四章
后精神分析取向与后现代整合取向

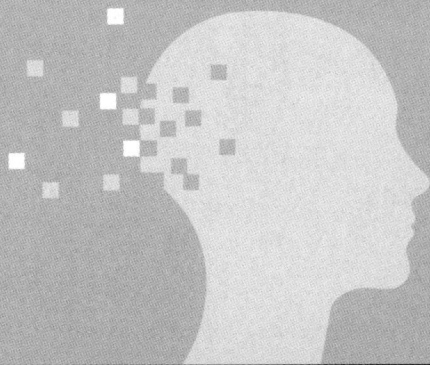

学习目标

了解客体关系心理学、自体心理学、情绪取向治疗等治疗流派的基本发展情况，理解各流派的基本理论、对心理病理的理解、治疗目标以及基本的操作过程等。

关键词

客体关系理论
移情焦点心理治疗
核心客体关系模式
自体心理学
自体
自体客体
自体客体移情
诠释
依恋
情绪取向治疗

第一节　客体与移情焦点

一、疗法来源介绍

早在弗洛伊德的两大弟子桑多尔·费伦齐、卡尔·亚伯拉罕的思想中，客体关系理论思想就已经开始萌芽。他们提出了母亲式的分析立场、强调了前俄狄浦斯期母婴关系的重要性、拓展了移情-反移情的临床技术，并且他们共同培养出了一位划时代的学生——梅兰妮·克莱因。梅兰妮·克莱因带着新的理论萌芽于1926年到伦敦定居，并开创了克莱因学派。克莱因学派与后来继续分裂出来的中间学派一同构成了一个松散的理论群体——客体关系理论群体。

经过数十年的发展，客体关系理论传播到南美洲和北美洲，在美国诞生了一位集大成者——奥托·科恩伯格。科恩伯格一生致力于将客体关系理论与古典精神分析、自我心理学等现存的精神分析理论体系进行一个大整合，提出了"整合性客体关系理论"。

二、客体关系理论对心理病理的理解

客体关系理论早期通过研究养育与人格功能缺陷来理解各种心理病理，具体如下。

（一）前俄狄浦斯期养育关系

经典精神分析理论聚焦于俄狄浦斯期的病理（如性别认同问题、俄狄浦斯情结冲突、本我与超我的冲突、成熟自我的建立等），而客体关系理论则聚焦于前俄狄浦斯期的病理（如生命早期母婴关系的养育、依恋、分离-个体化，对世界的基本信任，形成客体恒常性，形成完整且综合的自体意象与客体意象等）。

（二）人格组织病理

从客体关系理论的视角来看，常见的各种心理问题，如抑郁、焦虑、恐惧、强迫，以及人际关系、婚恋关系、亲子关系、环境适应、身份认同、工作学习等问题，其背后都是人格组织的病理所致。而人格组织病理则形成于生命早期的重要养育互动体验，如在扭曲或缺失的养育环境中成长，或经历过度刺激和创伤，均可能引发心理发展的停滞，进而导致人格组织病理的形成。

科恩伯格于 1967 年提出了边缘型人格组织（borderline personality organization，BPO）的概念，认为 BPO 是诸多心理症状或人格问题背后的根源。在生命早期的养育与互动经历中，如果个体的心理分化与整合发展受阻，则无法发展出成熟的人格组织，会进一步导致今后的人际关系、亲密关系、情感调节、冲动控制、身份认同、环境适应等问题的出现。

（三）冲动控制能力与情感调节能力不足

早期心理发展停滞导致自我功能发展不足，无法具备较强的冲动控制能力以及情感调节能力，个体常常会被原始且强烈的情感（如强烈的愤怒，或弥漫性的空洞感、焦虑感等）所淹没，自己无法消化与调节，因此更容易出现冲动的行动化行为，比如自杀自伤、伤人毁物、危险驾驶等。

（四）多使用原始防御机制

心理发展停滞，导致个体仍停留在大量使用原始防御机制的心智阶段，比如分裂、投射、全能感、理想化、贬低化等，导致对现实觉知的扭曲，甚至出现关系中的各种过度期待或非现实性感知，使与之相处的人感到很大的压力和非现实感。

（五）带有强烈情感的病理性客体关系的重复

早期带有强烈情感的客体关系模式被内化，导致个体常常重复陷入非现实性的、强烈爱恨的、动荡变动的关系模式中。例如，施虐的客体–受虐的自体–恐惧的情感、控制的客体–被控制的自体–愤怒的情感、惩罚性的客体–怎么做都是错的自体–害怕的情感、冷漠的客体–没人爱的自体–难过的情感、贬低的客体–无价值感的自体–自卑的情感、贪婪的客体–被剥削的自体–虚弱的情感、溺爱的客体–无助且依赖的自体–无能的情感等。

（六）未整合的自体概念

心理发展停滞，混乱且破碎的自体概念未能整合，无法发展出完整的自我同一感，个体无法清晰知道自己是谁、自己要什么、接下来要往哪走，常常体验到空洞感、匮乏感、破碎感、前后矛盾感，进而无法在关系中与社会生活中获得稳定的角色身份认同，无法发展出整体连贯的生活目标与职业方向。

（七）未整合的客体概念

心理发展停滞，对外部客体的概念仍停留在分裂的、全好全坏的、不稳定的、强烈变动的觉知中，无法发展出对他人完整、统一、多元化、符合现实的感知与评价。所以在与他人的人际互动中，常常会随着即时的事件与体验而改变对他人的感知，无法发展出稳定的、连贯的、整合性的关系体验。

（八）心智化发展不足

心理发展停滞，导致心智化能力发展不足。其表现为个体很难通过一些表面现象去理解其背后内涵，比如很难去共情他人的感受、理解他人行为背后的动机，也很难向内反思。所以很多未被理解与消化的、充满原始可怕体验的内容，会存留在个体心里，保留着原始的偏执性特征。

三、治疗的主要目标

（1）维持稳定的治疗框架，限制冲动行为，发展出涵容与调节情绪的能力。
（2）诠释高代价的原始防御机制，发展出成熟的、更适应现实的防御机制。
（3）诠释带有强烈情感的病理性客体关系模式，发展出更符合现实的客体关系模式。
（4）整合与发展出较完整的自体概念系统、客体概念系统。
（5）促进心智化能力的发展。

四、基本操作的三个阶段

客体关系理论与移情焦点疗法的操作过程，一般分为三个阶段：初期阶段、中期阶段、结束阶段。

1．初期阶段的主要任务

签订治疗合约、维持稳定的治疗框架、进行详尽的评估工作。

2．中期阶段的主要任务

开始大量触及核心客体关系模式与原始防御机制在移情中的激活，治疗师开始重点使用分析性干预技术，对上述重点内容进行反复干预，促进来访者的内心世界走向成熟与整合。

3．结束阶段的主要任务

评估各项指标，结束与分离议题的探讨，最后结束心理治疗。

五、各阶段的重点技术

（一）初期阶段的重点技术

1．对人格组织水平的评估

与精神分析的其余分支类似，移情焦点疗法一般在前4～6次治疗中进行评估性质的半结构性会谈，每次会谈时间可能是50～90分钟。与其他疗法不同，客体关系理论与移情焦点疗法对来访者的评估，除了在心理问题的症状轴层面进行评估之外，还要重点在人格组织层面进行评估。

对人格组织水平的评估是客体关系理论与移情焦点疗法的重要特点之一。其主要确定来访者的人格组织是在哪个水平，即神经症人格组织水平、高功能边缘人格组织水平、低功能边缘人格组织水平。

对人格组织水平的评估内容包括以下五点。

（1）身份认同功能（自我边界能力、现实检验能力、自体概念整合程度、投入生活与工作或学习的能力）。

（2）客体关系能力（对他人信任的能力、维持稳定持久关系的能力、综合多元感知关系的能力、关切共情他人的能力）。

（3）惯用防御机制（是否惯用分裂、投射、全能感、理想化等为主的原始防御机制，还是压抑为主的成熟防御机制）。

（4）自我功能（语言表达和理解的能力、涵容与调节情绪的能力、控制冲动行为的能力、维持内部稳定的能力）。

（5）超我与道德价值体系（是否具有自主的道德价值体系、是否具有反社会病理、是否常常剥削他人而利己、是否有产生内疚与承担责任的能力）。

如果上述五大内容均是成熟且完整的，则个体更倾向于在神经症人格组织水平，可以按照经典精神分析疗法的临床技术来实施心理治疗。但如果上述五大内容中有很多的缺失或病理，那么个体则更倾向于在高功能或低功能边缘人格组织水平，那么就需要按照移情焦点疗法所强调的方法来实施心理治疗。

2．拟定特殊的治疗合约

移情焦点疗法强调，在对边缘人格组织水平的来访者进行心理治疗时，除了要签订一般的基础性条款（表明基本的来访者责任、治疗师责任）之外，还需要对特殊内容进行提前约定。比如：对自杀自伤、物质滥用、威胁治疗师、不能准时到场或准时离开、对重要信息隐瞒或欺骗、在非清醒状态下进行治疗、同时找几个治疗师治疗等行为的限制约定。

其中，最不可忽略的是自杀风险。如果来访者存在高自杀风险，同时又拒绝住院治疗，那么光凭心理治疗的工作，无法创造出一个安全的环境来保护来访者的生命安全。所以，在这种情况下，治疗师要拒绝提供心理治疗，直至来访者愿意接受住院且符合安全条件后，再提供心理治疗。

3．维持稳定的治疗框架

移情焦点疗法特别强调对稳定治疗框架的维持。因为边缘人格组织水平的来访者的内心常常处于混乱和不稳定的状态。所以，维持治疗框架的稳定就变得非常重要。这样做可以为心理治疗营造一个安全稳定且有界限的氛围，同时也使得内在客体关系被激活后产生的各种冲动性行为与逾越边界的尝试能被快速地识别出来，并得到合适的干预。保护治疗设置、对行动化设限，这并不是惩罚或迫害，相反，这是为来访者的利益考虑。只有温和且坚定地维持稳定的治疗框架，来访者才能更安全地在治疗中进行探索，获得心理治疗师的帮助。

（二）中期阶段的重点技术

1．核心客体关系模式被激活

当来访者对治疗设置的接受程度提高，并且与治疗师建立了初步的依附关系，核心客体关系模式会开始激活，并在移情关系中上演。此时童年时期未解决的重要客体关系问题，会开始主宰来访者在治疗中的行为与期待。来访者可能在与治疗师的持续拉扯中投入大量精力，此时的动力变成了渴望获得治疗师在关系上的情感满足。

与经典精神分析疗法的不同之处在于：一是客体关系理论与移情焦点疗法强调治疗师要更加积极参与到会谈之中，主动对会谈中出现的重要内容进行回应或干预。二是在治疗中治疗师很少关注来访者的过去史，更多的是紧紧聚焦于与来访者此时此地的互动，跟随着来访者当前最关心的问题，紧贴着来访者的主体体验（特别是情感强烈的部分）进行会谈。

2．进行分析性干预的技术

客体关系理论与移情焦点疗法进行干预的特点是，治疗师主动参与性更强，对实时出现的重要内容进行分析性干预，并且所有的干预都更加聚焦在此时此地移情关系中呈现的内容。当识别出在移情关系中正在上演的核心客体关系模式与原始防御机制后，治疗师就可以使用分析性干预技术对其进行干预。

分析性干预技术一般分为三个步骤：澄清、面质与诠释。

1）澄清

澄清（clarification）是指，在治疗会谈中，当出现一些模糊不清的、令人困惑的信息时，治疗师可以通过邀请或提问的方式，让来访者对这些信息进行进一步的阐释与探索。澄清是非挑战性的、无入侵感的。澄清是面质与诠释的基础，通过对会谈材料进行不断澄清，才会有足够多的语言或非语言材料得以呈现与铺展，治疗师才有可能进一步作出面质或诠释的工作。

2）面质

面质（confrontation），又称质对，是指将来访者此时仍意识不到的部分指出来，展示在来访者面前，并让来访者去面对。比如对前后诉说不一致、相矛盾的部分，或对现实感知扭曲的部分等进行面质。

3）诠释

诠释（interpretation），又称解释，是指通过揭示意识材料背后的无意识内容，以促成来访者对内心世界的进一步探索与理解。诠释是具有挑战性的、入侵感的，所以需要在安全与信任的治疗关系建立起来后再使用，并且要考虑来访者可承受的自我强度以及心智化功能。诠释一定要由表及里、一步一步进行，不能刚开始就诠释深层内容，要先诠释接近意识表层的内容。诠释的切入点一定是此时此地正在鲜活呈现的材料。

3．对移情中出现的核心客体关系模式的干预

对移情中正在上演的核心客体关系模式进行诠释，是客体关系理论与移情焦点疗法的重点工作之一。治疗师要做到既能允许自己被卷入移情关系的情感旋涡中，又不丧失抽身出来理解正在发生的情况并作出干预的能力。

其主要的干预要点有以下几点。

（1）治疗师首先要营造出安全与稳定的治疗氛围，允许来访者内在的核心客体关系模式被激活并在移情关系中上演。

（2）接着要识别出在当前移情关系中正在被激活的核心客体关系模式，明确此时来访者在扮演什么角色，他期望治疗师扮演什么角色。

（3）进行分析性干预时，应紧扣此时此地出现的移情材料，紧贴着情感强烈的部分，从而寻找干预的切入点。

（4）尝试指出移情关系中出现的非现实性部分，指出其中的极端性、片面性、以偏概全性。

（5）尝试将移情关系中出现的分裂的两方整合进诠释工作中。

（6）尝试将移情关系中前后出现的客体关系角色的倒转整合进诠释工作中。

（7）当进行了一次诠释后，要仔细倾听来访者进一步提供的言语素材，以及进一步出现的客体关系模式或防御机制的变化，并对此进行进一步的诠释工作。

（8）诠释的目的不是为了让来访者认同这个结论，而是促进来访者进一步展开与探索，促进其心智化发展。

4．对移情中出现的原始防御机制的干预

对移情中正在上演的原始防御机制进行诠释，也是客体关系理论与移情焦点疗法的重点工作之一。

诠释的原则是，先诠释以分裂为主的原始防御机制群，不诠释以压抑为主的成熟防御机制群，并且只要典型的防御机制一旦在移情中出现，就可以立即进行诠释。

原始防御机制包括：分裂、理想化、全能感、贬低化、投射、投射性认同等。

1）分裂

将心理经验片面地觉知为"全好"或"全坏"，无法整合到一起。

2）理想化

将外部客体觉知为"全好"倾向，期待通过依赖该客体、被该客体全然满足，以保护自己不被"迫害性客体"伤害。

3）全能感

将自己觉知为"全好"倾向，表现出强烈自信，确信自己理应得到别人的特殊对待。

4）贬低化

一旦理想化客体无法满足自己的需求，就可能被全面贬低、攻击、报复，甚至被毫不留情地抛弃，然后去寻找下一个理想化客体。

5）投射

个体将自己内心无法接受的部分投射到外部客体上，认为这部分是外部客体所拥有的，无法觉知到是自己所拥有的。

6）投射性认同

投射机制会给个体造成一种诱导的压力，迫使个体向投射的内容认同。一旦个体认同了该内容，并按照投射内容行事，就形成了投射性认同。

5．对行动化的干预与设限

边缘人格组织水平的来访者常常因为无法耐受当下的情感，而作出冲动的行动化行

为，如自杀自伤、伤人毁物、危险驾驶、暴饮暴食等。当个体无法耐受、调节、消化强烈的情绪情感，被这些情绪情感所淹没的时候，他往往会采用一种行动化的方式来谋求快速降低内在的张力。

行动化分为两类：在治疗室内的行动化和在治疗室外的行动化。在治疗室内的行动化比如迟到、不出席、不付费、酗酒后参加会谈、攻击治疗师、大声喊叫、辱骂治疗师、摔东西、拒绝讲话、送礼、要求治疗设置的改动、反复抽烟、喝水或打电话等。在治疗室外的行动化比如攻击别人、伤害自己、毁坏物品、疯狂飙车、私自服药或私自停药、性滥交、疯狂购物、冲动作出结婚或离婚的决定、冲动辞职或辍学、在治疗时间以外打扰治疗师的生活等。

客体关系理论与移情焦点疗法的一个重要工作任务，就是对来访者的各种行动化进行诠释，以帮助他们识别出自己的行为与其背后的情绪情感之间的动力性关联。当来访者用行动化的方式来突破治疗框架，并且在诠释未能起到作用的情况下，治疗师要进行设限干预，让行动化得到暂时停止。

（三）结束阶段的重点技术

1. 改变的指标

上述会谈与干预过程反复进行后，（少则半年多则数年）则会开始来到治疗的结束阶段。当出现以下信号，说明改变已经发生，治疗就会逐渐迈向结束阶段，具体表现如下。

（1）从偏执性移情转变为抑郁性移情。
（2）核心客体关系模式发生改变。
（3）更多整合现象出现。
（4）行动化减少。
（5）攻击性缓和。
（6）严厉的超我变缓和。
（7）原始防御机制变为成熟防御机制。
（8）情绪调节能力提高。
（9）建立与维持人际关系的能力提高。
（10）投入工作、学习与娱乐的能力提高。
（11）心智化能力提高。
（12）痛苦的症状消除。
（13）治疗目标达成。
（14）人格功能的显著提升。
（15）结束与分离主题的出现。

2．结束议题的探讨

结束治疗是一个渐进性的过程，理想情况是提前安排3～6个月时间来进行结束与分离议题的探讨。因为对于人格障碍患者而言，分离的问题是非常困难的，他们往往感到悲伤、恐惧、挫败、被抛弃。此时要对分离议题进行详尽的探讨，并允许正常哀悼过程的发生。

最终在分离议题被充分修通之后，新的压抑机制会重新建立起来，来访者会重新闭合自己的心理世界，越来越少体会到自我分析的需求，并在生活中能使用更加成熟的应对方式去解决困难。于是在治疗师与来访者协商一致下，心理治疗结束。

02 第二节　自体与情绪聚焦

一、疗法来源介绍

自体心理学诞生于1977年，由海因茨·科胡特开创。在弗洛伊德的精神分析学派发展早期，普遍认为自恋型人格障碍是不能被分析治愈的。科胡特从1959年开始，结合自身和同事的临床实践，探索如何对自恋型人格障碍进行有效分析，逐步发展出对自恋型人格障碍能够进行有效分析的"自体心理学"。

自体心理学在全球精神分析界和临床心理治疗界发展了近五十年，经历了经典自体心理学、主体间性学派、关系性精神分析三个发展阶段，发展日益迅猛。自体心理学关注人际互动与人类主体间的关系，从人性主义的角度关注来访者的主体经验，整合了精神分析疗法、以人为中心疗法及科学实证研究的力量，是当代临床心理治疗的重要成就之一。

二、自体心理学的重要概念及其对心理病理的理解

自体心理学的重要概念主要包括指导治疗师工作方式的共情-内省模式（empathic-introspective model），以及理解来访者的自体（self）/自体客体（self-object）、自恋移情（narcissistic transference）/自体客体移情（self-object transference）、恰到好处的挫折（optimal frustration）与修复模型、转变内化作用（transmuting internalization）等。

科胡特强调以共情-内省模式收集来访者的信息。共情-内省模式强调从个体内在主观的视角去理解个体精神现实的表达，而不是从外部的视角去理解个体。该模式认为来访者是具有主观体验过程的人。这一主观体验的核心就是自恋性的需求，即个体想要获得情感的共鸣性回应和同调的需求——自体客体的需求。同调将促进个体的自体感被逐步夯实，以感受一个可以被自体掌控的精神现实。这种自恋性需求可以区分为三个方向，即镜映需求、理想化需求和孪生需求。这些需求在发展中经由一些非创伤性的错误回应，即科胡特所说的"恰到好处的挫折"，并伴随着照顾者同调回应的补救，个体由此发展出各种自体——安抚的能力。这个过程被称为转变内化作用。

然而，当个体在心理发展过程中遭遇过度的创伤或者过度压抑，甚至无回应的状态等，会引起自体的虚弱感，无法体验自身的掌控感，从而导致在生活中感到虚弱。这些虚弱感会引起各种防卫性反应：以高昂性的自恋表现来防卫自己内部的虚弱体验，或者以自卑回避性的自恋表现来保护自己不被进一步伤害。这些表现被称为广泛的自恋型人格障碍谱系。

三、治疗的主要目标

在经典自体心理学中，科胡特认为在治疗中，治疗师临床目标或操作包括：以同调的连接，唤醒来访者潜意识中被压抑或隔离的自恋性需求，即自恋性移情（也称自体客体移情），在安全的移情性链接作用下发生退行，在治疗过程中由恰到好处的挫折激发来访者起源背景中的创伤等自恋性表现，经由动力学与起源学过程的双重诠释，修复当下的动力学关系，以及进一步修通早期起源学的困扰，协助来访者获得自我接纳。

主体间性学派则认为自体心理学所强调的自体客体移情是在双元心理学互动中建构的，并不是一个决定性的固定过程。例如，一些来访者对一些治疗师会有理想化移情，而对另一些治疗师则会产生镜映移情。因此，临床治疗的过程应该在一个更加展开的领域去帮助来访者在主体交互过程中形成自己全新的主体体验，而不是仅仅揭示一个过去被压抑的潜意识。

关系性精神分析则认为应该将临床治疗过程中的关系性体验作为精神分析和心理治疗的核心，因此治疗的主要目标应该包括改变来访者的关系性体验。

四、操作的基本过程

（一）多层面的工作

自体心理学的临床工作本质上是精神分析的工作，可以把它归纳为多层面的工作。

第一类技术是倾听技术。在多层面的临床精神分析过程中，治疗师只需要倾听，倾听本身就会带来疗愈。在来访者进行自由联想，或者对梦进行自由联想时，有的来访者需要一些对话。在整个临床过程中，治疗师的存在以及来访者的自由联想促进来访者把一些压抑、扭曲的内容说出来，并且被自己所接受。也就是说，来访者被压抑的潜意识，已经通过倾诉自动浮现到意识层面，被自己所接受、所整合。

第二类技术是共情–反馈技术，也称复述。这是指在临床工作中，来访者自由联想和陈述的能力很好，在来访者陈述的过程中，治疗师需要对他们的重点情感、重点内容进行描述性的回应、情感理解等。

第三类技术是诠释技术。诠释技术是由弗洛伊德定义的，是指通过诠释把来访者潜意识的隐义整合到自我意识中。当来访者意识不到自己通过自由联想说出内容中的情感逻辑，或者与过往的连接时，治疗师就需要帮助来访者进行情感逻辑线的整理和连接，并回馈给来访者。这种对来访者的情感逻辑和内容之间的关系进行整理、回馈、说明，帮助来访者进行自我领悟和人格转化的方法，就是诠释技术。

在当代的精神分析诠释中，科胡特认为让潜意识意识化只是诠释的一部分作用。他认为诠释有三重意义，第一重意义是潜意识意识化，第二重意义是需求、欲望被哀悼，第三重意义是自体客体重建。

第一重意义是大家比较熟悉的，在此不做赘述。

第二重意义是帮助来访者哀悼他过去没完成的欲望。弗洛伊德认为，一个过去的欲望永远无法被满足。如果当时的情境过去了，即使满足了曾经的欲望，也只是表层的满足，这种满足就像在填一个无底洞，永远都填不满。在这种情况下，在临床中，当临床移情浮现足够成熟时，治疗师要做的就是帮助来访者把他的欲望说出来。当治疗师认同来访者欲望的合理性，并将他的欲望诠释出来，同时作为一个他者帮助来访者去接受自己的客观体验时，这就意味着来访者获得了一种自我接纳。

第三重意义是当治疗师能够在来访者出现移情现象，诠释来访者被压抑的部分时，来访者会觉得内心被压抑的欲望突然被另外一个人理解了。这就是自体客体的感受，它是一种全新的，再次和其他人连接在一起的自体客体的感受。来访者会有一种与其他人共振、共鸣的感觉，觉得有人理解自己了。因此，在自体心理学中，诠释是十分重要的。

在临床中使用不同层次的技术，是为了建立一种良好的自体客体关系，也就是自体客体关系的重建。治疗师和来访者不管在哪个层次的互动，最终都是要建立一种良好的连接性关系。这种全新的关系，可以帮助来访者的潜意识意识化，可以让来访者和世界产生共鸣。

（二）动力学诠释和起源性诠释

弗洛伊德时期的诠释是更宏观的诠释。科胡特把微观的诠释称为动力学诠释，把宏观的诠释称为起源性诠释。动力学诠释是对当下情境中的情感历程进行理解和说明的方法。起源学诠释是把来访者当下的问题、当下的情境与源于他早年生活引起压抑的事件进行连接并说明的过程。

动力学诠释所针对的动力过程，是指治疗师和来访者之间，或者说来访者和最近的、当前的某些人之间的一种动力过程。在治疗中，来访者在具体的情境中出现移情，治疗师面对来访者移情的过程就是动力学过程。对这类动力学过程要作出一些回应、理解和诠释。

【案例4-1　治疗师休假了】

> 来访者："虽然你早和我说了，但是当我真的听到你下周就要去休假的时候，就觉得你好像完全不关心我，你去潇洒，让我一个人在这里生活。"
>
> 治疗师："所以我在宣布休假的时候，尽管您会觉得治疗师休假是之前定好的，好像没有什么可以反对的理由，但是很重要的一点是，您会觉得在我离开的时间里很孤独，您会觉得自己似乎不再被人理解了。更重要的是，您希望在生活中被其他人持久和稳定地关心。"

当来访者的动力被诠释时，来访者瞬间会觉得这就是他所想的，他才能放松下来。这意味着治疗师的动力学诠释到达了一个应有的位置，来访者在这个过程中释然了。

（三）移情评估、个案概念化及处理

我们通常所说的移情，是指在心理治疗或精神分析的过程中，来访者把自己过去生活中的某种关系，迁移到当下和治疗师的治疗关系中的过程。但科胡特认为，因为退行的原因，这类来访者把其过去生活中的某些关系，迁移到当下的治疗关系中的过程，只是某些移情的现象，并不所有的移情。这里所说的移情，实际上是指被压抑的需求的反弹力，它努力地向意识方向发展的时候，经过前意识的过程。

自体客体需求是自体发展中很重要的一个关键点。这类需求如果在一个人的发展过程中得到正常满足，那就没问题。但是如果被一些随机的事件打断，比如父母的不妥当养育、父母生病、家庭变故或者个人的生活发生意外事件，需求就会被压抑到潜意识中。一个过去很多年被压抑的发展型需求，随着心理治疗的不断深入被激活，这个过程就是移情的过程。如果移情表现在个体生活中，就是症状。

自体客体需求被压抑，在治疗过程中，被压抑的需求突然由于意识的放松被激活了，它就在临床中呈现为移情，这就是自体客体移情。

　　科胡特提到了自体客体移情出现的三重临床意义。第一重意义是评估的意义，叫作移情评估。科胡特特别重视移情评估，他认为这是精神分析评估中的根本性评估，是治疗性的评估。科胡特也称其为起源学评估。第二重意义是临床的治疗意义。科胡特认为自体客体移情的出现，也代表着临床分析、工作的诠释和回应的意义。也就是说，自体客体移情的出现实际上是一个治疗的过程，它能帮助自体客体移情意识化，具有指导临床治疗的意义。第三重意义是治疗结束的意义。要了解一个来访者的治疗是不是可以结束，首先应该看的不是他的症状是否消失，而是看他的自体客体之前所发生的移情是否经由来访者自己的整合或者经由治疗师的诠释，他的移情被意识化了、被重建了、被理解了、被自我接纳了。

　　在自体心理学的临床工作中，需要把"个案概念化"和"移情评估"联系在一起。在1978年出版的《自体的重建》中，科胡特发展了三级自体，即夸大自体、理想化自体、密友自体，分别对应移情（即镜映移情）、理想化移情和密友移情。

　　镜映移情发生的基础是夸大自体的镜映需求。镜映移情在临床中出现时，自体心理学并不鼓励治疗师及时满足来访者这种被夸大的需求。科胡特甚至批评这种满足来访者的回应方式，这对来访者真正理解其潜意识中的自体客体需求没有帮助。科胡特认为，在临床中进行诠释才是通往精神分析的自我接纳最核心的技术和途径。

　　一个人通过理想化父母双亲影响获得的自体体验是理想化需求的满足。当个体把自身的自恋投射到父母身上，把父母理想化之后，通过父母来体验自己。理想化的父母和真实的父母之间永远有差距，但是对一个孩子来说，他的内心渴望理想化的父母双亲存在，这种存在会让他感觉到一种胜任感。当临床中出现理想化移情时，治疗师应该允许理想化移情的过程表现出来，让来访者浮现关于移情的幻想，而不是直接拒绝，或者直接地、很快地去分析。这是在来访者发生理想化移情时十分重要的工作节奏。随着整个治疗过程的推进，来访者对理想化部分的认识会变得更加客观。这对来访者的生活走向"不去理想化一些人"的状态很有帮助。另外需要留意的一点是，治疗师应回避一些理想化移情而带来的反移情表现，并且保持相对中立的态度。

　　密友自体的表现就是密友需求，比如和一些志同道合的人共同做一些事情，或者分享一些想法，相对应的移情就是密友移情，科胡特也称其为孪生移情。密友移情在临床中，可能表现在来访者想向治疗师表达某种相似性（如某种眼神、证据、经历等会向治疗师靠近等）。在这个过程中，来访者想通过这种相似性获得自己的某种自体，这样会让其对自己的行为更加确定。当来访者发生密友移情时，治疗师不能太快认同，也不能直接拒绝。这时候治疗师应该有清晰的判断和认识，保持中立的态度，不要把来访者所说的内容牵引到自己身上。治疗师要用允许的态度让来访者进一步去陈述，并用一种理解但不说破的方式去处理。

03

第三节　依恋与情绪取向治疗

一、依恋理论与情绪取向治疗介绍

（一）依恋理论的基本介绍

依恋理论由约翰·鲍尔比在20世纪中期提出，并成为新近的理论和研究焦点。依恋理论最初用于解释婴儿在看护者身边时的行为和情绪反应。在最理想的依恋中，看护者为婴儿提供舒适的陪伴，减少婴儿的焦虑并增强其安全感。通过这个"安全基地"，婴儿就可以探索他们周围的环境。艾斯沃斯等（1978）发现了三种依恋类型：安全型、焦虑-矛盾型和焦虑-回避型。当母亲在身边时，安全型婴儿能自由地探索，对分离表现出少许焦虑，当母亲回来后很容易被安抚。焦虑-矛盾型婴儿会表现出过度的焦虑和愤怒情绪，他们倾向于紧紧依恋母亲，甚至到了妨碍自身探索活动的程度；在分离时他们会感到痛苦，甚至在母亲回来后也很难安抚。焦虑-回避型婴儿对母亲几乎没有兴趣，而且在整个观察的过程中，也较少表现自己的情感。依恋理论也逐渐运用到成人当中，用于解释来访者在和他人（包括治疗师）建立关系时遇到的困难。

（二）现代依恋理论的十大核心原则

苏珊·M.约翰逊提出了现代依恋理论的十大核心原则，对于进行依恋框架下的心理治疗，具有较深的启示。这十大核心原则具体如下。

1．依恋是一种与生俱来的动力

寻求和保持与重要他人的接触是人类一生中本能的主要动机来源，具有跨文化适用性。对孤立和失落的恐惧存在于每一个人心中。

2．安全的建设性依恋与自主性是相辅相成的

根据依恋理论，没有所谓的完全独立或过度依恋他人，只有有效或无效的依恋。安全型依恋促进个体自主和自信。依恋联结越安全，个体就越独立和分化。

3．依恋提供了一个不可或缺的避风港

依恋对象（通常是父母、子女、伴侣）的存在，让个体产生舒适感和安全感。靠近依恋对象可以使个体的神经系统平静下来。正面的依恋打造了一个安全的天然避风港，为抵御压力及降低不确定性的影响提供了缓冲，并为人格的持续发展提供基础。

4．依恋提供了一个安全的基地

安全型的依恋可以提供一个安全的基地，个人可以从这个基地出发去探索世界并对所处环境作出最好的适应。安全基地的存在让人们更愿意去探索和学习新知识。它能促进有助于冒险、学习和不断成长的内在运作模式（对自我、他人和世界的观点）的产生，从而适应新的环境。

5．情绪的可亲性和回应性建立了情感联结

安全联结的基石是情绪的可亲性和回应性。当依恋对象不可亲时，就会造成类似分离的痛苦。如果依恋对象没有情绪的投入，也没有情绪反应，就像依恋对象在对我们说："你传递出来的信号不重要，我们之间也没有联结。"

6．恐惧和不确定性启动了依恋需求

当个人受到威胁时，无论是经历创伤性事件、日常生活中遇到困难（如压力或疾病等），还是对依恋联结本身的安全性有任何破坏，个人都会受到极大的影响，此时对安慰和亲近的依恋需求会变得特别明显，随后依恋行为被启动，会想要靠近依恋对象。

7．分离所造成的痛苦是一个可预测的过程

如果依恋行为不能得到依恋对象的回应（如安慰和靠近等），个人典型的反应会是愤怒抗议、对掌控的执着、抑郁绝望，最终导致情感抽离切割。

8．特定的不安全联结模式是可辨识的

当与不可替代的重要他人的情感联结受到威胁但尚未完全切断时，依恋系统会变得过度活跃或超速运转，依恋行为得到强化并变得激烈。这时的依恋表现为前述的安全型依恋、焦虑–矛盾型依恋和焦虑–回避型依恋。

9．依恋中包括了自我和他人的内在运作模式

我们通常通过最亲密的关系来找到自己的定义和价值。安全型依恋的人相信别人会在自己有需求的时候立即回应，内在运作模式中对他人、对世界的看法是视他人为可靠

且值得信任的。这些对自我和他人的内在运作模式是从童年时期开始，通过无数次与主要照顾者的互动中提炼出来的，并延续到未来所有的重要关系中，形成新关系中的期望和偏见。内在运作模式涉及目标、信念和依恋策略，它们充满了情绪。内在运作模式可以被设计、被维持，更重要的是，它能够通过情绪沟通而改变。治疗师能够通过个体流露的情绪来了解个体的自我和他人内在运作模式，这会促使模式在与重要他人的频繁互动中自然地发展和修正。

10. 孤立和丧失本质是创伤性的

最后，重要的是要认识到，依恋理论在本质上是一种创伤理论。依恋理论描述和解释了那些在我们最需要的人身上感受到缺爱、失去、被拒绝和被遗弃的创伤，以及这些创伤对我们的巨大影响。约翰·鲍尔比认为，这些创伤性的压力因素以及随之而来的孤立感，对人格形成和个体独立处理生活压力的能力有着重大的影响。处于孤立和丧失引起的无助痛苦的人，往往采取战斗、逃跑或僵住的方式，这些方式是常见的创伤性压力带来的反应。

（三）依恋与情绪取向治疗

有关成人依恋理论的研究已经发展到开始对一些治疗方法产生切实的影响。比如认知行为疗法、内省取向的动力学疗法等，都与依恋理论有一定联系。情绪取向治疗（emotionally focused therapy，EFT）则是与依恋理论联系较大的治疗流派。EFT最初的研究对象是伴侣和家庭，本质上关注的是内在的人际关系模式，既体现了约翰·鲍尔比的最初观点，又体现了现代依恋理论的关键进展（Mikulincer & Shaver，2016）。

二、依恋理论与EFT对心理病理的理解

依恋理论与EFT对心理健康与功能失调有着相同的理解，具体内容如下。

（1）具有灵活性和适应性的情绪调节策略可以帮助个体在激烈的情绪下，恢复平衡及建设性地处理脆弱情绪。

（2）具有积极的、连续性的、对自我及他人的内部工作模式。

（3）与他人建立联系并回应他人需求的具体行为。而一个功能失调的人则难以接纳新体验、不能充分处理情感，且难以与他人和谐相处。

EFT可以被归为经验取向的学派，经验性疗法承袭了罗杰斯的人本主义视角和依恋框架，因此其在本质上是富有同情心和协作性的。治疗师对来访者的问题采用一种非病态的（nonpathologizing）、成长导向的态度。EFT治疗师不会把来访者视为有缺陷的人，而会认为来访者被卡在特定情绪状态中，来访者用僵化不变的方式去处理、调

节自己的情绪，而且不断重复无效的方法。依恋理论认为，在支持性的"沃土"上，个体会欣然接纳自己对人际互动的渴望，并去尝试接触他人。在这种接触得到了认可和共情时，一系列积极的效应就会发生。人们有能力自我成长，并对情绪反应和需求作出健康的适应。

三、治疗的主要目标

依恋取向的治疗师聚焦于个体的依恋行为，并试着理解和处理原有的和新的依恋经验。EFT的治疗目标在于重整个人内在经验及互动模式，以期建立安全的情感联结模式。EFT治疗师可以帮助来访者更好地觉察自己与他人交往时的模式，以及导致这种交往模式的情绪体验，并基于自己的习惯性反应重新找到更具有建设性的替代方案。现代依恋导向的治疗师更注重在特定的依恋关系中形成矫正性力量的新情绪经验，并将其作为改变依恋反应和模式的主要途径。这些新的情绪经验可以消除过去的恐惧和偏见，并进一步构建和整合新的行为。

四、操作的基本过程

（一）EFT的阶段

在伴侣治疗、个体治疗和家庭治疗中，EFT模型都可分为三个阶段：稳定（stabilization）、重构（restructuring）和巩固（consolidation）。

在第一阶段（稳定阶段），形成稳固的治疗联盟和降低情绪的激动水平，为后续的探索和卷入更深的情绪体验建立安全基地。

在第二阶段（重构阶段），治疗中卷入的程度会加深，修正性的情绪体验产生，用于修正来访者对自我和他人的内部工作模式，并塑造新的情绪调节模式和人际互动模式。

在第三阶段（巩固阶段），对治疗过程进行回顾，将自我和系统中表现出的改变融合到来访者的生活中，并培养其心理韧性以防止复发。

（二）EFT干预治疗的核心——EFT探戈

EFT探戈是EFT治疗师在治疗的所有阶段和不同形式中反复使用的基本干预操作。

1. 探戈舞步1：反映当下的过程

治疗师感受来访者的情绪，给予同理的反应，并澄清情绪调节的循环模式。这个阶段的重点在于，来访者在此时此刻是如何不自觉、又不断地在建构他们的内在情绪经验与人际互动的，而这些相关的体验又是如何回过头来造成自我内在的循环的。

2. 探戈舞步2：情绪组合与加深

治疗师与来访者一起探索和重组情绪因素，并将这些因素放在人际互动情景中，使之连贯和完整，这往往有助于来访者拓展更深层次的情绪体验。

3. 探戈舞步3：编排新舞步

治疗师引导来访者用新方式互动，以拓展和深化来访者的内在真实经验，也就是将新的内在经验转换为来访者与真实的或者想象中的他人互动的新方式。

4. 探戈舞步4：整理新经验

在治疗中探索和整合新的人际互动回应，并将其与呈现出的问题相联系。

5. 探戈舞步5：整合与巩固

突显并反映新的发现和正面互动，并给予肯定，以提升来访者的能力和信心。这个过程既凸显了内在经验，又强调了该体验是如何以自我强化的方式来塑造互动模式的，以及这种人际关系是如何反作用于个体，从而形成其内在体验和自我意识的。

治疗片段1：

苏珊（治疗师）：所以，您能帮我吗？如果我理解得对，请告诉我。您告诉自己，您应该能够"不去想"。您受伤了，而且时常对自己感到沮丧——似乎是因为受挫而自我批评？（来访者点了点头）多年来，您一直独自背负着所有的罪恶感、痛苦和沮丧，告诉自己要隐藏它，不要让它成为别人的"负担"，从不向他人寻求安慰，感觉自己陷入这些情绪之中，独自与这些情绪斗争，是这样吗？

【探戈1：反映当下的过程——情绪方面和人际方面的，并将其置于依恋框架中。】

治疗片段2：

苏珊（治疗师）：您是如此坚强，能如此开放地与我分享——冒着感到尴尬、也可能被我评判的风险来倾诉。（来访者点头）您被困在这个持续受伤的旋涡中，您找到了您迫切需要的联结，找到了自己，然而却感到更加孤独，然后您责怪自己让这一切发生，又不能重新振作起来。您在评价自己的同时，也觉得别人在评价您！这让您感到更加难过、更加孤单。您一直努力装出一副正面形象，这真的太难为您了。您独自承受所有痛苦，自我怀疑也让您很痛苦。（来访者开始哭泣）

【在探戈 1（反映当下的过程）和探戈 2（情绪的组合与加深）之间流畅地切换，并触及来访的深层情绪。】

弗恩（来访者）：（柔和地）我不会告诉别人，我不能告诉丹，我只会远离我的家人。

苏珊（治疗师）：那么，告诉我这些事情，您是什么感觉——您担心我现在是在评判您吗？您在我脸上看到了什么？

【探戈 3：编排新舞步。】

弗恩（来访者）：我感到被理解！看来你让我感到安全。但这很难理解，我通常不……

苏珊（治疗师）：是的，您习惯了，您习惯着被批判，甚至被谴责，您也在评判自己。所以，来到这里，冒险告诉我这一切，并开始感到被理解，这一定很奇怪——很难真正接受。

【探戈 4：整理新经验。】

弗恩（来访者）：（再一次哭泣）我告诉你的，比我告诉过任何人的都多！我怎么会这么蠢！有时候我只是坐在车里尖叫。这些情绪呼之欲出——我看到一辆车，它提醒我……我试图让自己情绪稳定下来，但……实际上一点用也没有。

（三）EFT 的任务及微观技术

在 EFT 的治疗过程中，有三个任务：任务一，建立安全的治疗联盟，加强个体在改变过程中的投入程度；任务二，体会、展开并拓展在依恋情境中的情绪反应；任务三，重新编导个体与他人互动的方式，以重建关键的互动。

为了实现以上任务，EFT 治疗师常用的微观技术有以下几点。

1. 情绪反应

EFT 治疗师会注意、聚焦和反映来访者所呈现的强烈情绪。治疗师会追踪搜寻来访者的情绪经验，并和来访者一起整理这些情绪经验，以提高来访者对自己如何受这个情绪经验的影响、自己如何塑造出这些情绪经验的觉察能力。

2．肯定

EFT治疗师会传递一个重要信息给来访者，即每个人都有权利表达所有的情绪反应和感受。从治疗师接纳的态度中，来访者可以从治疗师那里得到稳定感和安全感，从而缓解其进入治疗时的焦虑，以及过度自我保护和否定对方的气氛。这种接纳的态度也能鼓励来访者去体会和表现真实的自我，降低自我诋毁或受他人批评的可能性。

3．唤起情绪的反应并提问

治疗师绕过对话表面的内容，对来访者的情绪发出召唤。治疗师借着唤起来访者的想象力，试着去捕捉这些想象力的本质和背后所隐藏的因素，以期能暂时地拓展并重塑这些想象力，并鼓励来访者探索和投入。

4．情绪的加强

治疗师可以通过加强情绪的方式来帮助来访者用新的方式接触其情绪经验，并用新的方式进行互动。

以下五种方式可以达到"加强"的效果：重复某个"词语"以突显其影响力；经由非语言信息来加强某个特殊体验；用生动、形象的比喻或形容词，促使将要加强的经验更加透明化；引导来访者去演绎其所描述的感受，将来访者内在的感受转换成人际互动的信息；维持专注、紧张的状态，堵住"出口"不让来访者改变话题，让来访者无法将这段对话的紧张程度降低。

5．同理的推测和解析

同理的推测和解析是根据治疗师同理地投入来访者的情绪经验、伴侣间的互动的立场与模式，并以成人依恋理论为其思考框架而产生的。需要注意的是，这些推测和解析要避免变成把治疗师的意见强加给来访者，并剥夺来访者自我觉察的权利。

6．自我表露

与其他人本经验取向学派相比，自我表露技术不是EFT的主要工具。自我表露通常被有限制地用于特殊的目的上，比如建立治疗联盟，用在强调对来访者反应的肯定程度上，或用在加入来访者的心路历程以协助来访者界定其情绪经验时。

7．追踪和反映互动循环

（伴侣治疗中）治疗师再次播放、叙述并总结两人的互动过程，旨在澄清并强调互动行为之间的因果关系，梳理伴侣双方在亲密关系、权力分配和控制力三个方面的立场。

8．重新界定

（伴侣治疗中）重新界定是指从依恋需求和深层情绪的角度，来看伴侣的个人行为以及这些行为对另一方的影响。

9．重组和编导互动

（伴侣治疗中）EFT治疗师会直接为伴侣编导新的互动"舞步"，希望借着新经验的产生，让双方从不同的角度看待自己的亲密关系。EFT治疗师引导伴侣一方用某个特定的方式去回应对方，鼓励他们向对方表达其情绪经验，支持双方表达自己的需求。这是整个EFT治疗中最具有指导性的一部分，效果通常也最显著。

10．技术操作的要诀（RISSSC）

技术操作的要诀（RISSSC）这一方法主要针对治疗师的非言语信息部分进行优化。某种姿态、声音与眼神接触不但能增强来访者对治疗师的安全感和亲近感，强化治疗联盟，还能让EFT治疗师借此邀请来访者更深入地进入自己的经验中。这种安全和参与的组合创造了治疗的氛围，以便发展并改变来访者强烈的情绪经验。当治疗师希望来访者接触与投入困难的情绪治疗时，RISSSC特别有用。RISSSC具体包括如下内容。

（1）重复（repeat）：重复几次来访者的关键词和话语是很重要的。

（2）想象力（image）：图像画面能捕捉和传达抽象词语所无法表达的情绪。

（3）简单（simple）：治疗师说的话必须简明扼要。

（4）缓慢（slow）：情绪经验在治疗中是逐渐展现的；放慢速度有助于情绪的展现。

（5）柔和（soft）：温柔的声音能舒缓情绪与鼓励更深的冒险。

（6）借用来访者的话（client's words）：治疗师以合作和支持的态度，关注并采用来访者所用的词语。

五、EFT的适用范围

在依恋框架之下，EFT包括情绪取向伴侣治疗（EFCT）、情绪取向个体治疗（EFIT）和情绪取向家庭治疗（EFFT）。EFCT帮助伴侣建立更积极、更持久的关系，适用于大部分伴侣，但不适用于处于家暴期的伴侣。EFIT最适合解决抑郁和焦虑的问题、创伤性体验的后遗症和由这些体验带来的存在性问题，另外也尤其适合那些涉及人际联结和消极关系的问题。由于EFIT需要来访者有能力保持专注并有较大的情绪卷入，因此精神病或反社会人格障碍的来访者不适合此疗法。此外，如果存在重要风险因素（如慢性成瘾行为、严重的慢性抑郁或高度自杀风险等）的情况下，求助能提供特定干预治疗的其他专业人员、EFIT治疗师，或配合药物治疗是更合适的选择。EFFT适用于各种症状，包括内化问题（如抑郁症等）和外化问题（如品行障碍等）。一些案例研究也验证了EFFT对一些问题的有效性，如有问题行为青少年的家庭、有适应问题的重组家庭等。

（王艳辉）

~本章小结~

（1）科恩伯格提出边缘型人格组织（BPO）的概念，认为BPO是诸多心理症状或人格问题背后的根源。

（2）人格组织分为三水平：神经症人格组织水平、高功能边缘人格组织水平、低功能边缘人格组织水平。

（3）对移情中正在上演的核心客体关系模式进行诠释，是客体关系理论与移情焦点疗法的重点工作之一。

（4）自体需求可以区分为三个方向，即镜映需求、理想化需求和孪生需求。

（5）科胡特认为诠释有三重意义：第一重意义是潜意识意识化，第二重意义是需求、欲望被哀悼，第三重意义是自体客体重建。

（6）艾斯沃斯发现了三种依恋类型：安全型、焦虑–矛盾型和焦虑–回避型。

（7）EFT模型可分为三个阶段：稳定、重构和巩固。

第五章
荣格分析心理学疗法

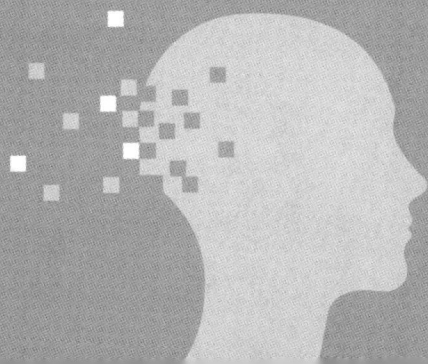

学习目标

1. 了解荣格分析心理学基本概念的主要内容。
2. 理解积极想象的内涵和实践过程。
3. 掌握曼陀罗绘画疗法和沙盘游戏疗法的基本操作过程。

关键词

集体无意识
原型
原型意象
情结
积极想象
曼陀罗
沙盘游戏疗法

01

第一节　荣格分析心理学的主要观点

一、集体无意识

荣格曾经这样定义集体无意识：作为精神的一部分，它与个人无意识截然不同，因为它的存在不像后者那样可以归结为个人的经验，因此不能为个人所获得。构成个人无意识的主要是一些我们曾经意识到，但后来由于遗忘或压抑而从意识中消失了的内容；集体无意识的内容从来就没有出现在意识之中，因此也就从未被个人所获得过，它的存在完全源于遗传。个人无意识主要是由各种情结构成的，集体无意识的内容则主要是原型。也就是说，"集体无意识不会独立发展，只能传承"。

二、原型

荣格的原型（archetype）概念与其集体无意识概念的关系十分密切。荣格说，还有第二个精神系统（集体无意识）存在于所有的个人之中，它是集体的、普遍的、非个人的。集体无意识不是从个人那里发展而来的，而是通过继承与遗传而来的，是由原型这种先存的形式所构成的。原型只有通过后天的途径才有可能为意识所知。它赋予一定的精神内容以明确的形式。正如荣格曾明确表达的那样，个人潜意识主要是由各种情结构成的，而集体无意识的内容则主要是原型。

三、原型意象

原型通过原型意象（archetypal images）来表现自身并呈现给意识。原型本身是无意识的。人们的意识无法认识原型，但却可以通过原型意象来理解原型的存在及其意义。原型意象可以看作原型的象征性表现。

荣格曾根据自己的分析与体验，以及自己的临床观察与验证，提出了阿尼玛、阿尼姆斯、阴影、人格面具、智慧老人等诸多分析心理学意义上的原型意象。

（一）阿尼玛

阿尼玛是荣格用来形容男性内在的女性原型意象。男性总是倾向于在某个现实的女性对象那里，看到自己内在的阿尼玛和心灵的投影。荣格曾经描述了阿尼玛发展的四个阶段，不同的阶段有着不同的形象，即夏娃—海伦—玛丽亚—索菲亚。例如：作为夏娃的阿尼玛，往往表现为男性的母亲情结；海伦更多地表现为性爱对象等；玛利亚象征着母性；索菲亚则代表着智慧。

（二）阿尼姆斯

阿尼姆斯是与阿尼玛相对应的一个概念，象征女性内在的男性原型意象。同阿尼玛一样，荣格也曾描述女性内在的阿尼姆斯的发展阶段，即赫尔克里斯—亚历山大—阿波罗—赫耳墨斯。赫尔克里斯代表着力量，亚历山大代表着权力地位，阿波罗代表着知识与神性，赫耳墨斯则代表着幽默。

（三）阴影

荣格用阴影来描述我们自己内心深处隐藏的或无意识的心理层面。阴影的组成或是由于意识自我的压抑，或是意识自我从未认识到的部分，但大多是让我们的意识自我觉得蒙羞或难堪的内容。这些让我们自己不满意而存在于我们自己无意识中的人格特点，往往会被我们投射到其他的人身上。

（四）人格面具

从分析心理学的意义上来说，人格面具实际上就是我们所说的"我"，我们所表现给别人看到的自己。人格面具与阴影是相互对应的原型意象。我们倾向于掩藏我们的阴影，同时也倾向于修饰与装扮我们的人格面具。从心理分析的意义上来说，当我们把自己归于某种美好的人格面具的时候，我们的阴影也就愈加阴暗。两者的不协调与冲突将带来许多心理上的问题与障碍。

（五）智慧老人

荣格用智慧老人来形容我们内在所具有的有关意义与智慧的原型意象。荣格的"斐乐蒙"也就是荣格自己内在的智慧老人。"斐乐蒙"可以出现在荣格的梦中，也可以通过积极想象来与荣格直接沟通。荣格曾说，他的所有重要的分析心理学思想，都与他的"斐乐蒙"有着不解的渊源。

实际上，所有的原型意象，都会以不同的形式出现在我们的梦中，也可能以其他象征的形式出现在我们的现实生活中。我们可以通过梦的解析来了解我们的原型意象，也可以通过积极想象来与他们相互沟通。

▌四、情结

1904—1911年，荣格通过词语联想的研究，提出了关于情结的心理学理论。情结具有某种特别的情绪基调，情结的核心是原型。情结基本上属于一种"自主性"或"自治性"的存在，它可以与我们的整体心理系统保持联系，但也会分裂、脱离，甚至独立。因此，情结的出现与消失，有着它自身的规律，往往不受我们意识的支配，甚至能够支配我们的意识自我。情结在无意识中形成和积累，当它逐渐膨胀到一定程度的时候就有机会发作，从而表现为我们的人格与自我的"替代主角"。

一旦情结被触发，不管人们是否意识到，情结总能对人们的心理和行为产生极具感情强度的影响，甚至是"主导性"的影响。强烈的爱或恨、快乐或伤心、感激或愤怒等情绪，总是会伴随着情结的触及而发作，而在这个时候，我们往往已经不能再理智地表现本来的自己，而是完全被情结控制。在这种意义上，情结类似于一种心理本能，触发后就按照它自身的固有规律来自动行事。于是，受某种情结所困的人，往往也会表现出被情结支配的心理与行为。

▌五、心理类型

1921年，荣格提出了心理类型理论。在荣格的心理类型理论中，有两种基本的心理态度——内倾（introversion）、外倾（extraversion），以及四种基本的心理功能——思维（thinking）、感觉（sensation）、直觉（intuition）和情感（feeling）。

两种基本的心理态度，内倾与外倾，也是我们每个人适应生活的基本心理模式，前者的能量与兴趣朝向内在的世界，后者的能量与兴趣朝向外在的世界。

人们一般把感觉与直觉看作接收信息的认知性功能，把思维与情感看作处理信息的判断性功能。感觉功能表现为善于捕获细节，接收实在的多种信息；直觉功能接近洞察力，能够从宏观上把握所面对的情境与事物；思维功能反映的是分析与逻辑的判断力；情感功能则表现为换位思考的能力，并具有感性判断的特点。

当两种基本的心理态度与四种基本的心理功能相互搭配的时候，就有了八种基本的心理类型。

（1）内倾感觉型的人善于发挥自己的身体与感官能力，基于自己的内在感官而表现于外在世界。

（2）外倾感觉型的人注重客观观察，将其大部分的精力都贡献于对外在世界的探索上。

（3）内倾思维型的人倾向于用自己的内在标准或观点来解决问题。

（4）外倾思维型的人总是倾向于在其所关注的周围生活中寻找意义，他们更多地相信外在的事物是由逻辑与理性所决定的，而非情绪与情感。

（5）内倾情感型的人倾向于用其内在的标准来判断他人与事物。

（6）外倾情感型的人的价值观念往往与社会或传统文化的价值观念保持一致。

（7）内倾直觉型的人往往善于发挥内在世界的智慧。

（8）外倾直觉型的人对问题富有远见和想象力。

六、自性化及其发展

自性化（individuation）或自性化过程，是荣格分析心理学中的特别术语，也是其核心性的概念。心理分析的目的就是自性化。在荣格分析心理学的理论中，自性化被看作一种源于无意识自然发生的过程。作为心理分析师，并不能任意干涉个体，尤其是不能用自己的意识来妄加干涉，不管是促进还是阻碍。然而，整个心理分析的过程，包括以一种开放性的态度来对待个体无意识的表现、认识与理解梦和原型意象的象征性意义，以及认识与理解自己的阴影，沟通自己的阿尼玛和阿尼姆斯等，都是与自性化过程密切相关的实际工作。

02 第二节　荣格与积极想象技术

荣格与弗洛伊德决裂之后，曾经一度陷入生活的低谷，经历了一段漫长的抑郁状态，并开始了独自面对无意识的阶段。他也在寻找一种自我治愈的方法与途径，克服自己内在的焦虑与不安。于是，他开始尝试进入自己的梦中，感受梦中人物的鲜活生命力，并与梦中的人物建立关系，进行直接沟通。荣格充分借助于想象和游戏，开始了其积极想象的最初体验与自我治愈。积极想象的实践分为以下五个基本步骤。

（一）从意象开始

积极想象是与无意识的主动接触。无意识中充满了带有情感冲动以及意象性和象征性的内容，因而，作为积极想象的开始，可以集中于某一被引发的情绪状态，直到出现某种意象……或是把无形的心情意象化。一旦意象自发出现，就可以开始积极想象。

（二）观感意象

把握与感受意象，指导语为："把握住，感受它……不要说话，只需感受与体验它……"这种观感的过程，也是一种与无意识意象直接对话的过程。通过这种直接的对话与交流，用自己的整个身心而非大脑来吸收来自无意识意象的气氛和意义。

（三）呈现意象

选择通过某种适当的形式来表达感受，给予这内在的意象以某种外化的表现形式。比如，可以通过写作、绘画、雕刻，甚至是舞蹈或音乐等，来呈现这内在的意象与内在的观感。绘画是积极想象中常用来呈现意象的形式。

（四）赋予意象以意义

积极想象中的故事，其对个人的生活和工作，甚至症状有什么样的意义呢？可以从积极想象中获得什么样的领悟呢？

（五）意义展现于生活

鼓励个体把积极想象中所获得的意义展现于现实的生活之中，把积极想象所带来的启发运用于生活。

03 第三节 曼陀罗绘画疗法

与弗洛伊德的关系破裂后，荣格遭受着大量幻觉及情感的冲击，随时有被无意识吞没的危险。为了保持自我（ego）的现实功能，荣格开始进行积极想象并绘制了很多曼陀罗绘画。于是，荣格也让个体尝试绘制曼陀罗绘画，这些尝试都取得了良好的疗效。曼陀罗绘画经过后荣格学者的完善，成为一种运用广泛的心理疗法。

一、曼陀罗绘画疗法的主要观点

曼陀罗绘画疗法，把人的心理结构呈现为自我、情结、自性三个部分。

（一）自我

自我分为自我力量、自我类型与自我功能三个部分。因为自我是意识的核心，所以注意力和判断力是自我的本质，被称为自我力量。由于注意的偏好不同，所以形成了个体间的差异，即MBTI的十六种人格差异，表现出自我类型的不同。自我功能是自我的作用，本质是对内外环境的适应。其中，对外的适应为角色扮演、人际沟通、时间规划、任务执行，对内的适应为自我概念、自尊调节、自我同一性、心理防御。自我功能的适应好坏，受到自我力量和自我类型的优劣功能的影响，而适应的好坏又反过来影响自我的心理健康水平。

（二）情结

情结是没有满足的需求所形成的心理病理结构，这一结构被称为情结洋葱模型。该模型从内向外依次是未满足的需求、偏差认知、消极情绪、意象画面、心理防御、躯体感受、行为模式七个层次（图5-1）。情结的存在影响了自我的诸多层面（如自我概念混乱、低自尊、防御机制原始等）。同时，情结的存在也影响了自性动力的发展，使得自性动力停滞在某一阶段。

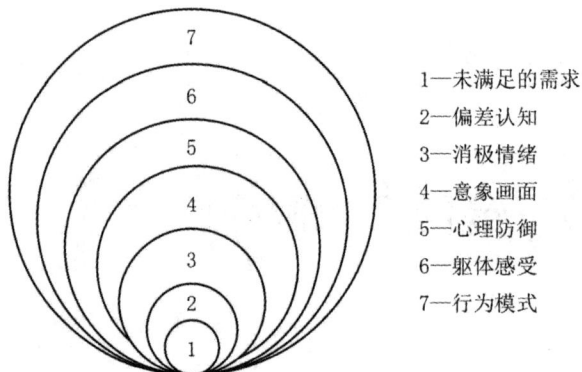

1—未满足的需求
2—偏差认知
3—消极情绪
4—意象画面
5—心理防御
6—躯体感受
7—行为模式

图5-1　情结洋葱模型

（三）自性

自性是对内外环境的适应与平衡的本能。它分为自性动力、自性情感、自性意象。其中，自性动力是核心，是本能的需求，它通过意象被自我注意到，其满足与否产生了不同动力对应的不同积极与消极情绪。自性动力依次包括保护、分化、凝聚、整合、指引、超越、开悟七个动力，具体内容如表5-1所示。

表5-1　自性动力的内容

动力	自性动力对自我的作用	自性意象	动力顺畅情绪体验	动力受阻情绪体验
保护	自性发挥保护自我的力量	父母、城堡	安心、踏实	不安、恐惧
分化	自性推动自我打破原有平衡，获得更多新的经验	盛开花朵、光芒	好奇、充实	枯燥、单调
凝聚	自性推动着自我成为意识核心，并不断增强自我及力量	大树、旋转、深入	专注、忘我	浮躁、心烦
整合	自性推动自我与其对立面的和谐	太极、十字架、桥梁	轻松、愉快	矛盾、纠结
指引	推动自我寻找生命的意义及存在价值	北斗星、灯塔、路标、指南针	激动、希望、使命感	茫然、空虚
超越	推动自我不断趋向完整	攀登高峰、神灵	奉献、神圣	受困、无奈
开悟	自性推动着自我获得自在	空灵	豁然开朗、空灵自在	困惑、执着

（四）曼陀罗绘画疗法的功能

曼陀罗绘画疗法的功能要根据个体的治疗目标进行选择，如强大自我、化解情结或激发自性动力等。在强大自我层面，先是根据自我的结构判断症状源于哪里，然后通过曼陀罗绘画来判断个体的心理类型，确保注意力的稳定维持、拓展自我的广度和灵活性等。在化解情结层面，主要是通过曼陀罗绘画，宣泄情绪，看到未被满足的需求的影响，从而调整认知、采用更加成熟的心理防御策略。在激发自性动力层面，主要是通过曼陀罗绘画所表现出来的自性情感、自性意象来判断个体的自性动力，然后根据自性动力的特点，激发和提升自性动力。

二、曼陀罗绘画疗法的步骤

根据心理分析治疗的模式以及曼陀罗绘画的特点，结合临床实践，曼陀罗绘画疗法的步骤具体如下。

（一）建立咨访关系

任何有效的心理治疗都离不开良好的治疗关系，曼陀罗绘画疗法也不例外。在一开始接触来访者时，应该详细询问其主要关心的问题，并积极倾听和给予共情，力图达成共同的目标。良好的治疗关系会让来访者感到被尊重和被接纳，以及产生自由和被保护的感觉。

如果没有建立良好的治疗关系就催促来访者绘制曼陀罗绘画，往往会使其产生抵触心理或怀疑治疗师的动机，从而增强不信任感，这在治疗中应当避免。因此，治疗师要牢记不能在治疗之初就采用曼陀罗绘画疗法，何时使用应该由来访者自己决定。当然，治疗师在尊重来访者的基础上可以适当建议。

（二）评估自我功能

在良好的治疗关系中，来访者体验到安全感和信任感，他们愿意真实地表达自己并探讨自己的问题。这时，治疗师要对来访者的问题和其自我功能进行评估：来访者的问题性质是什么？严重程度如何？有无自杀的可能性？来访者的自我功能脆弱吗？能否应对现实？我是否有能力帮助到来访者？曼陀罗绘画疗法对来访者来说是否合适？

通过评估后，如果适合采用曼陀罗绘画疗法，且来访者也愿意尝试这种疗法，治疗师才可以进行后续的治疗工作。

（三）选择绘画形式

根据来访者的问题性质和自我功能的情况，治疗师可以建议来访者绘制不同形式的曼陀罗绘画。问题比较严重且自我功能较弱的来访者可以先尝试彩绘曼陀罗，等到其自我力量比较强大时，再用意象曼陀罗的形式来表达自我。如果不能很好地把握来访者的自我功能，可通过自我曼陀罗来进行评估。一般而言，积极向上且与现实紧密联系的自我意象往往意味着较好的自我功能。

来访者第一次接触曼陀罗绘画，常常不知道该画什么时，治疗师可以简单介绍曼陀罗的功能及绘画的内容，让来访者根据自身兴趣或治疗师的建议从心情曼陀罗、梦曼陀罗、自我曼陀罗、生命曼陀罗及自发曼陀罗中，选择其中一种来作画。

（四）陪伴作画

当来访者在作画时，治疗师是否可以放松休息呢？答案是否定的。在来访者作画时，治疗师应该保持高度的注意力，试图去理解其画中所要表达的情感和内容，并通过其言语和动作进一步了解来访者。同时，治疗师也要关注自己的内心世界，体会来访者的意象是否激发了自己的某些情感，让自己想起什么，为什么会有这些体验，是否发生了反移情。

如果来访者感受到无论他们的作品是好是坏，治疗师都保持着浓厚的兴趣并时刻关注自己，他们会更愿意采用曼陀罗绘画疗法来表达自己。相反，若是在这个阶段治疗师走神或者表现出漫不经心，可能会严重地挫伤来访者绘画的积极性，曼陀罗绘画疗法就难以获得良好的效果。同时，在来访者集中注意力绘制曼陀罗绘画时，绘画本身就具有治疗效果。因为，在绘画的过程中，来访者能觉察内心无意识呈现的内容，从而促进意识和无意识的沟通。

值得一提的是，曼陀罗绘画也可以变成作业，让来访者在家中完成，并在下次治疗时带来。

（五）介绍与描述作品

来访者完成曼陀罗绘画之后，治疗师首先要做的是让来访者介绍和描述自己的作品。这包括以下几点。

（1）介绍画中所呈现的意象。

（2）作品所表达的故事。

（3）所使用的颜色。

（4）意象之间的关系。

（5）作品名称。

在这个阶段，治疗师应尽可能地让来访者具体生动地描述其作品。一开始可以让来访者自由介绍作品或对其感兴趣的点进行描述，之后治疗师可以询问一些比较重要的意象。为了让来访者更为具体和清楚地描述其作品，治疗师可以通过以下问题来引导来访者。

（1）您能否描述一下作品里面都包括什么内容？

（2）您怎么看待作品中红色与蓝色部分之间的关系？

（3）请您介绍一下您的作品所表达的故事。

（4）在作品中，您都使用了什么颜色呢？

（5）您会为作品取一个什么样的名字呢？

在这个阶段，治疗师可使用的技术有开放式问题与封闭式问题、具体化技术、内容反映技术、鼓励与重复技术、参与性概括技术。

（六）体验并描述情感

心理分析理论认为，情结是心理问题的直接根源，它由个体所受创伤的记忆和相关情感所构成。回忆这些经历或体验时，其中的情感会导致自我的混乱，被自我压抑于个体无意识中，所以，分析的重点是在一个安全和受保护的环境下，让来访者意识到情结所在。因此，在来访者描述曼陀罗绘画作品时，应该让其用心体会作品所带来的情感体验，具体包括如下几点。

（1）绘画前后的情绪变化。

（2）整幅作品所带来的心情。

（3）某个重要意象引发的情绪体验。

来访者的情感能否表达出来，关键取决于第一阶段中描述作品是否细致具体。根据经验，来访者越能对作品中的某个部分进行详细的介绍，就越可能感受到该部分所蕴藏的情绪。为了让来访者更好地体验到曼陀罗绘画作品所带来的情感，从而把握情结所在，治疗师可以通过以下问题来引导来访者。

（1）绘画前后，您的心情有什么不同吗？

（2）您能否描述一下，您看着这幅作品时的心理感受？

（3）当您观察画中的月亮时，您的心情如何？

（4）画中的眼睛似乎让您感觉不愉快，对吗？

（5）我们能否用心再体会一下，此时此刻的情绪发生了怎样的变化？

在这个阶段，治疗师可使用如下技术：开放式问题与封闭式问题、具体化技术、鼓励与重复技术、情感反应技术、此时此地技术。

（七）自由联想与积极想象

在来访者描述曼陀罗绘画作品并根据其中某个意象体验了某种情绪之后，治疗师为了更全面、深刻地理解来访者的内心世界，需要引导来访者对作品中某个重要的意象进行自由联想和积极想象。让来访者联想自己的童年、最近的梦境、不久前的经历等。借助来访者的联想和想象，治疗师可以让该意象背后的无意识能量展现出来。因此，这个步骤是曼陀罗绘画疗法的关键。

要指导来访者进行自由联想或积极想象，治疗师可以尝试让来访者回答下面的问题。

（1）作品中的这个意象会让您联想到什么？

（2）这个意象是否曾经出现在您的梦里？

（3）这个画面是否会让您想到某些人或某些事？

（4）您对这个意象最早的记忆是什么？

（5）如果这个意象会说话，您觉得它想跟您说些什么？

（6）如果它能听见您的声音，您想说些什么呢？

（7）当它让您产生这些联想时，您的心情如何？

在这一阶段，治疗师将根据自身的专业背景和擅长的相关流派，采用多样化的技术手段，如自由联想、梦的解析、催眠、积极想象、鼓励与重复技术、指导技术、放松技术等。

（八）联系现实并促进领悟

荣格认为，心理治疗的真谛在于面对和适应现实。因此，在来访者对作品进行描述、体验和联想之后，治疗师要促使来访者内心的领悟与适应现实之间发生迁移。所以，这个阶段的重点是让来访者把曼陀罗绘画作品所呈现的意象、所体验到的情感及引发的自由联想与其现实生活联系起来。

如何才能帮助来访者提高现实功能呢？参考下面的问题，可能对来访者会有所帮助。

（1）通过这幅曼陀罗绘画作品，您领悟到了什么？

（2）画中的白云对您来说意味着什么？

（3）作品中的这把宝剑与您的现实有什么样的关系？

（4）对画中小动物的这份情感，是否在现实中也有类似的体验呢？

在这个阶段，治疗师可使用的技术包括：鼓励与重复技术、指导技术、解释技术、面质技术。

（九）回顾与总结

当来访者已经能够把治疗中所获得的领悟迁移至治疗以外时，意味着治疗接近尾声。最后的阶段，总结、分离和告别是治疗师所要处理的重点。这时需要借助之前一系列的曼陀罗作品，治疗师和来访者一起总结和回顾治疗的心路历程，加强和稳固治疗的效果。

由于长时间的治疗，在面对分离时，来访者可能会有些不舍。这时，曼陀罗绘画疗法可以发挥独特的优势，来访者可以借助作品保持与治疗师的联结。当来访者养成绘画的习惯后，在以后遇到困难时同样可以通过曼陀罗绘画疗法尝试解决。

以上这九个步骤，基本总结了曼陀罗绘画疗法的过程及要点。但因来访者的个体差异，治疗过程不会完全一致，有经验的治疗师应灵活把握。

心理治疗的原理与实务

04

第四节　沙盘游戏疗法

一、沙盘游戏疗法的定义

沙盘游戏疗法是一种以荣格心理学原理为基础，由多拉·卡尔夫发展创立的心理治疗方法。沙盘游戏是运用意象（积极想象）进行治疗的创造形式，是一种对身心生命能量的集中提炼。其特点是在医患关系和沙盘的"自由与保护的空间"中，把沙子、水和沙具运用于意象的创建。沙盘中所表现的系列沙盘意象，营造出沙盘游戏者心灵深处意识和无意识之间的持续性对话，以及由此而激发的治愈过程和人格（及心灵与自性的）发展。

二、沙盘游戏的主要设置

（一）沙、沙具、沙盘

卡尔夫认为沙子是极其重要的天然心理治疗材料，因为它由细小的颗粒构成，这就使它可塑且柔软。沙子还给人多种触感，干沙或湿沙的感觉就不同。沙子就像大地，包含着大自然的原始元素。所以，卡尔夫建议使用干、湿两种沙子。

卡尔夫将沙盘的规格设为28.5英寸×19.5英寸×3英寸，放在一个30英寸高的支架上，且把沙盘的内面都涂成蓝色，给人海水和天空的意象；沙具模型都放在开放的架子上，以便来访者挑选；沙具模型的种类应有尽有，尽量满足来访者的想象需求，并与外在现实世界相呼应。

（二）沙盘游戏的工作过程

如何引入沙盘游戏呢？通常，卡尔夫不是在开始时就介绍沙盘，而是先建立良好的治疗关系，在此基础上再介绍沙盘。

关于沙盘游戏治疗师的角色和态度，卡尔夫认为，治疗师有必要去理解治疗过程中所发生的一切，同时也要做一个沉默不语、见证沙盘创造过程的人。这种非言语的合作发生在不同于日常理性状态的意识层面。在沙盘制作过程中，卡尔夫提醒：治疗师要坐

094

在沙盘的一侧，与沙盘保持一定的距离，以避免干扰来访者制作沙盘时的体验，但又不能相距太远，以便来访者可在寻求帮助的时候获得支持。当来访者正在做沙盘时，治疗师应做一些记录，这是作为见证人的行为，见证着沙盘游戏的进程，并沉浸到这个过程的气氛感受中，也沉浸到场景中。不要在沙盘制作过程中或过程后立即进行解释和说明。

创造自由与保护的空间的关键作用，就是促使来访者的想象涌现出来。治疗师营造的自由与保护的空间构成了物理上以及心理上的容器，来访者感到可以自由地去探索，同时也不会超出自己的控制。这时，治疗师必须具备两种身份：非判断者和设置限制者。

（三）营造自由与保护的空间

卡尔夫强调自由与保护的空间的作用，认为它可以促进能量的重新流动。卡尔夫指出，由于来访者可以自由选择沙具，所以"自由"是沙盘游戏的本质特征，大量的沙具意象可以唤起来访者内在相应部分的表达。

在沙盘游戏中，如果治疗师能够营造自由与保护的空间，来访者的自性就有可能显现，因为自由与保护的空间相当于重新创造了原初的母子一体，且创造了一种内在的平和，其中包含了整个心灵、智力和精神全面发展的潜能。当来访者创造沙盘时，治疗师见证了涌现出的象征，这种来访者与治疗师之间的联结重现了母子一体的联结，当治疗师进入所涌现的象征意义之时，就产生了疗愈效果，即使治疗师并没有通过语言与来访者分享这种领悟。

三、沙盘游戏的操作过程

（一）得之于心

如何开始沙盘游戏，这往往会成为治疗首先遇到的问题。一般来说，治疗师可以向来访者介绍沙盘以及沙盘室的模型，包括沙盘的特性，干的沙盘和湿的沙盘，以及推开沙子之后呈现的蓝色底面。但是，是否做沙盘，则完全是由来访者自己决定的。避免任何迫使来访者做沙盘的因素出现，是沙盘游戏疗法的第一守则。

来访者若表现出对沙盘游戏的兴趣，那么就已经是有所动心了。治疗师的指导语应该简单且灵活，所表达的意思大致为，"这里是沙盘，这里是沙具模型，您可以随意制作，做任何您想做的事情，或者您可以在沙盘上摆放任何您想摆放的沙具模型，构建任何您想构建的画面"。

若是来访者想做沙盘，且表示自己也不知道怎么做的时候，那么，治疗师不妨让来访者把手放到沙盘的沙子上，用心去感受一下……然后表达自己内心的感受。

有了某种感受和感觉后，来访者一般就会去架子上挑选沙具模型。从双手触及沙盘中的沙子开始，那沙子的背后，蕴含着沙与水的象征性意义，蕴含着与大地母亲的联系，蕴含着与集体无意识和原型的沟通，蕴含着心的灵性与创造……而沙盘游戏的治愈意义，也包含在其中。

治愈的力量与决定性因素来自来访者的内心深处，而非外在的治疗或影响。治疗师的作用不是指导或引导治愈，而是唤醒来访者内在的指引，起到关怀与守护的作用，发挥陪同与共情的效果。

（二）应之于手

在进行沙盘游戏的过程中，来访者用自己的双手，勾勒出无形的内在感受。来访者可能从沙盘室的架子上拿起某个沙具模型，用手感触着、挑选着，拿起来又放下。来访者也可能会在沙盘上，把某个沙具模型放在适合它的位置，左右上下移动着。或者，来访者用手去抚摸某个沙具模型中所包含的记忆。实际上，来访者使用的所有沙盘沙具模型，都可能包含着个人心理层面或无意识层面的痕迹与记忆。而这种感性的接触，也是在一种自由、保护与安全的心理分析气氛中记忆的恢复与重新体验。

实际上，有的时候，来访者可能并没有选择与使用任何沙具模型，而只是用手在沙上抚摸或堆起沙的某种形状。但是，对于治疗师来说，这亦然是来访者内心的表达。从在沙盘上留下的手的印记，到由手的触动所形成的沙的流动与沙的形状，都属于沙盘游戏心理分析的内容。就像梦的解析那样，那些形式的背后就是心理的意义，或者是无意识的存在与表现。

（三）形之于沙

面对一幅沙盘图画的时候，治疗师是透过该图画的形式，在感受来访者发自心底的表述，在感受其无意识的自发显现。有的时候，来访者在完成沙盘图画之后，甚至是在其游戏的过程中，会给治疗师讲述其中的故事。但是，来访者也可能只是给治疗师留下了自己的沙盘图画以及非言语的表达。

治疗师首先需要注意的是，来访者搭建沙盘的时候所处的位置以及治疗师所在的位置。其次是，沙盘图画所呈现的方向，是面向来访者自己，还是面向治疗师。最后是，沙盘图画中能量的流动性，可以对来访者留在沙上的手动痕迹以及沙盘中沙具模型的动感等进行观察。

尽管沙盘被称为"非言语的心理治疗"，但是沙盘图画在"说话"，它使用的是符合无意识心理学的象征性语言。比如，来访者在沙盘中放了一只青蛙，那么青蛙所包含的神话与文化的意义以及青蛙自身转化的象征性意义，都在沙盘图画中以及来访者的心理分析过程中，具有十分重要的意义和作用。而这只青蛙在沙盘中的位置，它与其周围的沙具模型的关系，以及在多次沙盘图画中的出现、转移与消失等，都展现着来访者内心变化及其治愈与发展的过程。

（周立坚）

~本章小结~

（1）从临床的意义上来分析，情结多属于心灵分裂的产物、创伤性的经验、情感困扰或道德冲突等，都会导致某种情结的形成。

（2）在荣格的心理类型理论中，有两种基本的心理态度——内倾、外倾，以及四种基本的心理功能——思维、感觉、直觉和情感。

（3）积极想象是通过自我表达的形式来吸收无意识的方法。

（4）曼陀罗绘画是依据自我—情结—自性的心理结构观，根据对来访者的个案概念化，而选择强大自我、化解情结、激发自性动力的疗法。

（5）沙盘游戏疗法是一种以荣格心理学原理为基础，由多拉·卡尔夫发展创立的心理治疗方法。沙盘游戏是运用意象（积极想象）进行治疗的创造形式，是一种对身心生命能量的集中提炼。

第六章

梦的心理动力学治疗方法

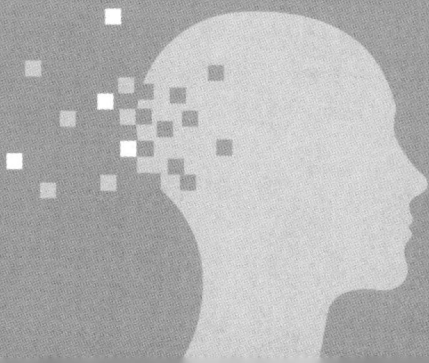

学习目标

1. 掌握弗洛伊德和荣格关于梦的核心理论，梦的产生机制及其在心理治疗中的作用。

2. 掌握"自由联想""联想分析""扩充分析""积极想象"等梦的解析技术，并能应用于临床实践。

3. 了解后续学者对梦的研究与技术创新，特别是"意象体现"的理论原则和方法过程。

关键词

梦

梦的工作

梦的解析

潜意识/无意识

自由联想

积极想象

原型

意象体现

01

第一节　弗洛伊德与经典精神分析有关梦的理论及梦的工作方法

一、弗洛伊德对梦的观点

在弗洛伊德看来，梦的核心功能在于满足那些在现实生活中未能实现的欲望。这些欲望包括饥渴、性欲等生理需求，以及被压抑在潜意识中的心理需求。弗洛伊德根据欲望的满足程度，将梦分为三类：未经掩饰的愿望梦、经过掩饰的被压抑愿望梦，以及压抑不充分或无伪装的梦。

根据弗洛伊德的观点，梦的产生机制依赖于潜意识欲望与意识欲望之间的互动。当两者一致时，梦中会出现正性情绪；而当两者产生冲突时，梦中则可能出现负性情绪。为了调和潜意识与意识的冲突，梦常采取不愉快的形式，表现为焦虑或"惩罚"，以展示自我与超我对欲望的抵制。梦的工作机制是指隐梦如何转化为显梦的过程。梦的工作包括四个基本过程，即凝结（condensation）、移置（displacement）、戏剧化（dramatization）和润饰（elaboration）。

1．凝结

凝结指的是隐梦中的多个成分在显梦中融合成一体，有时一些隐意会在这一过程中消失，而只有部分情节被转化为显梦。凝结过程中，如果梦的材料包含不愉快或受谴责的思想，这些内容往往通过双关语或幽默的方式加以掩饰。

2．移置

移置是指隐梦中的重要元素不直接代表自己，而是通过象征或隐喻的方式被其他元素代替，精神能量也从重要的思想转移到次要的事物上。显梦中的核心内容可能在隐梦中不再重要，而原本次要的内容在显梦中反而显得突出。在解梦过程中，找到这种"人为插入物"是揭示梦的转换枢纽的关键。

3．戏剧化

由于梦无法直接表达复杂的逻辑关系，它通过将抽象的思想转化为视觉意象来实现逻辑的戏剧化。梦会将隐意中的所有逻辑关系（即便是对立的）以同步再现的方式展现出来。

4．润饰

润饰是指将梦的所有元素黏合为一个完整的梦境。在这一过程中，隐意在显梦中的重要性会反映为梦的清晰度和精神强度差异。精神强度最大的梦念往往是梦中最鲜明的部分，而梦的清晰性则与其联想丰富度和梦念本身的决定因素有关。

显梦与隐梦的关系可以概括为几种主要类型：部分代替整体、隐喻、象征和意象。其中，象征功能在解梦中尤为重要，因为梦的元素本身常常是潜意识思想的象征，这使得显梦与隐梦之间存在着可以解释的固定联系。虽然相同语言环境的梦者可能会共享一些常见的象征符号，但梦中的象征依然存在很大的个体差异。

二、自由联想法的工作技术

自由联想法的核心在于将梦分割成片段，逐一呈现给在躺椅上的来访者，让来访者对每个梦的片段进行不加任何评判的自由联想（无论这些联想多么荒唐和不重要）。通过综合联想到的内容，便可以揭示意象的深层含义。

案例6-1

> 梦者是一名30岁的男性，他在梦中看到自己在一个阳光明媚的草地上与一只狼狗玩耍，狼狗温顺而友好。突然，梦境转变，狼狗变得狂躁并咬住了梦者的手臂。梦者试图挣脱，但感觉无力，最终梦者惊醒，心跳加速，充满恐惧。

结合上述案例，自由联想法的工作步骤具体如下。

（一）自由联想的启动

首先，要求梦者从梦中的显意（梦的表面内容）出发，自由联想梦中的每个元素，以揭示潜在的含义。在案例6-1的梦中出现的重要意象包括：阳光明媚的草地、温顺的狼狗、突然变得狂躁并咬住手臂、试图挣脱却无力。

（二）治疗师要求梦者对每个元素进行自由联想

1．对"草地"的联想

梦者回忆，草地让他想起了他童年时期经常去的公园，那是他与父母一同度过的美好时光。那里象征着他童年时期的安全感和无忧无虑。

2．对"狼狗"的联想

梦者对狼狗的联想起初是正面的。他记得自己小时候非常喜欢狗，并且一直想养一只狗，但母亲由于怕狗，一直禁止他接触狗。长大后，他的妻子也不喜欢狗，所以他从未养过。这让梦者联想到自己在家庭关系中感到的压抑——无论是童年时的母亲，还是成年后的妻子，他的愿望似乎都无法实现。

3．对"狼狗突然变得狂躁"的联想

当被问及狼狗突然狂躁的情节时，梦者开始联想到他最近在工作中的挫折。他提到他与上司的关系最近变得紧张，尽管他一开始觉得自己能够胜任工作，并且与上司沟通融洽，但最近上司的批评让他感到被压制和无法应对。梦中的狼狗从温顺变为狂躁，象征着这种从稳定关系到威胁关系的转变。

4．对"被咬住手臂"的联想

手臂通常象征着行动的能力或力量。在梦中，梦者无力挣脱狼狗的攻击，反映了他在现实中感到无法控制局势、无力解决问题。他谈到在最近的工作中，面对上司的严苛要求，他感到自己的努力没有被认可，情感上受到伤害，同时又无法摆脱这种困境。

5．对"无力挣脱"的联想

梦者感到自己在生活的多个方面都存在着无力感，不仅在工作中感到压迫和无力反抗，还在与妻子的关系中感到压抑，他对工作和家庭中的许多事情无能为力。梦中的无力感进一步加剧了他的焦虑和恐惧。

（三）总结与隐意揭示

通过自由联想，梦者意识到，梦中的狼狗其实象征着他生活中那些曾经带来愉悦但

最终转变为压力的人或事。这只狼狗不仅代表了他童年时期未能实现的愿望（养狗），也代表了他当前在工作和家庭中的无力感和压抑感。

1．显意

表面上，梦似乎讲述了一个在草地上与温顺的狼狗玩耍但最终受到攻击的场景。

2．隐意

通过自由联想，梦者揭示出，梦中的狼狗象征着他在生活中压抑的愿望（未能满足的养狗愿望）和当前遭遇的压力（工作中的挫败感、家庭中的压抑）。梦中的无力感反映了他在工作与家庭中无力应对现实情感冲突的状态。

（四）疗效与启示

在梦的解析过程中，梦者意识到自己内心深处的压抑情感，尤其是在工作和家庭中的无力感。通过这种认识，梦者可以更清楚地理解自己的情绪来源，并在治疗师的帮助下，探索如何在现实中应对这些情感冲突。这一梦的解析过程也为梦者提供了处理焦虑、化解内心压力的途径。

02 第二节　荣格与分析心理学有关梦的理论及梦的工作方法

一、荣格对梦的观点

在梦的本质问题上，荣格认为，梦不仅仅是被压抑的欲望所驱动的，它也是自然而然地表现出来的，无须伪装或掩饰，梦试图表达的观点常常不为意识自我所理解。释梦的关键在于揭示无意识对情结的处理，以及梦背后更深层次的集体无意识和原型意象的来源与意义。

在梦的内容方面，荣格认为，梦中的意象既有主观构建的部分，又有客观反映的部分。某些情况下，客观解释可能比主观解释更贴近现实，而在其他情况下，主观解释则可能占据主导地位。

荣格认为，梦的核心功能是对意识状态的补偿。梦通过展现无意识内容，来平衡个体的心理状态。当梦的补偿功能过于强烈时，梦甚至会干扰睡眠，以抵消意识的过度偏向。补偿的目的是恢复心理平衡，确保意识和潜意识的协调发展。如果两者失去平衡，个体便可能出现心理失调。

除了补偿功能外，荣格还提出了梦的预期功能。他认为，梦能够预示未来心理发展的方向，通过象征性意象勾勒出潜在的解决方案。由于梦是无意识的知觉、思想和情感的综合体，因此有时梦的预期功能甚至超越了个体的意识范围。

二、分析心理学中梦的工作技术

在荣格的分析心理学中，梦的解析主要通过三种方法和技术来实现：联想分析、扩充分析和积极想象。通过联想分析，可以获取梦者的个人资料以及与个体潜意识相关的内容；扩充分析则把梦的内容放到集体无意识和原型意象的更广阔层面上进行解析；而积极想象则强调梦对梦者的直接影响，尤其是其身心体验与感受的整合。

联想分析法包含两种主要联想技术——自由联想和直接联想。自由联想（继承于弗洛伊德）要求梦者对梦进行自由联想，然后分析联想到的所有内容，从显梦中得出隐梦的含义。不过，荣格对自由联想进行了改进，提出了直接联想法。这种方法通过列举梦的多种构成元素，并从多个角度审视梦境，只有那些明确且明显的梦材料才可用于释梦。

扩充分析法进一步发展了直接联想法，荣格通过运用原型理论以及神话、宗教和童话寓言中的象征性意象，来解析梦境的深层隐喻。扩充分析法的目的是引导梦者放下对梦中象征的个人化解释，体验自己作为原型意象的一部分，而非仅仅作为原型的客体，发挥原型意象及其象征性意象的治愈作用。

在荣格看来，词语联想和梦的解析都是"间接沟通"无意识的工具，而积极想象则是直接接触无意识的技术。

案例6-2

梦者是一名35岁的女性，最近常常梦到自己在一片茂密的森林中迷路了。梦境中，她四周被高大的树木包围，无法找到出口。她感到焦虑和恐惧，但同时又被森林的美丽所吸引。在一次梦中，她遇到了一只白鹿，白鹿凝视着她，然后转身慢慢走进森林深处。她想跟随，但又害怕，不知道自己是否应该追随这只白鹿。

结合上述案例，分析心理学中梦的工作步骤具体如下。

（一）联想分析

1．自由联想

1）森林

梦者提到森林让她联想到她当前的生活状况，特别是她的职业生涯和个人生活。她感到被"生活中的无数责任和困境"包围，常常不知道应该如何前进，就像在梦中迷失在森林里。

2）白鹿

梦者回忆起自己小时候读过的童话书，书中的白鹿象征着纯洁和灵性，代表着一种神秘的力量。她觉得白鹿在梦中代表了一种指引的力量。

3）迷路

梦者联想到自己最近在事业上处于瓶颈期，感到迷茫，怀疑自己是否走在正确的道路上。

2．直接联想

梦者对白鹿的出现感到既恐惧又好奇，这反映了她在现实生活中对未知的追求和畏惧之间的冲突。她渴望改变，寻找新的方向，但同时又害怕踏出熟悉的舒适圈。

（二）扩充分析

1．森林

在许多文化中，森林象征着无意识的领域，代表未知和潜在的危险与机遇。梦中的森林可能反映了梦者内心的迷惘与未探索的心理领域。梦者感到焦虑和恐惧，象征着她当前在现实生活中寻找方向时的不安。

2．白鹿

白鹿在神话和宗教中常常象征着灵性启示、净化和指引。梦中的白鹿代表着梦者内心的纯洁与希望。在凯尔特神话中，白鹿常常引导迷失的骑士找到正确的道路。白鹿的出现可能暗示梦者正在经历心理转变，它象征着梦者内在的灵性力量，指引她走向内心的觉醒与成长。

3．迷路与指引

迷路象征着梦者在现实中感到困惑，而白鹿则提供了潜在的答案，暗示她应信任内在的直觉和指引，跟随内心的力量，走出困境。

（三）积极想象

通过以上分析性工作揭示了梦的背景和象征性意义，接下来使用荣格的积极想象技术，与梦中的象征意象（特别是白鹿）进行进一步的对话和探索，以便更深入地理解梦者的潜意识。

1．从意象开始

梦者选择梦中的白鹿作为积极想象的起点。她感受到白鹿象征着某种神秘且引导性的力量，但同时也感到不确定和害怕。她闭上眼睛，想象自己重新置身于梦境中，看到白鹿静静地站在森林中，凝视着她。

2．观感意象

梦者在积极想象的过程中，努力感受白鹿的存在和气息。她发现白鹿散发出一种独特的魅力，目光柔和，但又坚定不移。她感到白鹿似乎在等待她作出决定（是继续迷失，还是跟随它前行）。

3．与意象对话并感受内心

梦者想象自己站在森林中，白鹿静静地看着她，目光柔和。她感到白鹿在传递某种力量，似乎它在等待她开口。梦者问它："我该怎么做？你想告诉我什么？"白鹿没有立即回答。梦者闭上眼，放松自己，试图更加深入地感受这只白鹿的存在。梦者心中闪过一丝恐惧：要跟随白鹿吗？这条路通向哪里？她感到困惑，也有些害怕。白鹿依然没有言语，只是缓缓向前走，似乎它的每一步都在提醒梦者，不必害怕，路就在眼前。随着她的呼吸逐渐趋于平稳，梦者骤然领悟——她的恐惧并非来自外部的森林或白鹿，而是源于对未知的本能抗拒。她感受到内心深处那种不安正来自自己对于变化和不确定性的恐惧，而白鹿似乎就是她内心那尚未完全信任的部分，正在温柔地引导她前行。

"你为什么不说话？"梦者最终低声问道。白鹿没有言语，梦者意识到，白鹿的存在并非要给予她明确的答案，而是引导她去感受和信任内心的力量。

随着白鹿缓缓前行，梦者感到一种逐渐涌现的内在平静。她明白，白鹿象征着她未曾完全信任的直觉与指引。她的恐惧源于对未知的抗拒，而白鹿正在带领她接受变化、走向内心的觉醒。尽管前路不明，她仍感到安宁，意识到内心的力量会引领她找到正确的方向。

4．意象的呈现与意义

梦者通过与白鹿对话，深刻感受到内心隐藏的直觉和指引。这一发现让她认识到，自己的生活困境并不是因为外在的阻碍，而是她尚未充分信任内心的直觉与指引。白鹿代表了她内在的灵性指引，提醒她要跟随自己的内心，勇敢面对未知。

梦者决定通过绘画的方式来表达这次积极想象的体验。她绘制了一幅白鹿在森林中的图画，展现了白鹿引导她走向光明和出口的情景。这种方式让她将内在的感受具象化，进一步深化了她的领悟。

5．赋予意象意义并付诸实践

梦者从积极想象中获得了对自己内心力量的深刻认识。她决定在生活中更多地倾听自己的直觉，不再害怕未知或变化。她计划每天进行冥想和自我反思，培养内在的平静，并通过这些实践来加强她与内在灵性指引的联系。

此外，梦者还决定在现实生活中尝试新的方向和挑战，不再被恐惧束缚，而是主动追求内心的愿望和目标。她计划重新评估自己的职业生涯，考虑是否需要作出一些改变，从而实现自我成长。

03 第三节　后弗洛伊德与后荣格学者有关梦的观点及梦的工作方法

一、后弗洛伊德精神分析学派对梦的其他观点

弗洛伊德的时代过去后，精神分析的继承者们带着各自的理念，纷纷踏上了对梦境的探索之旅。有些学者远远偏离了弗洛伊德的传统，而另一些学者则选择继续深入挖掘弗洛伊德的理论。无论是偏离者还是追随者，他们都为梦的解读带来了丰富多彩的视角。其中最具代表性的心理学家有阿尔弗雷德·阿德勒、威廉·史戴克、托马斯·弗伦奇、埃里希·弗洛姆、埃里克·埃里克森等。

阿尔弗雷德·阿德勒提出，梦者可以将自己在现实生活中遇到的各种困难带入梦境，通过梦来解析在现实生活中被忽视的问题。这种梦的理论包含了"目标取向"和"目的地"两大个人心理要素，与弗洛伊德的"欲望满足"理论形成对比，突出强调了梦者的天性和对生命真谛的追寻。威廉·史戴克认同阿德勒关于梦的目的性的观点，摒弃弗洛伊德的宿命论思想。他认为，梦总是在探索未来，梦中可以展现我们对生活方式和目标的态度。梦是潜意识中的自我激励与调整，以及对未来目标的设定。

托马斯·弗伦奇和埃里希·弗洛姆在他们的著作中强调了对梦中人际关系的兴趣。他们的核心假设是，梦的首要功能是探寻梦者现实生活中的人际关系问题，并帮助梦者找到解决这些问题的答案。由此，梦通过将最新的现实困境与过去的经验记忆相连接，构建了一种"历史背景"，帮助梦者重新理解当下问题。梦的认知结构则揭示了这些背景与现实的关系，解梦的目的就是解开这个结构，让梦者能够更有效地处理现实生活中的复杂人际关系。

埃里克·埃里克森在认同阿德勒观点的同时，结合了弗洛姆的思想。他认为，梦不仅反映了个体的生活方式，也揭示了他们对时间与空间的独特感知。梦者的自我防御机制、妥协策略和内心成就都通过梦展现出来。查尔斯·赖克洛夫特在埃里克森观点的基础上，再次引入了荣格的思想，提出梦是运用隐喻功能进行的想象性活动。梦的思维本身无法对梦的内容进行评判，且对自我意识中的欲望没有抵御能力。梦可以被看作一个自我向另一个自我以隐喻形式传递信息的过程，解梦的工作则是要揭开隐喻，找到真正的信息内容。赖克洛夫特的主要观点在于，梦中的细碎片段是通过梦者的想象重新组织的，这与现代神经科学的发现相吻合，梦的琐碎性恰恰是梦的丰富性所在。

二、罗伯特·伯尼克的意象体现理论与方法技术

（一）意象体现的理论原理

荷兰心理学家罗伯特·伯尼克融合了多种对梦的工作技术，提出了意象体现理论。它的核心在于通过身体感受，进行梦的工作，并利用意象来影响身体，将身体作为媒介（连接意识与无意识的沟通桥梁）。

意象体现理论关于梦的核心观点为，梦不仅是对现实生活的补充，更是一个具有完整结构的有机生命体。因此，意象体现遵循两个基本前提：第一，我们对"梦的本质"一无所知；第二，梦者对梦的体验是完全真实的。基于此，梦的工作并非通过分析和解读，而是追随梦的现象本身，尊重梦的直接呈现。

意象体现的方法基于梦的记忆，注重情感和身体体验，特别是通过身体感受来深化梦的工作。伯尼克将荣格的积极想象技术与意象体现融合，认为梦不仅包含现实生活中的想象，还提供了超越现实的丰富意象。积极想象是一种强大的治疗技术，但它要求有强大的自我基础，因为过于薄弱的自我可能会被无意识淹没，而过强的自我又

可能导致虚假的积极想象，绕着情结打转，无法深入无意识。因此，伯尼克将梦作为框架，利用身体作为支撑的"基点"，使自我更深入地参与，从而减少积极想象的潜在危险。因此意象体现也被伯尼克称为"限定性积极想象"。

（二）意象体现的工作步骤

意象体现的工作步骤如下。

1．工作准备

治疗师与来访者在开始前都需要调整自己的内在状态，观察自己的身体感受、情绪状态及思绪，确保已经准备好进入梦的工作状态。

2．报梦

来访者报告最近做的一个梦，尽可能详细和准确。治疗师需要对梦进行记录，并确定梦的意象顺序及重点。

3．预备测试

让来访者观察物理环境，确认自己身处的空间，然后闭上眼睛，尝试回忆刚刚观察到的环境。这一步有助于来访者保持对现实的连接，并准备好进入梦境。

4．进入阈限状态

治疗师引导来访者通过呼吸来调节意识状态，从二十倒数到零，想象自己逐渐进入更深的睡眠状态，直到接近睡眠但保持清醒，从而进入梦境工作的最佳状态。

5．身体扫描

从脚到头、再从头到脚依次扫描身体，感受每个部位的反应，关注脚踏实地的感觉。通过这种方式进入梦境，并引导来访者重新体验梦境中的情境。

6．自我角度的感受与体验

以自我角度回到梦境中的特定场景，细致观察环境、感官体验、气氛及情绪。治疗师与来访者共同进行，感受梦中的每个细节。

7．心理自居与转换

选择一个重要的梦中意象，深入观察并感受，逐渐进入这个意象的视角，感受它的情绪及身体反应。然后在梦者与意象之间进行转换，体验不同的感受与反应，并在身体中融合这些体验。

8．离开梦境

当工作结束后，治疗师引导来访者从阈限状态回到清醒，观察气氛与注意力的变化，并鼓励来访者在日常生活中体验这种转变。

案例6-3

　　梦者是一名28岁的女性，最近频繁梦见自己站在一片广阔的海滩上。天空灰暗，海浪汹涌，她感到孤独和迷茫。突然，她看到远处有一艘小船漂浮着，她想要靠近，但海浪阻挡了她的前进。在一次梦中，她终于登上了小船，发现船上坐着一名年幼的女孩，女孩低着头，看不清脸。

（三）意象体现的应用过程

1．工作准备

治疗师与梦者在开始前都调整了自己的内在状态。两人坐在安静的治疗室内，注意自身的身体感受、情绪状态和思绪，确保已准备好进入梦的工作状态。

2．报梦

梦者详细地描述了她的梦境，尽可能准确地叙述每一个细节。

1）场景

广阔的海滩，天空灰暗，海浪汹涌。

2）自己

站在海滩上，感到孤独和迷茫，试图靠近一艘漂浮的小船。

3）事件

登上小船后，她发现船上坐着一名低头的女孩。

治疗师认真记录梦的内容，确定了关键的意象，如海滩、海浪、小船和女孩等。

3．预备测试

治疗师引导梦者观察当前的物理环境，环顾治疗室，注意周围的事物和自己的感受。然后闭上眼睛，回忆刚才观察到的环境，感受自己的存在，准备进入梦境。

4．进入阈限状态

治疗师让梦者放松身体，关注自己的呼吸，从二十倒数到零。随着数字的减少，梦者想象自己逐渐进入更深的意识层面，接近睡眠但保持清醒，从而进入梦境工作的最佳状态。

5．身体扫描

引导梦者从脚到头、再从头到脚依次扫描身体，感受每个部位的反应。特别关注脚踏实地的感觉，感受地面支撑着身体。通过这种方式，梦者逐渐沉浸在梦境的氛围中。

6．自我角度的感受与体验

梦者回到梦中的海滩，以自己的视角重新体验那个场景。

1）感官体验

灰暗的天空，远处翻滚的海浪，令人不安的氛围。她听到海浪的拍打声，风夹杂着海水的湿冷感扑面而来，尝到咸咸的海水味道。

2）情绪感受

她感到孤独、迷茫，内心压抑和无助，想要寻求什么却不知所措。

观察梦者的情绪反应，并关注她的身体变化。

7．心理自居与转换

1）自居小女孩的角色

治疗师引导梦者将注意力集中在小船上的女孩。梦者尝试进入女孩的意象，感受她的情绪和身体反应。

（1）梦者描述：她感到女孩很害怕，身体蜷缩，女孩心中充满了孤独和渴望被理解。

（2）身体感受：梦者感觉到自己的胸口有紧绷感，手脚冰凉。

2）转换回自我的角色

梦者再次将注意力转回到海滩上的自己，观察小船上的女孩。她描述自己想靠近女孩，但海浪的阻挡让她感到无力和焦虑。

（1）内心感受：梦者感到内心有一股责任感，想要保护这个脆弱的女孩，但又不确定自己能否做到。

（2）身体感受：心跳加速，手心出汗，仿佛背负着某种重担。

3）融合感受

治疗师引导梦者在自我和女孩之间进行情感上的融合。梦者逐渐放下焦虑，试图与女孩沟通。

梦者对女孩说："你不要害怕，我在这里。"梦者感到内心的恐惧逐渐消除，温暖感从她的胸口开始蔓延。

身体感受：梦者的手脚逐渐变得温暖，紧绷感消退。

4）引入日常生活的联想

治疗师询问梦者，女孩是否让她想起现实生活中的某个人或自己的某个部分。

梦者联想：她意识到女孩可能代表了自己内心脆弱、渴望被关爱的部分。最近工作压力大，她一直在压抑自己的情绪。

8. 离开梦境

工作结束后，治疗师引导梦者从阈限状态回到清醒，从一数到二十。梦者缓缓睁开双眼，深呼吸，感受身体的状态变化，逐渐回归现实。

梦的治疗工作在心理治疗中的作用至关重要，作为一种深入潜意识的路径，梦不仅是个体心理状态的反映，更是潜在情绪、欲望、冲突和心灵发展的象征。通过解析梦境，治疗师能够帮助来访者发现隐藏在意识之下的心理动力和未解的情感问题，特别是在个体难以通过其他方式表达内在感受时，梦的解析可以提供重要的线索。从弗洛伊德的精神分析，到荣格的集体无意识，再到现代心理学的扩展与创新，梦的工作在心理治疗中的价值不断得到验证。治疗师可以利用梦的象征和意象，通过自由联想、扩充分析、积极想象等技术，帮助来访者连接内在与外在的冲突，逐步引导来访者走向内在的整合与自我实现。因此，梦的治疗不仅是一种有效的治疗工具，更是通向深层心理成长的关键途径。

（王振东）

～本章小结～

（1）弗洛伊德认为梦是被压抑欲望的满足方式，梦的工作机制包括凝结、移置、戏剧化和润饰。梦通过象征和伪装表达潜意识中的欲望，梦的解析可以揭示潜意识的深层意图。

（2）自由联想法是弗洛伊德理论体系的核心技术，通过让来访者对梦的每个元素进行不加评判的联想，逐步揭示梦的隐意，实现对潜意识内容的探索和治疗。

（3）荣格认为梦不仅反映个体潜意识，还涉及集体无意识和原型意象，梦的补偿功能能够平衡意识和无意识的关系。他还提出梦的预示功能，梦能预示未来心理发展的方向。

（4）荣格的分析心理学中梦的工作技术包括联想分析、扩充分析和积极想象，重点在于解读梦中象征与集体无意识的关联，通过积极想象引导个体与无意识直接接触，促进心理整合和自性化发展。

（5）后弗洛伊德与后荣格学者在梦的研究中各有创新，阿德勒强调梦的目标取向，伯尼克的意象体现理论通过身体感受来深化梦的工作，强调梦的多维性体验和角色自居的疗愈功能。

（6）意象体现理论通过身体的直接体验进入梦境，重视身体感受和情感体验。梦的象征通过角色自居和转换得到呈现，并通过共验交流来帮助梦者深入理解梦境，促进现实中的转化和心理疗愈。

第七章
以人为中心疗法

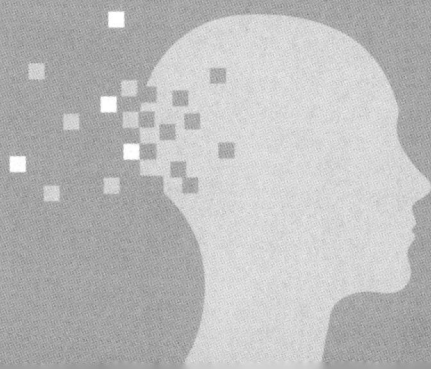

学习目标

1. 了解以人为中心疗法的人性观、自我理论，心理病理学理论等，能够使用该疗法进行个案概念化分析。

2. 了解以人为中心疗法的治疗过程和技术，体会以人为中心这种"体验式"疗法的特点。

3. 了解真诚一致、共情与无条件积极关注等助长条件在治疗关系建立及以人为中心疗法中的核心作用。

关键词

以人为中心疗法

自我概念

价值条件

真诚一致

共情

无条件积极关注

01 第一节　以人为中心疗法概述

一、以人为中心疗法的产生和发展

以人为中心疗法的创立者是美国心理学家卡尔·罗杰斯。这一流派强调了对人性的基本信任，相信人性是趋于建设、趋于创造、趋于亲近人的。"以人为中心"的理论流派对后续心理治疗的理论与实务产生了广泛的影响，诸如共同因素、助长条件、治疗过程与效果的研究等，均是其影响力的体现。"以人为中心"不仅包括经典的以人为中心的内容，还包括聚焦疗法、体验疗法、情感聚焦疗法（EFT）等。

二、以人为中心疗法的特点

以人为中心疗法的所有特点可以归结为一点，即强烈的人本主义倾向，它是人本心理学思想在心理治疗领域的集中体现。其具体的特点如下。

（一）基本理念的人本主义色彩

在对人、对心理治疗的基本看法上，以人为中心疗法体现出强烈的人本主义精神：其一，相信人本质上是好的，有"善根"；其二，相信人有向好的、强的、完善的方向发展的强大潜力；其三，相信人能够自我指导、自主自立；其四，主张心理学应该研究人的价值和尊严，心理治疗应该为恢复和提高人的价值、尊严作出贡献。

（二）重视来访者的主观经验世界

以人为中心疗法的哲学立场是现象学和格式塔心理学。罗杰斯认为，一个人的主观经验世界（又称"现象场"）是他的直接现实。主观经验世界是一个整体的世界，其中的任何一个部分都只有从与整体的联系中才能得到解释，任何一个部分的改变都会造成整体的改变。其他人不可能比来访者本人更了解自己的主观经验世界，所以不应以一些外界的标准来评估来访者，而应充分进入其主观经验世界，这样才能够对来访者有更深切的理解，也才能够帮助来访者对自己有更真实的了解。

（三）非指导的倾向

基于对人的基本看法以及现象学的哲学立场，以人为中心疗法相信来访者自己最了解自己，他们能够发现自己的问题并利用潜在的资源解决问题，所需要的只是一种有助于自我探索、自我发现的氛围。因此，治疗师不需要对来访者提供任何形式的指导，而是交由来访者主导治疗过程，让他们在这种自由的氛围中探索，获得对自己最有价值的收益。在此过程中，治疗师唯一的任务就是创设这种氛围，陪伴来访者进行探索，像一对心灵伴侣，结伴到内心世界"探险"。

三、以人为中心疗法的进展

以人为中心疗法经过几十年的发展，历经了兴起到昌盛再到回归的过程。它经历了从独树一帜到被其他疗法借鉴吸收，再到与其他疗法交流融合的一系列过程。

在心理治疗整体向短程、整合方向迈进的过程中，以人为中心疗法也在随之发展变化。尤其是"非指导的倾向"有明显减弱的趋势，融入了越来越多指导的思想、态度和技术。这一变化尽管削弱了以人为中心疗法的"个性"，但同时也扩大了其应用的范围，使得心理困扰程度不同、治疗目标不同、治疗期望不同的来访者都可能获得益处，甚至对不同文化背景的来访者，也有更好的适宜性。

在以人为中心疗法之后，陆续发展出了一些新疗法，比较有影响力的是情绪聚焦疗法（EFT）。EFT的可操作性更强，它融合了以人为本的格式塔疗法以及认知心理学的思想和技术。EFT的一个中心假设是，人们所遇到的问题是由于无法进行有效的情绪处理而造成的。情绪提供了有关人际关系的重要信息，并且是行动的指南。当一个人无法表达或交流情感时，他与他人互动的能力就会受到损害。因此，EFT的目标是促进情绪处理，使人能够将自己的感受融入对事物的体验中（McLeod，2013）。以EFT为代表的新疗法为以人为中心疗法注入了新的活力与可能性。通过深入的情感体验，促进情绪处理与内在成长，为心理治疗带来了更加丰富和深入的效果。

02

第二节 以人为中心疗法的理论

一、人性观

罗杰斯认为人天生是有本性的，而且这一本性是积极的、建设性的、亲社会的。它表现为一种基本的、统御生命活动的力量，人受此力量驱动会"朝着机能充分发挥的方向前进"。"机能"包括身体机能和心理机能，身体机能的发挥是指机体的成长成熟趋向，而心理机能的发挥是指人的自我实现趋向，两者的共同方向都是向上的、向前的、积极的、建设性的、创造性的。罗杰斯用"实现趋向"这一概念来概括这些思想。

我们的机体具有智慧（也称"机体智慧"），会帮助我们判断我们所遭遇的一切是否符合实现趋向。通过"机体评价"，我们会产生各种感受和体验，符合实现趋向的体验是让人愉悦的，而阻碍实现趋向的体验是令人不快的，由此使人产生趋近或回避反应。趋近或回避的结果都是使人始终朝向机能充分发挥的方向前进。

实现趋向是罗杰斯对人性的基本看法，同时也是以人为中心疗法的基石，治疗目标、治疗原理都在此基础上构建。以人为中心疗法的治疗师对此有着深刻的信念，这一信念在治疗氛围中流动传递，并被来访者感受到。对许多来访者来说，这种对他们的信任本身就已然具有治疗效果。

二、人格理论

人格理论的核心是自我理论。自我理论也是其心理病理学理论的基础。在儿童的主观经验世界——"现象场"中，事物是混沌一片的，并没有"我"的概念。随着成长以及与环境的不断互动，逐渐把"我"和"非我"区分开，自己的经验在现象场中慢慢分化出来，形成了最初的自我。

罗杰斯认为自我概念是指一个人如何看待自己，是对自己总体的知觉和评价，是自我知觉和自我评价的统一体。自我由四个方面构成，即对自己的知觉和评价、对自己与他人关系的知觉和评价、对环境的知觉和评价、对自己与环境关系的知觉和评价。具体包括如下内容。

（1）对自己性格和能力的知觉。

（2）对自己与其他人以及环境的知觉。

（3）被觉察和体验到的与客体相联系的质量价值。

（4）被认为有正性或负性价值的目标和理念。

自我概念是个体在与他人和环境的相互作用中形成的，其核心是一套评价标准。这套标准主要有两个来源。

一个来源是内部的机体经验，若这些经验让个体产生满足、愉快的情绪，那么个体就认为这是积极的；若这些经验让个体感到悲伤、痛苦，那么个体就认为这是消极的。在这种情况下，个体对经验是开放与坦诚的，自我概念是灵活而流动的。

另外一个来源是外部的价值条件。本来在实现趋向的驱动下，儿童通过机体评价来评估经验，天然地朝着实现趋向规定的方向发展。但在实际的成长过程中，由于人具有一种普遍的"积极关注的需求"——希望被人肯定、看重、认可和喜爱，而最初能满足该需求的是重要他人（一般是父母），因此儿童会按照重要他人的要求（反映的是其价值观念）来行动，以满足自己的这种需求。在此过程中，儿童逐渐习得了重要他人的价值观念，形成了"价值条件"，即根据重要他人的价值观念来判断哪些经验（或行为）是值得趋近的，而哪些经验（或行为）是需要回避的，此时判断趋近与回避的标准就不再是机体评价，而是这些价值条件。在个体的成长过程中习得越来越多的价值条件，在自我的体系中也就会融入越来越多非我的成分。

三、心理病理学理论

由于自我体系中有非我的成分，因此在生活中难免遇到经验与自我矛盾冲突的时候。此时，个体会感到焦虑，防御系统相应地自动启动，个体可通过三种方式来维持自我的和谐。第一，选择性知觉，只允许与价值条件一致的经验被意识到。第二，歪曲经验，将与自我不一致的经验从认知上予以歪曲，使之与自我一致。第三，否认，否定经验的真实性。当防御奏效的时候，焦虑显著降低，暂时恢复了自我的稳定。但当经验与自我冲突太大而致防御失效的时候，个体不得不面对那些试图拒绝的经验，但经验与自我的对立又非常明显，无法协调，个体对局面失去控制，烦恼和紊乱便无法消除，从而产生心理困扰或心理疾病。罗杰斯认为，不同的心理疾病在本质上并没有不同，只是在经验与自我的失调及其存在程度上的差别而已。

四、治疗理论

治疗理论的精髓可以概括为"去伪存真"。基于罗杰斯对心理疾病本质的理解，心理疾病的产生源于经验与自我的失调，因此要消除心理疾病就要使经验与自我调和。为此，需要去除自我中那些非我的成分，去伪存真就是要消除非我而保留真实的自我。非我来源于价值条件，而真实的自我来源于实现趋向的驱动、机体评价。因此，具体来说，"去伪"就是要去除一个人身上那些与其价值条件化的自我相一致的，或者说由这些"假自我"（非我）衍生出来的思想、情感和行为方式；"存真"就是要保留一个人身上那些代表着他的本性，属于他的"真自我"的思想、情感和行为方式。

为了达到这一治疗目标，治疗师要在治疗中创设有助于实现该目标的条件，这一条件就是治疗关系，通过治疗关系营造出一种有助于去伪存真的氛围。而要形成这样的治疗关系，需要满足三个条件，即真诚一致、共情和无条件积极关注。

综上所述，以人为中心疗法的基本思想可以归纳如下。

（1）个体天生具有一种实现趋向，它驱动着机体的成长成熟和心理上的自我实现。

（2）判断经验是否符合实现趋向的标准是机体智慧，机体评价引导个体朝着实现趋向规定的方向前进。

（3）为了满足积极关注的需求，个体有时会按照外界的价值观念而非机体智慧来行动，由此形成一些价值条件并进入自我，使得自我中加入了一些非我的成分。

（4）由于自我中非我成分的存在，经验不可避免地会与自我不一致，此时个体会感到焦虑，从而启动防御机制。若防御奏效，则能有效地缓解经验与自我的矛盾，降低个体的焦虑。

（5）经验与自我冲突太大而致防御机制失效的时候，个体会感到严重的焦虑而又无法消除，从而产生心理困扰或心理疾病。

（6）心理治疗的目标就是要去除自我中的非我成分，从而消除心理疾病产生的根基。达到这一目标需要满足三个条件，即真诚一致、共情和无条件积极关注。

03 第三节　以人为中心疗法的技术

事实上，罗杰斯本人一贯反对在治疗中使用任何策略和技术，以人为中心疗法不需要专门或特殊的技术方法，而只需治疗师全心投入治疗关系中，通过真诚一致、共情和无条件积极关注，为来访者营造出一种有助于其自我发现、自我成长、自我实现的氛围。尽管罗杰斯本意如此，但在以人为中心疗法此后的发展以及其基本思想不断被心理治疗界认可的过程中，他的许多抽象的理念逐渐被具体化，变成了可以教授培训的方法和技术，尤其是共情，已然成了心理治疗培训的基础训练内容。

如果一定要说以人为中心疗法有什么策略的话，那么唯一的策略就是建立一种有治疗作用的治疗关系。如果一定要从技术的眼光看待以人为中心疗法，那么其技术就是基本的倾听技术——情感反应、释义、鼓励、澄清、开放式询问等。以人为中心疗法很少使用影响性技术。

一、治疗关系

以人为中心疗法对现代心理治疗最杰出的贡献就在于对治疗关系的重视和对影响心理治疗效果的共同要素的提炼。罗杰斯有关助长条件的思想渗透进许多主流心理疗法之中，成为心理治疗界共同的财富。

在罗杰斯看来，为了达到人格重整的治疗目标，治疗师不需要采用一些具体的策略、技术，而只需给来访者提供一种有助于去伪存真的氛围，这种氛围是通过治疗关系营造出来的。治疗关系是一般帮助关系的一个特例，它们都具备一个共同的性质，即结成关系的双方至少有一方存有这样的意图：想促进另一方的成长、发展、成熟，想促进对方的潜能以及生活能力的发挥。正是由于治疗关系中蕴含着促进个体成长的积极作用，因而其具备显著的治疗效果。如何形成这样一种助人成长的治疗关系呢？罗杰斯认为有三个要素，即真诚一致、共情和无条件积极关注。

（一）真诚一致

真诚一致是指在治疗关系的范围内，治疗师是一个表里一致、真诚、统整的人。真诚实际上包括两方面内容：一方面是治疗师意识到自己真实的情感态度，不防御自己的真实情感而真正倾听自己内在的声音；另一方面是治疗师意识到自己真实的情感态度后，要能够准确无误地传达给来访者。从而，让来访者知觉到治疗师是一个诚实可靠、可以信任、始终如一的人，否则，治疗师可能会被来访者认为心口不一、难以信赖。

罗杰斯认为真诚引发信任，信任是构成良好治疗关系的基础，也能进一步引发其他的改变。信任固然可由其他一些条件产生，但只有你把自己的本来面目和自己内心的真情实感向对方坦露，或者使对方觉得能够轻易进入你的内心世界，知道你的真情实感，这样才会真正产生信任。

社会心理学家艾根根据前人的意见，对如何表达真诚提出了一些建议，主要包括：第一，走出治疗的角色，不利用治疗师这个角色，以避免个人卷入；第二，多一点自发性，少一点瞻前顾后，这样才是产生真正的信任的可靠条件；第三，不设防（避免防御反应）；第四，表里一致；第五，分享自我，愿意自我揭示。

C.B.Truax 和 R.Carkuff 发展出一个评定真诚的标准，从低到高分为以下五个水平。

水平一：治疗师在互动中明显具有防卫性，有清楚的证据表明，他所说的和他所体验的内容之间存在距离。

水平二：治疗师的反应虽然是合适的，但用的是专家的姿态而非个人的姿态。

水平三：虽然没有明确的证据，但仍然能感觉到治疗师是防卫性的或是戴着专业面具的。

水平四：无论是隐含的还是明显的防卫都不存在，也没有证据表明治疗师戴着专业面具。

水平五：在治疗关系中，治疗师是他自己，自由地任内心流露。

举一例说明真诚在治疗中的体现，具体内容如下。

> 来访者：我觉得治疗没有什么效果，有时候我甚至感觉情况更差了。
>
> 治疗师：治疗没有作用，您感到很失望，对吗？
>
> 来访者：是的，没有什么用，已经过去好几周时间了，说实话有点浪费时间。
>
> 治疗师：花了这么多时间，又没什么用，您有些生气，对吗？
>
> 来访者：是有点生气，主要还是失望，我还是寄希望于治疗，希望能帮到我。
>
> 治疗师：您对治疗很失望，您能直接把您的感受告诉我，这么做特别好，这样让我们有机会去回顾一下过去几周的治疗。您愿意谈一谈您对过去几周治疗的看法吗？

该案例中，治疗师真实地共情了来访者，没有防御，愿意承担起对自己行为的责任，而不是以专家的姿态说"治疗没有效果可能也有您的原因"，来评价来访者的体验。同时也表达了对来访者在这种体验中的理解和接受。

（二）共情

共情是进入来访者的主观经验世界，真切地理解来访者的途径。罗杰斯这样描述共情：感受来访者的主观经验世界，就好像那是你自己的世界一样，但又绝未失去"好像"这一品质。这一描述有三层含义：其一，共情是对来访者的个人主观经验世界感同身受，设身处地地站在来访者而非旁观者的角度，体会来访者的体会，感受来访者的感受；其二，共情是"感受"而非"认知"，尽管不排除理性的认知，但共情更重视情感的体验，因为对来访者来说，自我中正是存在了大量的价值条件，使得体验被排斥，造成了自我和体验的分离，所以治疗就是要使大量的体验被觉察，从而撼动硬邦邦的价值条件；其三，共情并不意味着认同来访者的一切，这也就是"好像"的含义，充分进入来访者的主观经验世界，理解来访者，但同时清醒地睁开治疗师的"双眼"，从心理病理的角度对来访者加以理解。

共情能够有力地帮助来访者厘清思想和感受。治疗师能够进入来访者的主观经验世界，与来访者进行深入交流。好的共情能够说出来访者心中有而意识无的感受，帮助来访者体验觉察，从而对自己有更深入的了解。

有学者对共情的不同水平进行了区分，以下是 Carkuff 和 Berenson 的一个五级评定标准。

水平一：治疗师在言语和行为上的表现要么未曾专注于来访者的言行表达，要么明显地心有旁骛，双方的交流未能充分包含来访者所表达的感受和体验。

水平二：治疗师对来访者表达的感受有反应，但却忽视了来访者交谈中需要被重视的情感。

水平三：在对来访者的表达作出反应时，治疗师的表达基本上可以与来访者的表达互换，因为它们在实质上是表达同一情感和意思。

水平四：治疗师的反应相对于来访者的表达明显地有所增加，甚至表达了比来访者自己所能表达的更深一层的感受。

水平五：治疗师的反应对来访者所表达的感受和意思做了重要增加，甚至准确地表达了比来访者自己所能表达的深几个层次的感受，或者说，在来访者深入的自我探索中，治疗师与来访者最深层的感受息息相通。

举一例说明共情在治疗中的体现，具体内容如下。

来访者：你以为我的父亲做了坏事，但是他没有！你以为他不是个好人，但是他是！

治疗师：您感觉我完全错误地理解您的想法，您有些担心和生气，对吗？

来访者：我可能和你说过我的父亲做过的一些不好的事情，但是他还是一个好人。

治疗师：您很担心因为我听到过一些不好的事情而对您的父亲有所误解，您想告诉我，尽管如此，他还是一个好人，对吗？

来访者：是的，他是一个好父亲，他供我吃、穿、上学，生病了还照顾我，我小时候有一次……（省略具体内容）

治疗师：您想起了很多您的父亲对您好的事情，您对于过去提到父亲的不好的事情有些内疚，对吗？

来访者：是的，他是有一些不好的地方，但也有很多好的地方，我担心你认为他完全是不好的。

治疗师：您真的很担心，也觉得很内疚，对吗？

来访者：是的，我感觉那很不孝，我不该让父亲丢脸。

该案例中，来访者对治疗师表达了负面情绪，治疗师始终如一地使用共情进行回应，没有自我防卫，始终把焦点集中于来访者，努力理解他的想法和感受。每一次准确的理解之后，来访者都能往前走一点，说出一些新的内容，直到最后领悟到对治疗师"担心"实际上是出于内疚。

（三）无条件积极关注

前面曾提到，每个人都有积极关注的需求，但成长过程中获得积极关注是有条件的，所以会形成价值条件。心理治疗要去除这些价值条件，治疗师就需要给来访者提供一种无条件的积极关注。在没有任何要求就能获得积极关注的氛围中，来访者更能朝着做真实自我的方向前进，自我越来越灵活，接纳同化更多的经验，自我和经验也越来越和谐。

具体来说，无条件积极关注是指治疗师无条件地从整体上接纳来访者，看重他，尊重他，不以评价的态度对待他，不依据他行为的好坏来决定怎么对待他。在人际关系中远离判断和评价，不论是积极的评价还是消极的评价。因为从长远来看，积极的评价和消极的评价同样具有威胁性，比如你告诉一个人他是好样的，同时暗示着你也有权利评价他是糟糕的。所以，在关系中不评价，而逐渐使对方了解到，评价的焦点和责任的核心都在于他自己，经验的价值和意义最终由自己负责，从而使他获得自由，去成为一个自我负责的人。罗杰斯认为，当治疗师发觉自己怀着一股温情，接纳来访者的任何感受，认可其为来访者的一部分，这时候治疗师就在经历着对来访者的无条件积极关注。

C.B.Truax 和 R.Carkuff 发展出一个评定无条件积极关注的标准，具体如下。

水平一：治疗师积极地给予劝告，或者给予负面评价。

水平二：治疗师对来访者的反应非常机械，很少表现出积极关注。

水平三：治疗师显现出对来访者的积极关注，但那是一种半占有的关注，因为治疗师给来访者这样的感觉——"您的行为我很在意"。

水平四：治疗师清晰地传达着这样的信息，他对来访者的幸福有着深深的关切，他对来访者显露出无微不至的非评价的、无条件的温情。

水平五：在此水平，治疗师无保留地传达着温情。

真诚一致、共情和无条件积极关注在心理治疗中相互交融，催生了一种具有较好治疗效果的治疗关系。在治疗关系营造的氛围中，心理治疗经过一系列过程，最终产生效果。

二、以人为中心疗法对诊断的看法

对以人为中心疗法来说，心理诊断被认为对心理治疗是没有必要的，而且甚至可能是有害的。其原因主要有两点：第一，心理诊断的过程把评价轨迹放到了专业人员身上，这会提高来访者的依赖倾向，使来访者感觉到理解和改善其情况的责任在另一个人，从而影响心理治疗的效果。此外，如果评价的结果让来访者知道的话，来访者的自信会丧失，沮丧地认识到"我不知道我自己"。当来访者相信只有专业人员能够准确地评价他时，来访者的个体感会有一定程度的丧失，会认为他的个体价值的标准在另一个人手中。这种认知越强，来访者越会远离有效的治疗结果和任何真正的心理成长。第二，从社会哲学的角度考虑，如果评价被认为取决于专业人员，其广泛的社会含义就是少数人控制大多数人，而这种控制的前提假设是，大多数个体是没有能力进行自我评价和自我指导的，所以要把掌控权交到少数专业人员手中。而这种观点和以人为中心疗法非指导、非评价的基本观点恰恰是背道而驰的。

在以人为中心疗法看来，行为形成的心理原因是一种特定的知觉或者一种知觉方式，而来访者是唯一有能力完全知道其知觉和行为动力的人。为了让行为发生改变，必须体验到知觉的改变，而这是理性的知识所不能替代的。导致重新学习、自我重组、知觉改变的建设性力量在根本上是扎根于来访者内心的，而不是来自外界。心理治疗基本上就是对旧的知觉方式的不足的体验，对新的知觉方式更加精确、更加充分的体验，对知觉中的重要关系有更加深入的认识。因此，从更有意义和更精确的知觉上来说，治疗就是诊断。而这种诊断是在来访者内心进行的过程，并非临床工作者的智力活动。

04 第四节 以人为中心疗法的治疗过程

一、治疗目标

根据以人为中心疗法对心理病理学的基本看法，其心理治疗的目标应是人格重整、自我重建，具体来说就是去伪存真。一旦去伪存真的工作完成，来访者似乎就变成了一个"新"人，一个机能充分发挥的人。机能充分发挥的人会表现出以下一些显著的变化。

（1）对经验、感受比较开放。对待经验，包括来自感官、内脏器官甚至没有明确来源的感受、体验、直觉等反应较为开放和坦然，防御减少或降低。体验丰富而敏感，心有所感，意识便有所显，不断丰富的经验也悄然改变着个体的价值观念和态度。正如罗杰斯所说，个体会对目前存在于周围的事物更能知觉，而不只是以别人的看法或自己从前的看法去看待事物；个体会发现，树不见得都是绿的，并非任何失败都是因为自己糊涂愚蠢……

（2）自我更灵活，既能与经验相协调，又能不断变化以同化新的经验。个体的大量价值条件被动摇和改造，之前的许多刻板建构——"必须""应该""一定是"等——被摒弃，自我不再像以前那样刚硬难变，经验也就不再像以前那样有威胁性，因而经验也就更容易被觉察和被接纳。被觉察和被接纳的经验与自我和谐相处，同时也不断丰富着自我，使自我能够同化更多的新的经验。

（3）信任机体，充分利用机体智慧而不是价值条件来评价经验。个体越来越深刻地发现自己机体的可靠性，认为它是一个最好不过的工具，因为它能够在任何新的环境下找到最恰当的行为方式。虽然机体给出的信息也可能出错，但由于人具有经验性，一旦出错即可知道，并迅速修正。个体不再害怕自己的情感反应，个体能够信任、欣赏源于自己机体的丰富情感。良心不再是一个铁面无情的"监察官"，而能够与机体感受和谐相处。

（4）愿意享受变化的过程，而不是追求达到一种理想、满意，却固定不变的状态。个体愿意生命像流水，愿意体验这种此时此刻正进行的流动、变化，承认生命的意义存在于这一流动过程之中，而不是为了某一个"目的地"而活。

二、治疗过程

从以人为中心的角度来看，来访者的治疗改变过程被描述为对体验更加开放的过程。罗杰斯将治疗发展的方向描述为包括提高对被否认的经验的认识，从概括地感知世界到能够以更加差异化的方式看待事物，以及更多地依赖个人经验作为价值观念和标准的来源。最终，这些发展导致行为的变化，但"自我重组"被视为任何新行为的必要先兆。罗杰斯把着眼点放在治疗师和来访者内在的态度、情感以及体验性活动上，侧重从双方的内心历程及其发展演变的规律性特点来考察治疗过程（江光荣，2021）。

为了达到人格重整、自我重建的目标，治疗会经历一系列阶段，来访者会随之展现出一系列变化，罗杰斯将其概括为七个阶段。

1．第一阶段

僵化且疏远地对待自身感受。其有一些明显的特征：不愿表达自己；沟通只限于表面的、身外的事情；各种感受及个人意义要么未被识别出来，要么认为不属于自己；个人建构非常僵化；把亲近、交往密切的关系视为危险的；不觉得有任何问题；没有改变的愿望；内在的自我与经验之间很难沟通。

2．第二阶段

开始"有所动"。开始谈论一些与自己无关的话题；能觉察出不对劲，但要么认为问题与自己无关，要么觉得自己对问题没有责任；描述感受时好像谈的不是自己的感受，或者好像谈一件过去了的事；体验的方式还是受以前习以为常的方式的影响，似乎能察觉到感受，但又不能实实在在地抓住它；个人建构相当僵化，且不自知它们是个人主观的观念，反而认为那是事实；对感受和意识认知得很笼统、模糊；矛盾可能会有所表露，但很难意识到其矛盾性。

3．第三阶段

在第二阶段基础上进一步释放和坦露，最突出的特点是把自己当成一个客体来对待。

可以把自己当作一个对象谈论而不感到别扭；像谈论客观事物一样谈论与自己有关的经验；把周围的人当镜子，像照镜子一样边看边谈论自己；大谈特谈过去的感受和经验，或它们对自己的意义；对自己的感受很排斥，大部分感受显得羞耻、无法接受；感受会得到表露，有时在表露出来后也能识别出它们是感受；容易把经验知觉成过去的或与自己无关的；个人建构仍然僵化，但有可能明白那是个人的观念性的东西，不再把它们当成事实；对感受和意识都能认知得更清楚、更精细，不再像前两个阶段那么含混、笼统；对经验中的矛盾之处有所认知；常认为个人所做的抉择是无效的。

4．第四阶段

在第三阶段的基础上平缓地推进。来访者描述的感受更强烈、更生动，但要么仍谈论过去的感受，要么把现在的感受当成客体来谈；偶尔有此时此刻的感受表露出来，有时像是在违逆来访者本意的情况下冲出来的；似乎想要体会当下的感受，但又害怕；对感受还不太能开放地接纳，但还是会露出一点接纳的征兆；体验活动受过去"套子"的限制少一些；理解、解释经验的方式不再那么僵化，开始对自己用来理解经验的个人建构有所认知，并对它们是否正确合理产生怀疑；伴随着想要更准确地使经验符号化，对感受、建构以及个人赋予意义的认知更为明晰清楚（分化）；对经验与自我之间的矛盾和不一致之处有所认知；对问题有"自己负有责任"的感觉，虽然这种感觉常常动摇；对密切的个人关系仍会视为危险，但愿意冒点险，尝试在较浅的程度上与他人交往。

第四阶段在整个治疗过程中持续的时间较长。它和第三阶段一起构成了治疗过程的主要部分。

5．第五阶段

可以自由地表达当下的感受；对感受接近于能够完全地体验到，尽管对完整地体验感受还带着害怕和不信任，但那些感受会"冒出来"或"渗出来"，对那些"冒出来"的感受，通常会感到惊惶，而不太会觉得高兴；对自己的感受体验慢慢有了认同感，认可那是自己的感受，而且愿意和希望这样，愿意做"真实的我"；体验被松绑了，也不再遥不可及，但常在意识到体验之前有点迟疑；理解加工经验的方式也大大松绑了，发现更多的个人建构，且对这些建构的合理性、正确性有更多的质疑；出现一种强烈明白的倾向，想要清楚地区分各种感受和意义，一个明显的标志是来访者努力地设法寻找最恰当的字眼来形容自己的感受，自身体验中的矛盾和不一致之处越来越能够清醒地面对而不回避；对所面对的问题能够意识到那是自己的责任，想要弄明白自己是怎样造成这些问题的，内在的沟通越来越无障碍。

6．第六阶段

那些原先被"卡住"的感受，受禁制而不能流动的感受，现在可以即刻体验到；感受可以自然地流动，不受干扰地完全展现出来；来访者平静地接受这些体验；来访者有时像是活在体验里，而不是在感受自己的体验；作为对象的自己逐渐消失；经验活动具有真实的、过程性的特点；与这一阶段相伴随的是生理上有一种松弛感。

7. 第七阶段

一旦治疗到达第六阶段，所取得的进步似乎是不可逆转的，即使不在治疗室内，来访者的改变也会继续。在治疗室内外，新的感受都能被即时、鲜活、丰富详尽地体验到；这些经验会被用作鲜明的参照物；对这些不断变化的感受日益能有一种"属于自己"的拥有感；体验活动几乎达到了完全自由的状态，不受僵化的个人建构的束缚，而且进入了过程性的体验；自我只是对经验的主观性、映照性觉知，对经验没有任何歪曲性的加工；自我是唯一被观照的，作为客体的时候越来越少，而更多地被当作过程中的某个东西；试着对个人建构进行改造，以使其能正确有效地处理此后的经验，对个人建构所持的态度大大松动；内在的沟通非常清晰，感受和表达感受的符号之间能够相符，同时也产生一些新鲜的说法以解释新的感受；有这样一种体验——自己所选择的新的存在方式是有效的，因为经验的全部都能不加歪曲地进入意识，并以此为基础作出决策，决策自然就较为真实有效。

罗杰斯用大量描述性的特征来概括治疗过程的这七个阶段。总体来看，主要是三个方面，并随着治疗的推进逐渐变化：一是对待感受体验的态度，从限制变得自由，从麻木变得敏感，从抗拒变得接纳；二是对待个人建构（或自我）的态度，从僵硬变得灵活，从盲目变得清醒，从受其"奴役"变得和平共处；三是对感受体验与个人建构（或自我）之间矛盾的认知，从"无知"变得清晰。在来访者经历这一系列阶段，发生这些变化后，以人为中心疗法去伪存真的治疗目标也就实现了。

三、治疗过程中有特色的步骤

罗杰斯论述了以人为中心疗法过程中通常会出现的一些步骤，从这些步骤可以更具体地了解以人为中心疗法的过程和方法。这些步骤并非完全独立，而是彼此联系、相互影响的，它们大致按照以下描述的顺序出现。

1. 个体主动寻求帮助

个体主动寻求帮助是心理治疗中最重要的步骤。如同过去一样，个体控制着自己，并且作出了最重要的、负责任的举动。个体可能会否定这是一种独立行为，但是如果进行引导，就会直接导致治疗发生。本身不重要的事件常常会为治疗提供令人满意的"土壤"以进行自我理解和采取负责任的行为，如同某些重要事件一样。

其示例如下。

> 治疗师：您到这里来是有人建议您来的，还是您有些烦心事想寻求帮助？
>
> 来访者：我和王老师交流过，她建议我选择"心理学"课程，然后上课的老师告诉我应该来找你，所以我就来了。
>
> 治疗师：所以您选择"心理学"课程的原因是因为王老师建议您这么做，对吗？
>
> 来访者：对。
>
> 治疗师：所以我想这也是您来找我的原因，对吗？
>
> 来访者：是的。王老师是这样建议我的。她认为我心理状态不太好，好的心理状态对我的工作和生活都会有所帮助。所以她认为如果我过来进行心理治疗，我的心理状态会有所改善。
>
> 治疗师：所以，您想要进行心理治疗是为了让王老师满意，对吗？
>
> 来访者：对。不，不是那样的。是为了改变自我。
>
> 治疗师：我明白了。
>
> 来访者：改变自己的心理状态，更好的工作和生活。
>
> 治疗师：嗯。
>
> 来访者：我选择——她向我提出建议，我为了自己好而选择了它。
>
> 治疗师：我明白了。所以您想要进行心理治疗的部分原因是她的建议，部分原因是您自己，是吗？
>
> 来访者：我想我需要接受心理治疗，所以我来了。（笑声）

在谈话的开始，来访者所说的话完全是依赖性的，她（一位母亲）对选择"心理学"课程或接受心理治疗完全不负责任。当认识到并澄清了这一态度后，她的话逐渐转向部分承担责任（"她向我提出建议，我为了自己好而选择了它。"），直到最后她对自己的行为负起了全部责任（"我想我需要接受心理治疗，所以我来了。"）。这在治疗中导致的差异是很大的。如果隐含着治疗师或第三者对来访者接受心理治疗负有责任，那么开始进行心理治疗的唯一道路几乎就是建议或意见。如果来访者为自己接受心理治疗负起责任，那么她就会同样担负起解决问题的责任。

2．明确帮助情境

帮助情境很明确，从一开始来访者就应明白，治疗师并非拥有现成答案，而是通过治疗情境来提供一个平台，使来访者在专业帮助下自行探索并找到解决自身问题的方法。

有时治疗师会在治疗一开始就对来访者进行说明，但这往往不够，在治疗的整个过程中都必须强化这一观念，直到来访者感到在此情境中自己可以自由地找到所需的解决办法。

其示例如下。

> 来访者：我想可能下次来的时候会有些不同。可能我会对那时谈些什么有更好的想法。
>
> 治疗师：下个星期五同一时间您还愿意继续来做治疗吗？
>
> 来访者：随便，都可以。
>
> 治疗师：这要看您的意见。
>
> 来访者：由我来决定吗？（惊讶）
>
> 治疗师：我会在这儿等您。您要提前一天告诉前台您的决定。
>
> 来访者：好的，我想我会来的。

来访者一开始说出了具有独立性的话，表明她打算为下次时间的使用承担部分责任。治疗师通过由来访者决定是否会谈来鼓励这种责任感。来访者没有想要承担责任时，会说"随便，都可以"，把责任又推给了治疗师。当治疗师说明治疗情境是真正属于来访者的，来访者的惊讶显而易见（"由我来决定吗？"）。随后当她以一种肯定和决定性的方式作出反应时，她的整个语气都改变了（"好的，我想我会来的。"）——真正承担起了责任。

3．治疗师鼓励来访者自由地表达出与问题有关的情感

来访者能否自由地表达出与问题有关的情感，在某种程度上，这取决于治疗师的友好、感兴趣、接纳性的态度，它取决于治疗会谈中不断提高的技巧。

如果治疗师成功地让来访者感到时间是真正属于来访者自己的，来访者可以按照自己的意愿使用它，那来访者渐渐地就会学会不去阻止各种复杂的情绪，比如敌意、焦虑、罪恶感、矛盾和犹豫不决等，而是允许这些情感自由地表达出来。

其示例如下。

> 这次会谈来访者花了一半时间来列举她儿子的种种不良行为，每个评价都是对儿子的严厉批评。
>
> 治疗师：您尝试过做些什么来帮助他，使他能够作出合适的行为？
>
> 来访者：嗯，去年，我们把他送进了一所特殊教育学校，并且我尝试过对他的一些行为给予鼓励，对做了不该做的事则扣除他的零花钱，但是一天还没过完，他的零花钱实际上就已经被扣光了。我也曾经把他独自关在房间里，不理他，直到我感到自己都快要疯了，几乎要尖叫起来。
>
> 治疗师：也许有时您的确……
>
> 来访者：（非常快地回答）是的，有时我的确因为一些事情而尖叫起来。我过去常常认为自己对他很有耐心，但现在不啦。有一天一位亲戚来家里吃

饭，可是我的儿子吃饭的时候吹起了口哨。我叫他不要这样，但他仍然我行我素。最后他终于停了下来。后来那位亲戚对我说，如果是她叫她的儿子停下来，她的儿子不听的话，她会把她的儿子从餐桌上赶走。但我已经发现那样做，对我的儿子并没用。

　　治疗师：您觉得采用像她说的那样的强硬方法是没有用的，对吗？

　　来访者：是的。还有他在餐桌上的习惯，他喜欢拿着食物玩，比如他拿起一片面包吃，可能会从中间吃出一个洞来，或者把他的手指从一层层的面包片中一直插进去。你难道不认为像他这个年纪的孩子应该知道要怎样做吗？

　　治疗师：这让作为母亲的您感觉很糟糕，对吗？

　　来访者：是的，当然。不过有时他也很好。比如说，昨天他一整天都表现得很好，晚上他爸爸还表扬他是一个好孩子。

　　治疗师在此阶段的整个作用就是鼓励来访者自由地表达情感。治疗师没有试图去劝说这位母亲——她的孩子是聪明的、正常的、令人同情的，或是渴望得到关爱的，虽然这些都是事实。当治疗师不进行阻挠时，来访者的情感就会自然而然、深刻而强烈地表达出来。

4. 治疗师接纳、承认和澄清消极情感

　　如果治疗师要接纳消极情感，就必须准备好作出反应，不是对于来访者所说的认知的部分，而是对于隐藏其下的情感。有时这些消极情感是深深的矛盾、敌意或无能为力，无论是什么，治疗师都通过自己的言行努力创造一种气氛，使来访者能够意识到自己拥有这些消极情感，并且将其接纳为自身的一部分，而不是将它们投射到他人身上或隐藏在防御机制之下。治疗师通常用语言澄清这些消极情感，而不是试图去解释其起因或讨论其效用——只是认识到它们存在，并且予以接纳。这样，一些诸如"您对此深感痛苦""您想改正这一错误，但同时又不想""您的话似乎表明您有很深的罪恶感"之类的话就会相当频繁地出现在治疗中，并且几乎总是让来访者以一种更自由的方式继续进行下去——如果它们精确地描述了来访者的情感。

　　上例中，治疗师不带任何批评、争论、同情地接纳了来访者的疯狂感、无望、烦恼和绝望，仅仅将这些情绪作为一种事实予以接纳，并且将它们以一种比来访者表达得更为清晰的方式陈述出来。在该母亲抱怨儿子的餐桌行为时，治疗师没有就餐桌礼仪进行回应，而是回应了该母亲对此行为的明显情感反应。但是，治疗师并未超越该母亲已经表达出的情绪。这非常重要，因为若治疗师走得太远太快，说出来访者尚未意识到的情感会造成真正的伤害，治疗的目标是完全接纳、承认和澄清来访者已经能够表达出的那些情感认知。

5. 尝试表达出积极情感

　　当个体的消极情感已经完全表达出来之后，随之就会微弱地、尝试性地表达出积极

情感。而且，这种愿望越强烈就会越深刻。也就是说，如果消极情感越能够被接纳，那么个体也就更可能表达出爱、基本的自我尊重、渴望成熟等积极情感。上例中在治疗师接纳了来访者所有的对抗情绪后，来访者就不可避免地转移到了忽然出现的积极情感（"有时他也很好"）。

6. 接纳和认识积极情感

治疗师接纳和认识来访者表达出来的积极情感，和接纳、认识来访者表达出来的消极情感的方式一样。没有认可和称赞，就如同没有否定和批评一样。在治疗中不涉及价值评判，积极情感和消极情感一样，都是作为人格的一部分被接纳。正是这种一视同仁的接纳，才使来访者有机会真正理解自我，不必为自己的消极情感辩护，也没有机会过分评价自己的积极情感。在此情境中，来访者对自我的领悟、理解和接纳会自发地产生。

7. 对自我的领悟、理解和接纳

对自我的领悟、理解和接纳是整个治疗过程的一个重要步骤，它为个体发展至新的整合水平提供了基础。上例中来访者在治疗中表达了对儿子的一些抱怨和积极情感后，就自己与儿子的关系说出了一些这样的话，具体如下。

> 来访者：也许对他最有好处的是给他一些关怀和爱，并将这些与纠正他的行为完全分离开来。现在，我想我们过去太忙于纠正他而没有时间做别的事了。
>
> 治疗师：您能看到这一点真是太好了，不需要别人来告诉您，那就是你的真实感受。
>
> 来访者：是的，我知道发生了什么。

8. 对可能的决定和行动进行澄清

与领悟过程相融合的另一个过程就是对可能的决定和行动进行澄清。通常这一过程与一种绝望感混杂在一起。实际上个体似乎在说："这就是我，对此我看得很清楚。但我怎样才能以不同的方式认识自己呢？"治疗师此时的作用是帮助澄清可能会作出的不同抉择，并认识到个体正在经历的恐惧感和对继续前进的胆怯，而不是督促个体作出某种行动或者提出建议。

9. 开始积极行动

在来访者获得领悟之后，就开始出现细小的但极有意义的积极行动。

来访者在获得领悟后，立即出现了以下积极前进的步伐。

> 治疗师：那么，在他没有以任何形式提出要求时，就给予他关注和爱可能会对他大有好处。
>
> 来访者：你可能不信，但是他已经这么大了，却还相信圣诞老人。至少去年还这样。当然他可能是想骗我，但我可不这么想。今年我必须告诉他真相。但是我很担心他会告诉他妹妹。我正在考虑是否该告诉他真相，然后让他保密。我会让他知道他现在已经是一个大男孩了，但还不能告诉他妹妹。这是我们之间的秘密，他是一个大男孩了，可以帮我保守秘密了。此外，如果可以，我想让他偶尔帮我照顾一下妹妹，陪妹妹看一下故事书。
>
> 治疗师：太好了，想想看，您有个十岁的儿子可以帮您照顾一下小女儿，因为他长大了，是一个大哥哥了。

一旦获得了领悟，来访者采取的行动就很可能适合于新的领悟。在对自己和他人的关系有了新的理解之后，来访者会将这种领悟转化成行动。来访者计划通过一种巧妙的方式给予她儿子特别的关爱，帮助他变得更成熟，同时避免使小女儿产生嫉妒心理。简而言之，她现在能够带着发自内心的动机来实施该计划，解决问题。如果在对她进行诊断后立马提出各种建议，那么几乎会遭到她的拒绝。当这些建议本身来自想做一个更好、更成熟母亲的内在愿望时，结果就会是成功的。

10.获得进一步成长

一旦个体获得了大量领悟并带着恐惧尝试性地作出一些积极行动后，余下方面就是获得进一步成长的要素。首先是进一步领悟——当来访者获得勇气去更深入地探究自身行为时，来访者对自我的理解就会更全面、更准确。

11.出现更多的积极行动

来访者会逐渐出现更多整合了的积极行动。对作出选择的恐惧感会降低，对自我向上的行动更有信心。现在治疗师和来访者在一种新的意义上进行合作，彼此间的个人关系达到最牢固的点。来访者对提出的行为计划思考讨论，但是先前那些显而易见的依赖性和恐惧感没有了。某些行为可能还会继续存在下去，但是来访者对这些行为以及自己处理它们的能力有了完全不同的感受。

其示例如下。

> 来访者：我不知道你对我和我的儿子做了些什么，但一切都变好了。噢，昨天他的表现可能有些不好，我叫他时，他不愿意过来，准确地说是没有马上

过来。他是有点坏，但还没那么讨厌。我不知道你是否明白我的意思，但是现在我对他的淘气的看法不同了。嗯，他似乎不那么讨厌了，尤其在我看来是这样的。

治疗师：我想我明白您的意思。他拒绝您并不是为了伤害您，对吗？

来访者：（点点头）是的，他不是故意针对我。

12．治疗关系终止

来访者逐渐感到不再需要帮助，并认识到与治疗师的关系必须终止。来访者常常会为占用了治疗师这么多的时间而感到抱歉。治疗师还是一如既往地帮助来访者认清这种情感，接纳和认识到来访者正在对控制治疗情境变得更有信心，并且希望不再继续接受治疗。与最初一样，来访者不是必须要离开，治疗师也不去试图挽留来访者。

以上就是以人为中心疗法中常见的治疗步骤。在实际的治疗过程中，组织上可能会有所不同，这里只是从整体上来描述一个有序的、连续的过程。

（夏勉）

~本章小结~

（1）以人为中心疗法在人性观上具有鲜明的人本主义倾向，认为人的本性是具有建设性的，人天生有自我实现的趋向。因此人应该信任自己的机体智慧，顺应自己的本性。

（2）以人为中心流派的主要概念包括：机体评估过程、现象场、自我概念、价值条件、心理失调等。

（3）以人为中心疗法的实质是"去伪存真"，着眼于来访者这个整体的人，关注的是人格改变与自我重建，最终使来访者的体验与自我概念更为一致，更为整合，减少内部矛盾。

（4）以人为中心疗法的主要技术包括：真诚一致、共情、无条件积极关注。这三个要素构成助长条件，催生了一种具有较好治疗效果的治疗关系。

第八章
认知行为疗法

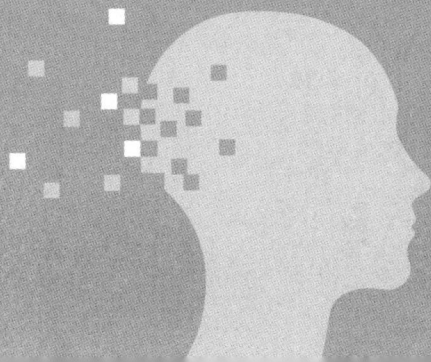

学习目标

1. 了解认知行为疗法的理念与目标。
2. 掌握CBT的治疗方法。
3. 掌握DBT、ACT、MBCT的治疗技术。

关键词

认知行为疗法

传统认知行为疗法

接纳与承诺疗法

辩证行为疗法

正念认知疗法

01

第一节 认知行为疗法概述

认知行为疗法（cognitive-behavioral therapy，CBT）自 20 世纪中期以来，逐渐发展成为全球应用最广泛且研究支持最为充分的心理治疗方法。作为一种以实证为基础的心理干预手段，CBT 主要关注个体的认知、情绪和行为三者之间的相互关系，认为情绪和行为问题源于个体对事件的认知和解释，而非事件本身。通过帮助个体识别并修正不合理的认知模式和行为习惯，CBT 致力于帮助个体减少心理困扰，提高自我调节能力。

一、认知行为疗法的核心理念与目标

认知行为疗法的核心理念是，个体的情绪和行为主要是由其对环境和自身的认知决定的，而并非外部事件本身。例如，面对同样的挫折，一些人可能会感到沮丧和无助，而另一些人则能够保持积极乐观的态度，这种差异在于他们对挫折的认知解释不同。因此，CBT 的主要目标是帮助个体识别和改变这些非理性或扭曲的认知模式，从而促进更加健康和积极的情绪与行为反应。

在认知行为疗法的治疗过程中，治疗师和来访者之间建立合作关系，来访者在治疗中积极参与，通过不断练习和反馈来掌握新的应对技巧。认知行为疗法关注实际问题的解决和目标的实现，强调当前困扰的具体表现和干预，而不是长时间追溯来访者的过去经历。

认知行为疗法凭借其结构化、短期化和高度实证支持的特点，已成为心理治疗领域中的主流方法之一。大量的研究表明，认知行为疗法对多种心理障碍，包括焦虑障碍、抑郁症、强迫症、创伤后应激障碍（PTSD）等，具有显著的治疗效果。近年来，认知行为疗法不断发展与创新，包括第三浪潮认知行为疗法（如正念认知疗法、接纳与承诺疗法、辩证行为疗法等）和数字化治疗（如基于互联网的 CBT 平台等）等的出现，进一步扩展了认知行为疗法的应用领域和影响力。认知行为疗法不仅对个体心理问题具有治疗作用，还被广泛应用于预防心理障碍的发生与发展，帮助来访者建立更加灵活和富有适应性的认知模式与行为策略。

二、认知行为疗法的起源与发展

认知行为疗法的起源可以追溯到20世纪50年代和60年代的两股心理学潮流，即行为主义和认知心理学。行为主义以经典条件反射和操作性条件反射为基础，强调行为是通过环境强化和惩罚塑造的。认知心理学则强调思维过程在情绪和行为中的作用，认为人的情绪反应很大程度上取决于其对事件的解释。

一般认为，认知行为疗法的发展经历了三个主要的浪潮，每个浪潮都有其独特的理论基础和治疗方法。

（一）第一浪潮：传统行为疗法

第一浪潮起源于20世纪50年代至60年代早期，是基于经典条件反射和操作条件反射的"传统行为疗法"。这一阶段强调通过改变行为来解决心理问题，主要关注于通过奖励或惩罚来塑造和改变个体的行为模式，其核心理念是个体的行为是通过环境中的刺激与反应的关系塑造的，行为的改变可以通过改变这些环境条件来实现。早期代表人物包括约翰·华生、伊万·彼得罗维奇·巴甫洛夫、爱德华·李·桑代克、B.F.斯金纳、约瑟夫·沃尔普等。

传统行为疗法主要依靠以下技术来帮助个体改变不适应的行为。

1．系统脱敏疗法

系统脱敏疗法（systematic desensitization）的核心理念是通过逐步暴露于引发恐惧的情境，同时采用放松训练来降低焦虑反应。来访者会与治疗师一起建立恐惧层级表，然后逐步进行脱敏练习，从较轻的恐惧情境开始，逐步适应到更具挑战的情境。

2．暴露疗法

暴露疗法（exposure therapy）是基于经典条件反射的衍生技术，主要用于处理回避行为。通过反复暴露于引发恐惧或焦虑的情境，而不让个体逃避或回避，逐渐减弱其情绪反应。这种技术被广泛应用于治疗焦虑障碍和创伤后应激障碍（PTSD）。

3．正强化和负强化

正强化和负强化（positive and negative reinforcement）建立在操作性条件反射的基础上，强化技术被广泛应用于行为改变的治疗。

4．代币经济

个体通过表现出期望的行为获得代币，代币可以兑换成奖励。代币经济（token economy）被用于鼓励一系列正向行为，特别是在结构化环境中应用较广泛。

5．厌恶疗法

厌恶疗法（aversion therapy）通过将不适的刺激与不良行为配对，目的是减少行为的发生。例如，某些药物会使人在饮酒后产生恶心反应，进而帮助其戒酒。这种疗法通常应用于减少成瘾行为，但由于其具有负面性，应用时须谨慎。

（二）第二浪潮：认知革命与认知行为疗法

第二浪潮被称为"认知革命"，这一阶段的核心在于认知重构，起源于20世纪60年代。代表人物包括阿尔伯特·艾利斯和阿伦·贝克，他们分别提出了理性情绪行为疗法和认知疗法。这些方法不仅关注行为的改变，还强调对非理性信念的认知修正，以达到改善情绪和行为的目的。

认知行为疗法（CBT）的奠基人之一阿尔伯特·艾利斯，在20世纪50年代提出了理性情绪行为疗法（rational emotive behavioral therapy，REBT），他认为不合理的信念会引发情绪困扰和行为问题。艾利斯提出，个体的情绪困扰源于不合理的信念。核心的不合理信念主要具有以下几个特征。

（1）绝对化要求，如"我必须成功，否则我是一个失败者"。

（2）灾难化，如"如果别人拒绝我，那简直是世界末日"。

（3）低挫折容忍，如"生活不该这么难，我无法忍受"。

（4）自我和他人评价的过度概括，如"我做错了一件事，我就是一无是处的人"。

通过挑战这些信念，可以减少情绪问题。REBT强调"ABC模型"，即A（事件）— B（信念）— C（情绪/行为反应）。治疗目标是识别和改变导致情绪困扰的不合理信念。

同一时期，阿伦·贝克发展了认知疗法（cognitive therapy，CT），重点研究抑郁症患者的负性思维模式。贝克提出，个体的认知失误，如过度概括化和灾难化思维，是导致抑郁等心理问题出现的主要原因。

在这些早期理论的基础上，CBT逐步发展并整合了其中有效的疗法和技术，最终形成完整的治疗体系。CBT的核心技术包括：其一，认知重构（cognitive restructuring），帮助来访者识别、质疑并改变不合理或不真实的信念和自动思维；其二，行为实验（behavioral experiments），通过设计现实情境，让来访者验证其负性思维是否成立；其三，暴露疗法（exposure therapy）用于治疗焦虑障碍，将来访者逐步暴露于其恐惧的情境中，减少回避行为；其四，问题解决训练（problem-solving training），帮助来访者学习有效应对现实问题的方法。

（三）第三浪潮：基于正念与接纳的疗法

从20世纪80年代开始，治疗师和研究者开始关注如何帮助来访者更好地接受负性体验、提高心理灵活性，而非仅仅关注认知和行为的改变，这被称为"第三浪潮"。它超越了传统行为疗法的范畴，引入了更多情境性和体验性的策略，被称为基于正念与接纳的疗法。这些疗法包括辩证行为疗法（dialectical behavior therapy，DBT）、正念减压疗法（mindfulness-based stress reduction，MBSR）、接纳与承诺疗法（acceptance and commitment therapy，ACT）和正念认知疗法（mindfulness-based cognitive therapy，MBCT）。第三浪潮疗法特别强调接纳负面情绪和思维，并通过正念、静观等技术帮助个体提高心理灵活性，从而更好地应对生活中的挑战。

正念（mindfulness）源于东方禅修与佛教传统。20世纪70年代，马莎·莱恩汉提出了辩证行为疗法（DBT），最初用于治疗边缘型人格障碍（borderline personality disorder，BPD）。DBT结合了正念、接受和行为改变技术，提出"辩证的"核心观念——接纳个体现状的同时也促进其改变。1979年，乔·卡巴金首次将正念与心理治疗结合，发展了正念减压疗法（MBSR），用于缓解慢性疼痛和解决压力相关问题。之后，与正念相关的"接受"理念也逐渐被引入，并在20世纪90年代形成成熟的具体疗法。斯蒂文·海斯在20世纪90年代提出接纳与承诺疗法（ACT），主张通过接纳负性情绪和思维，提高心理灵活性并推动基于个人价值观念的行动。这一时期的关键转变在于：治疗目标不再局限于消除症状，而是帮助个体与自己的内在体验建立新的联系，从而实现更高的心理灵活性和更丰富的生活意义。2002年，辛德尔·西格尔等正式提出正念认知疗法（MBCT），结合传统行为疗法与正念技术，常被应用于预防抑郁症的复发。此外，20世纪90年代初，艾德里安·韦尔斯提出的元认知疗法（metacognitive therapy，MCT）专注于改变个体对思维过程的关注（如减少反刍和忧虑等）。

02

第二节　传统认知行为疗法

一、传统CBT概述

一般认为，20世纪60年代，阿尔伯特·艾利斯创立的理性情绪行为疗法和阿伦·贝克开发的认知疗法共同构建了认知行为疗法（CBT）的理论框架，为CBT在心理治疗领域的广泛应用奠定了基础。

CBT是基于科学实证的短期心理治疗方法，旨在通过调整个体的思维模式和行为习惯来改变其情绪反应和帮助其解决现实生活中的问题。CBT的理论基础是认知和行为相互作用的假设，即个体的情绪和行为并非由外部事件直接引发，而是由其对这些事件的认知、评价和解释所决定。

CBT的核心理念是"认知、情绪和行为之间的相互作用"。其基本假设是个体对事件的认知解释直接影响其情绪和行为反应。换句话说，困扰个体的不是事件本身，而是他们对事件的看法和理解。CBT关注的是帮助来访者识别这些负性自动化思维和扭曲的认知模式，质疑这些思维的合理性，并通过认知重构和行为干预来逐渐改变他们的情绪和行为反应。

CBT的治疗目标旨在帮助来访者识别、改变不适应的认知和行为模式，从而改善情绪。CBT的治疗目标可分为如下几类。

第一，短期目标，包括减轻症状，如减少焦虑、抑郁或强迫行为，帮助来访者掌握应对负性自动化思维的具体技能。

第二，长期目标，包括改变来访者的核心信念，建立更为健康和灵活的认知模式；增强来访者的心理弹性，使其在面对未来压力或困难时能够更有效地应对。

第三，个体化目标，CBT注重个体化治疗，根据来访者的具体问题和需求设定具体目标。例如，对于社交焦虑来访者，目标可能是逐步提高其社交活动的参与度。

CBT的广泛适用性使其在许多心理障碍的治疗中得到认可。以下是CBT的主要适用领域。

（1）焦虑障碍：CBT对广泛性焦虑障碍、社交焦虑障碍和恐惧症等焦虑问题表现出显著疗效，尤其是暴露疗法和认知重构在治疗焦虑障碍方面效果突出。

（2）抑郁症：通过行为激活和认知重构，CBT帮助抑郁症来访者识别负性自动化思维并通过积极的行为重新建立正向情绪。

（3）强迫症：暴露与反应预防（ERP）是CBT中用于治疗强迫症的重要技术，通过将来访者暴露于强迫性思维或情境，逐渐减弱其对强迫行为的需求。

（4）创伤后应激障碍（PTSD）：CBT帮助来访者应对创伤回忆，修正与创伤相关的消极认知，并通过逐步暴露来减少回避行为和过度警觉。

（5）成瘾行为：CBT通过改变与成瘾相关的认知和行为模式，帮助来访者提高自我控制力，抵御成瘾行为的诱惑。

综上所述，认知行为疗法通过结构化、短期的干预模式，帮助来访者识别并改变不适应的认知和行为反应。这种疗法在全球范围内得到了广泛应用，并通过不断创新和整合，持续推动着心理治疗领域的发展。

二、传统CBT的治疗方法及特点

CBT的治疗过程通常是结构化的，强调合作和目标导向，主要由以下几个步骤组成。

1．评估与概念化

治疗一开始，治疗师会进行详细的评估，以确定来访者的心理问题、认知扭曲和行为模式。随后，治疗师与来访者一起制定个性化的治疗方案，明确治疗的具体目标和步骤。认知行为概念化是理解来访者问题的关键，也是帮助治疗师和来访者识别问题的核心认知和行为的过程。

2．教育与意识提升

在CBT的初期阶段，治疗师会向来访者解释认知行为模型，让来访者理解认知、情绪和行为是如何相互影响的。通过学习这一模型，来访者可以更清楚地意识到自己的负性自动化思维和情绪反应，进而为改变提供基础。

3．认知重构

认知重构是CBT的核心技术之一，目的是帮助来访者识别并修正扭曲的认知。治疗师通过引导来访者质疑非理性或非现实的想法，引导来访者形成更加合理和建设性的思维模式。例如，治疗师可能会使用"苏格拉底式提问法"帮助来访者探讨某种信念的证据，从而使其得出更平衡的结论。

4．行为干预

在CBT中，行为干预与认知重构同时进行，帮助来访者通过行为改变来巩固认知的转变。常见的行为干预技术包括行为激活、渐进性暴露、问题解决训练和实验计划。行为激活技术通常用于抑郁症治疗，通过增加积极行为来改善情绪状态；而暴露疗法主要用于焦虑障碍的治疗，通过逐步暴露来减弱焦虑反应。

5．反馈与作业

CBT强调作业在治疗中的重要性。治疗过程中，来访者会被要求在两次会谈之间完成特定的作业，如记录负性自动化思维或进行某些行为实验。作业不仅是治疗延续的重要手段，还可以帮助来访者在现实生活中实践新的应对技能，从而加速治疗进程。

6．治疗结束与巩固

一旦来访者的目标得以实现，治疗就会进入结束阶段。治疗师会帮助来访者回顾其在治疗中的改变，并制订一个长期的维护计划，以防止问题复发。来访者将学到的技能应用于未来可能出现的问题情境中，从而在生活中保持良好的情绪和行为反应。

三、案例：焦虑障碍的传统CBT治疗

小明是一名25岁的软件工程师，在一家知名科技公司工作。尽管他的工作表现不错，但他总是感到焦虑和压力重重。小明的焦虑主要源于对工作表现的过度担忧，他害怕犯错或无法满足上司和同事的期望。此外，他在人际关系中也感到不安，担心自己无法得到他人的认可。这种持续的焦虑导致他工作效率低下，甚至影响了他的睡眠质量和社交活动。在经过一段时间的痛苦挣扎后，小明决定寻求心理治疗师的帮助。

基于传统CBT的治疗过程如下。

1．建立治疗关系

在第一次治疗中，治疗师与小明建立了信任关系，详细评估了他的焦虑症状和生活状况。治疗师解释了传统CBT的基本原理和治疗计划，确保小明对治疗过程有清晰的了解。

2．认知识别与改变

治疗师引导小明识别他的负面认知模式，比如"我必须在所有事情上都做到完美"或"如果我犯错，别人会看不起我"。通过认知重构技术，小明学会了纠正这些不合理的信念，并用更积极、现实的认知来替代它们。例如，他学会了用"我尽力了，即使不完美也没关系"来替代"我必须完美"。

3．行为调整

除了认知的改变，小明还在行为层面进行了一些调整。治疗师教给他一些行为技巧，如深呼吸、渐进性肌肉放松和正念冥想，以帮助他缓解焦虑。此外，小明还学会了设定具体、可实现的目标，以提高工作效率和增强满足感。

4．暴露疗法

为了帮助小明面对和减少对特定情境的焦虑，治疗师引入了暴露疗法。小明被引导逐步面对他所害怕的情境，如在团队会议中发言或主动承担新项目。通过逐步暴露，小明学会了管理自己的焦虑情绪，并增强了自信心。

5．技能训练

治疗师还帮助小明提高社交技能和解决问题的能力。通过角色扮演和反馈，小明学会了更有效地沟通和表达自己的需求，同时也学会了在面对挑战时保持冷静和理性。

6．效果评估与调整

在治疗过程中，治疗师定期评估小明的表现，并根据实际情况调整治疗计划。小明也学会了自我监测情绪和行为，以便及时调整自己的应对策略。

7．治疗效果

经过几个月的治疗，小明在多个方面取得了显著进步。他的焦虑症状明显减轻，工作效率和生活质量也有了显著提升。小明学会了更好地管理自己的情绪和行为，更加自信地面对生活中的挑战。他不再被焦虑和压力所困扰，而是能够以更加积极的态度面对生活中的挑战。通过这次治疗，小明不仅解决了具体的心理问题，还提升了心理健康水平。

03 第三节　第三浪潮认知行为疗法

一、第三浪潮CBT概述

第三浪潮CBT是对CBT从20世纪80年代开始发展出来的一系列新兴疗法的统称。与传统CBT相比，第三浪潮CBT不仅关注个体的认知与行为，还更为重视情感调节、接受、正念（mindfulness）和个体的内在体验。第三浪潮CBT强调通过与负性情绪和不愉快体验建立新的联系，而非单纯通过认知重构来改变或消除负性情绪和不愉快体验。

第三浪潮CBT包括一系列方法，主要包括辩证行为疗法（dialectical behavior therapy，DBT）、接纳与承诺疗法（acceptance and commitment therapy，ACT）、正念认知疗法

（mindfulness-based cognitive therapy，MBCT）等。每种疗法都有其独特的理论背景与技术应用，但它们的共同点是，不仅关注症状的改善，还注重帮助来访者与内在体验建立更加灵活和富有适应性的关系。

第三浪潮CBT与传统CBT的区别在于，它更倾向于让个体接受其内在体验，而不是尝试改变或消除这些体验。以下是第三浪潮CBT的一些核心理念或技术。

1．接受

第三浪潮CBT强调接受负性情绪、痛苦而不是回避。个体通过学会接纳和忍受消极体验，可以减少由反复尝试控制情绪而产生的困扰。接受意味着与消极体验共存，理解这些体验是正常人类感受的一部分。

2．正念

正念在第三浪潮CBT中扮演了重要角色。正念指的是个体以一种非评判、开放的态度关注当下的体验。通过练习正念，来访者能够提高对自己情绪和想法的觉察力，减少自动化的反应，进而促进情绪的自我调节。

3．脱融合

脱融合技术旨在帮助个体从自己的思维中"解离"出来，避免与消极思维过度纠缠。第三浪潮CBT认为，个体不应对自己的思想过度认同，而应将其视为临时的心理现象，并非事实的真实反映。

4．情绪调节与行为灵活性

第三浪潮CBT关注情绪的调节与行为的灵活性，而不仅仅是消除负性情绪。通过情绪调节训练，来访者能够在情绪体验中保持清晰的觉察，避免陷入负性情绪的恶性循环，从而提高行为的适应性。

5．价值导向的生活

第三浪潮CBT鼓励来访者通过确定自己的核心价值观念，并围绕这些价值观念开展行动，以实现生活的意义和充实感。即使面临困难的情绪或思维，个体仍能通过有价值的行为选择来创造有意义的生活。

总结而言，第三浪潮CBT通过将接受、正念、脱融合、情绪调节与行为灵活性，以及价值导向的生活融入治疗中，进一步丰富了CBT的理论和实践。随着越来越多的实证研究支持，第三浪潮CBT正在成为心理治疗领域中的重要力量。

二、辩证行为疗法（DBT）

（一）DBT 概述

辩证行为疗法（DBT）最初由马莎·莱恩汉在20世纪70年代提出，最初DBT的开发是为了治疗边缘型人格障碍（BPD），尤其是那些存在自残行为和自杀风险的个体，但后来被证明在广泛的情绪调节障碍中也有效。DBT基于认知行为疗法（CBT），同时整合了正念、接受和情绪调节的理念，尤其重视情绪调节、危机应对和人际效能，因此被称为"辩证"的心理疗法。

DBT认为，许多心理困扰来源于情绪调节的缺陷。以下是其对心理病理的核心理解。

第一，情绪敏感性过高。来访者对负性情绪的敏感性较高，对环境中的压力和刺激反应过度。

第二，情绪调节能力不足。由于缺乏应对技能，来访者难以有效管理情绪波动，常表现为冲动行为、自残或情绪爆发。

第三，无效的环境影响。来访者的成长环境可能对其情绪表达缺乏支持，甚至强化了不健康的应对方式（如通过过激行为获得关注等）。DBT将这些问题视为"情绪脆弱性"和"应对技能缺乏"共同作用的结果，需要通过辩证的方式在接纳与改变之间找到平衡。

DBT的总体目标是帮助来访者在接纳现状的同时实现行为的改变，从而过上更具有意义和目标感的生活。其具体目标包括如下内容。

其一，减少危险行为。例如，自残、自杀企图和其他危及生命的行为。

其二，提高调节情绪的能力。引导来访者识别、理解和管理自己的情绪。

其三，提升人际关系技能。帮助来访者提高与他人的沟通和冲突解决能力，建立健康的人际关系。

其四，减少治疗干扰行为。例如，无故缺席或未完成作业等影响治疗进程的行为。

其五，提升生活质量。帮助来访者设定生活目标，并采取有效行动以实现个人价值。

（二）DBT 治疗方法及特点

DBT是一种结构化的治疗方法，主要包含治疗结构、核心模块和阶段性治疗目标等部分。与其他治疗方法不同，DBT的治疗结构包括了以下四个部分。

一是，个体治疗，每周一次的一对一会谈，帮助来访者处理生活中的具体问题，提高其应对问题的能力。

二是，团体技能训练，每周一次的团体课程，教授来访者掌握情绪调节、正念等技巧。

三是，电话辅导，来访者可在危机时联系治疗师，获得实时指导。

四是，治疗团队，所有参与治疗的治疗师组成团队，定期讨论治疗方案，以确保治疗取得成效。

马莎·莱恩汉指出DBT包括四个核心模块，具体如下。

第一，正念模块。其目标是帮助来访者提高对当前情绪和体验的觉察力，减少自动化反应。其主要技术包括专注呼吸、身体扫描和非评判地观察想法和情绪。

第二，情绪调节模块。其目标是教导来访者识别和调节情绪波动，减少情绪失控的行为。其主要技术包括识别情绪触发点、运用自我安抚策略、增强正性体验感。

第三，人际效能模块。其目标是帮助来访者学会维护健康的人际关系，解决冲突并增强自我尊重感。其主要技术包括使用"DEAR MAN"等沟通技巧。

第四，痛苦容忍模块。其目标是帮助来访者在面对极端情绪或痛苦情境时，减少冲动行为。其主要技术包括运用自我安慰技巧或分散注意力策略，如冥想、冷静呼吸等。

作为一种以实证为基础的疗法，DBT在治疗边缘型人格障碍和其他情绪调节障碍中表现出显著的效果，并逐步扩展至更广泛的心理健康领域，比如重度抑郁症、双相情感障碍、广泛性焦虑症、创伤后应激障碍、自残行为、冲动控制障碍、成瘾问题及慢性情绪调节困难等。

（三）案例：边缘型人格障碍的DBT治疗

来访者A，27岁女性，因情绪极端波动和自残行为（割腕）寻求心理治疗师的帮助。同时，她长期存在人际关系冲突，包括与家人和伴侣频繁争吵。此外，她表示常感到空虚和无价值，并伴有严重的冲动行为，如在愤怒时摔东西、突然离职。

基于DBT的治疗过程如下。

1. 第一阶段：个体治疗与目标设定

第一阶段的目标是减少危及生命的行为（如自残等）和干扰治疗的行为（如缺席会谈等）。具体如下。

（1）建立治疗联盟。与来访者讨论治疗目标，确认DBT的结构化流程和规则。共同制定来访者的个性化目标，如降低自残频率，提高情绪调节能力。

（2）进行行为链分析。分析来访者最近一次自残行为的触发点、情绪变化和行为后果，具体包括触发点（与伴侣争吵后感到被忽视）、情绪（强烈的愤怒和孤独感）、行为（割腕）、后果（暂时缓解情绪），但随后感到更强的羞愧和自责。通过分析，来访者逐渐意识到自残并不能真正解决问题。

2．第二阶段：团体技能训练

来访者每周参加一次团体技能训练，学习DBT的四大核心技能。

（1）正念模块。其目标是帮助来访者提高对当下情绪和体验的觉察力，减少情绪的自动化反应。练习观察情绪而不卷入的技巧，来访者练习"情绪河流"技术，如将情绪想象成流动的河水，允许它流过而不试图抗拒或控制。其效果：来访者表示在情绪波动时能够暂停冲动行为，如不再摔东西等。

（2）情绪调节模块。其目标是教会来访者识别情绪并运用技能来降低情绪强度。练习如何识别情绪与触发因素，如引导来访者在情绪日记中记录每日情绪和触发点；学习增强积极情绪技巧，列出喜欢的活动（如听音乐、散步等），并每周完成1~2次。其效果：来访者开始感受到情绪改善，尤其在规律参与正面活动后，减少了对伴侣的过度依赖。

（3）人际效能模块。其目标是提高来访者的人际沟通能力，减少冲突。练习"DEAR MAN"技巧，比如在来访者希望伴侣在争吵后给予情绪支持，但常被拒绝的这个场景中，让来访者学习如何描述需求（D）、表达感受（E）、坚定请求（A）并尊重对方的观点（R）。其效果：来访者表示伴侣开始更加愿意倾听，而非立即作出防御性回应。

（4）痛苦容忍模块。其目标是帮助来访者在面对极端情绪时减少冲动行为。练习转移注意力与自我安慰技巧，比如指导来访者在感到愤怒或孤独时，通过冷水洗脸、握冰块或数数字分散注意力；教授来访者自我安慰技巧，如使用温暖的毛毯或点燃能舒缓情绪的香薰。其效果：来访者在两次激烈争吵后成功避免了自残，并通过自我安慰技巧缓解了内心的孤独感。

3．第三阶段：巩固治疗效果

第三阶段的目标是通过整合应对技能来巩固治疗效果，并处理过往创伤对当前情绪的影响。

（1）应对技能的整合。在个体治疗中，治疗师与来访者回顾所有DBT技能，并制订长期使用计划。例如，当感到情绪波动时，来访者需要：使用正念练习以觉察情绪来源；根据触发点选择应对技巧（如分散注意力或直接表达需求等）。

（2）处理过往创伤。探讨来访者的童年经历，如因父母离婚感到被抛弃等。使用DBT中的接纳与改变策略，帮助来访者接纳这一情绪，并通过价值导向行动（如重建家庭关系等）来实现自我成长。

4．第四阶段：实现自我目标

第四阶段的目标是帮助来访者建立有意义的生活目标，并通过行动来实现这些目标。

（1）规划有意义的生活。来访者设定了一个长期目标——重拾大学时的艺术创作爱好，并尝试参加本地艺术展览。治疗师通过DBT的价值导向模块，协助来访者逐步制订可行计划，比如每周完成一幅画作。

（2）评估与反思。通过写技能日记来评估来访者在各模块中的应用效果，并讨论如何在未来面对新的挑战时保持灵活性。

其治疗结果包括：一是短期效果，来访者在3个月内显著减少了自残行为，从每周1~2次降至无自残事件。二是长期效果，来访者在人际关系中更加自信，情绪波动的频率和强度显著下降，并重新找到了生活的意义和满足感。

三、接纳与承诺疗法（ACT）

（一）ACT概述

接纳与承诺疗法（ACT）是第三浪潮CBT中应用广泛的疗法之一，由美国心理学家斯蒂文·海斯及其同事于20世纪90年代创立。ACT的核心目标是提高心理灵活性。ACT的理论框架基于"心理灵活性"（psychological flexibility），即个体能够在面临负性情绪或困境时仍能保持灵活、适应性强的反应。ACT基于"功能性语境主义"哲学背景，强调心理事件与具体情境的持续相互作用。ACT通过这些核心理念和过程，帮助个体接纳内心的痛苦，并通过行动来摆脱困境。

（二）ACT治疗方法及特点

ACT的六个核心治疗过程是接触当下、接纳、认知解离、以己为景、承诺行动和价值（图8-1）。

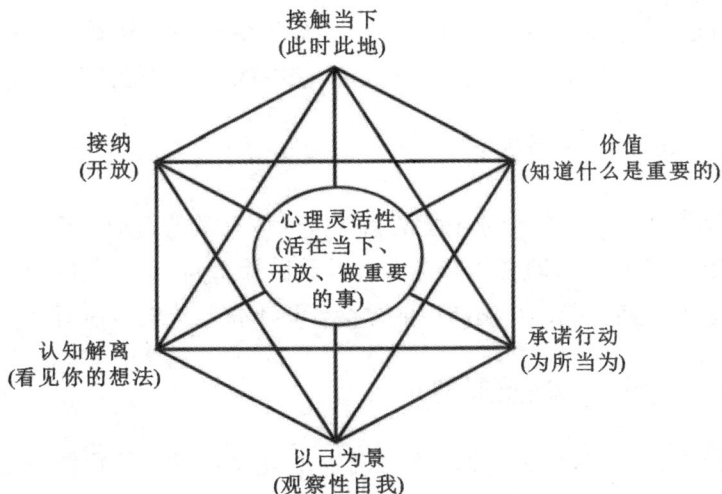

图8-1 ACT的六个核心治疗过程

1．接触当下（此时此地）

接触当下意味着灵活地把注意力放到我们当前的体验上，根据什么是最有用的，来缩小、扩大、转移或维持自己的关注点。这涉及有意识地关注我们周围的物质世界或我们内在的心理世界，或两者同时关注，与我们的体验建立联结，并全身心投入其中。

2．接纳（开放）

接纳意味着开放，为不想要的个人体验腾出空间，比如想法、感受、情绪、记忆、欲望、表象、冲动和感觉。在这个过程中，我们不与它们斗争、抵抗或逃避，而是对它们持开放态度，并为它们创造空间。我们允许它们在我们的内心自由流动，按照它们自己的节奏来去自由（只要这有助于我们有效地行动并改善我们的生活）。

3．认知解离（看见你的想法）

解离是指要学会"退后一步"，从而与我们的想法、意象和记忆脱离或分开。完整的学术名词是认知解离，但通常被我们简称为解离。在这个过程中，我们退后一步去观察自己的想法，看见自己的想法本来的样子。通过观察的态度来保持距离，而不是卷入其中。我们允许它们出现或引领我们，但不让它们支配我们。

4．以己为景（观察性自我）

在日常语言中，我们的头脑可以分为两个不同的部分，一部分负责思考，另一部分负责观察。当我们提到"头脑"时，我们通常指的是思考的部分——产生思想、信念、记忆、评价、幻想和计划等。而我们不常提到的是观察的部分，即我们觉察到任何时刻我们所想、所感、所为的部分。在ACT中，负责观察的部分被称为"以己为景"。治疗师通常不会明确地向来访者介绍自我观察，但如果治疗师这样做了，其可能会被称为"观察性自我""觉察性自我"，或者简单地说"您在观察的那部分"。

5．承诺行动（为所当为）

承诺的行动意味着在我们价值观念的指导下采取有效的行动。这包括身体活动（我们用身体做什么）和心理活动（我们在内心世界做什么）。了解我们的价值观念固然重要，但只有将它们付诸实践，我们的生活才会变得丰富、充实且有意义。

6．价值（知道什么是重要的）

"你在生活中想要追求什么？你如何度过你在这个世界上的短暂时光？你希望如何对待自己、他人以及周围的世界？"价值是身体或心理活动的理想品质。换句话说，价值描述了我们希望如何表现，以及我们希望在持续发展的基础上如何行动。我们经常将价值观念比作指南针，因为其为我们指明方向，引导我们人生的旅程。

（三）案例：焦虑障碍的ACT治疗

小李是一名35岁的公司项目经理，面临着巨大的工作压力和家庭责任。他经常感到焦虑和沮丧，担心自己无法满足工作和家庭的期望。这种持续的心理压力导致他失眠、注意力不集中，并对其工作和家庭生活产生了负面影响。

基于ACT的治疗过程如下。

1．接触当下（此时此地）

在治疗的初期，治疗师引导小李进行一系列的正念练习，帮助他学会将注意力集中在当前的体验上，而不是过去的失败或未来的担忧上。通过呼吸练习和身体扫描，小李开始意识到自己在当下时刻的真实感受，而不是被过去的失败或未知的恐惧所左右。

2．接纳（开放）

在接纳阶段，治疗师鼓励小李接受自己的情绪和感受，而不是试图改变或消除它们。小李学会了对自己的焦虑和沮丧持开放态度，允许这些情绪存在，而不是与之抗争。这种接纳的态度帮助他减少了对情绪的抗拒，从而减轻了心理压力。

3．认知解离（看见你的想法）

治疗师帮助小李认识到他的许多焦虑和沮丧情绪是由他的思维模式引起的，比如"我必须完美"或"如果我失败了，我就是一个失败者"。通过认知解离的练习，小李学会了观察这些想法，而不是被它们所控制。他开始意识到这些想法只是思维的产物，而不是事实。

4．以己为景（观察性自我）

治疗师引导小李发展他的观察性自我，帮助他意识到自己不仅仅包括他的思维、情绪和感受，而是一个能够观察这些体验的更大的存在。通过这种观察，小李开始认识到自己有能力选择如何回应内心的体验，而不是被它们左右。

5．承诺行动（为所当为）

在承诺行动阶段，小李制订了一系列具体的行动计划，以实现他的目标。他开始每天花时间与家人相处，每周安排时间进行自我提升的活动，并在工作中设定更实际的目标。通过这些行动，小李的生活质量得到了显著改善，他的焦虑和沮丧情绪也得到了有效缓解。

6. 价值（知道什么是重要的）

在价值阶段，治疗师帮助小李明确他在生活中真正重视的是什么，比如家庭、工作成就和个人成长。通过明确什么是重要的，小李开始重新评估他的生活选择和优先级，确保他的行为与他的价值观念保持一致。

7. 治疗效果

通过ACT的六个核心治疗过程，小李学会了如何更好地管理自己的情绪和思维，他的生活质量和心理健康状况都有了显著的改善。他不再被焦虑和沮丧所困扰，而是能够以更加积极和有目标的态度面对生活中的挑战。

四、正念认知疗法（MBCT）

（一）MBCT概述

正念认知疗法（MBCT）是辛德尔·西格尔等于2002年正式提出的。正念认知疗法是第三浪潮CBT的代表之一，它将传统CBT与正念练习相结合。MBCT的目标是通过提高来访者对当下情绪和思维模式的觉察力，减少其负性自动化反应（特别是在情绪波动和抑郁症复发的情况下）。MBCT强调，抑郁症复发的关键在于个体对负性情绪和思维模式的自动化反应。特别是在负性情绪或应激事件发生时，来访者可能会陷入反刍思维（rumination），进而激活与抑郁相关的思维和情绪网络。MBCT通过正念练习，帮助来访者察觉这些模式，减少与负性思维的过度纠缠，从而中断这一恶性循环。

（二）MBCT治疗方法及特点

MBCT的核心技术包括正式的冥想练习和非正式的日常活动练习，如呼吸正念、身体扫描、行走冥想等。这些练习帮助个体专注于当下，限制过度思考和反复思考的行为。

MBCT的特点在于其双重作用：一方面，它提供早期预警系统，以识别可能导致抑郁的思维模式；另一方面，通过专注于当下，帮助个体限制这些负面思维的影响。此外，MBCT强调无评判的态度和对当前体验的觉察与接受，这有助于提高个体的情绪调节能力。

在临床应用中，MBCT已被证明在预防抑郁症复发、改善情绪反应、减少焦虑和抑郁症状方面具有显著效果。研究表明，MBCT能够有效减少个体对悲伤情绪的反应，并提高情绪调节能力。此外，MBCT还被用于治疗慢性疼痛、焦虑症以及多种精神健康问题。

MBCT的效果不仅限于心理层面，还涉及生理层面，例如降低皮质醇水平，从而改善应激反应。该疗法通常以八周的团体课程形式进行，每周一次，每次约90分钟。参与者需要在家中进行每日的家庭作业练习，以巩固在治疗中获得的技能。

（三）案例：预防抑郁症复发的MBCT治疗

> 来访者C，40岁女性，有三次重度抑郁症发作史，最近情绪低落、失眠加重，并对未来失去希望。她担心抑郁症复发，前来寻求心理治疗的帮助。治疗师针对来访者C的情况制订了以下MBCT八周课程计划。

基于MBCT的治疗过程如下。

1. 第一周：觉察与基础练习

（1）本周目标：帮助来访者通过专注当下来减少反刍思维和自动化反应。

（2）主要活动：学习正念呼吸练习，引导来访者将注意力集中在呼吸上，觉察吸气和呼气的节奏；教授注意力漂移的处理技巧，当注意力离开呼吸时，用温和的方式将注意力带回。

（3）来访者反馈：来访者C表示自己的注意力难以集中，但逐渐感受到更多的控制感。

2. 第二周：身体扫描练习

（1）本周目标：通过觉察身体感受来提高对情绪和压力信号的敏感性。

（2）主要活动：引导来访者逐一关注身体的不同部位（从脚趾到头顶）；觉察身体的紧张点、舒适区域或麻木感，不做评判，只是观察。

（3）来访者反馈：来访者C在练习中意识到肩部和下颚的紧张感与焦虑情绪的关联。

3. 第三周：观察负性情绪和思维模式

（1）本周目标：帮助来访者识别和记录负性情绪和思维模式。

（2）主要活动：引导来访者记录日常中情绪波动的触发点及其相关思维（如"我做不好工作"等）；在小组中讨论这些负性自动化反应如何影响情绪和行为。

（3）来访者反馈：来访者C逐渐察觉到自己对失败的过度反应。

4．第四周：减少对负性思维的自动化反应

（1）本周目标：帮助来访者减少对负性思维的自动化反应。

（2）主要活动："思想列车"练习，将思维比作驶过的列车，鼓励来访者观察并减少对特定列车的关注；教导如何以"观察者"的视角看待自己的思维。

（3）来访者反馈：来访者C表示"与思维保持距离"的练习使她减少了对"失败感"的沉浸式体验。

5．第五周：正念行动

（1）本周目标：引导来访者将正念融入日常活动中，增强对生活的掌控感。

（2）主要活动：引导来访者在进食、行走等日常活动中实践正念，觉察当下的感官体验；鼓励来访者探索哪些行为能带来情绪改善，并融入日常活动中。

（3）来访者反馈：来访者C表示正念行动使她体验到久违的平静感。

6．第六周：接纳负性情绪

（1）本周目标：帮助来访者接纳负性情绪，而非试图回避或消除。

（2）主要活动：进行情绪接纳练习，引导来访者将负性情绪视作正常的人类体验，而非问题；用"情绪天气"隐喻，将情绪比作天气，强调变化的自然性。

（3）来访者反馈：来访者C开始减少对"低落情绪"的抗拒，感受到更多的内在平和。

7．第七周：行为激活与价值导向

（1）本周目标：引导来访者从正念觉察中找到与个人价值一致的行动。

（2）主要活动：帮助来访者识别日常生活中能带来意义和愉悦的活动，如社交、运动或艺术创作等；制订具体的计划，将这些活动融入日常。

（3）来访者反馈：来访者C重新开始尝试绘画，并发现自己能够从中获得满足感。

8．第八周：总结与展望

（1）本周目标：整合八周课程的核心技能，制订长期的正念练习计划。

（2）主要活动：复习正念练习（如呼吸觉察、身体扫描等）和认知技巧（如观察思维等）；制订个性化的预防复发计划，比如每天10分钟的正念练习或记录情绪日志。

（3）来访者反馈：来访者C表示更能觉察自己的情绪变化，并对未来的不确定性感到更有信心。

（杨俊凯）

~本章小结~

（1）传统行为疗法基于经典条件反射和操作条件反射，通过改变行为来解决心理问题，主要关注于通过奖励或惩罚来塑造和改变个体的行为模式。

（2）第三浪潮认知行为疗法特别强调接纳负面情绪和思维，并通过正念、静观等技术帮助个体提高心理灵活性，从而更好地应对生活中的挑战。

（3）第三浪潮认知行为疗法包括一系列方法，主要包括辩证行为疗法（DBT）、接纳与承诺疗法（ACT）、正念认知疗法（MBCT）等。

（4）辩证行为疗法（DBT）包括四个核心模块，即正念模块、情绪调节模块、人际效能模块、痛苦容忍模块。

（5）接纳与承诺疗法（ACT）的六个核心治疗过程是接触当下、接纳、认知解离、以己为景、承诺行动和价值。

第九章
后现代心理治疗

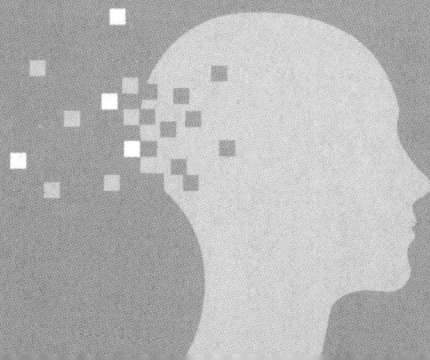

学习目标

1. 理解后现代心理治疗的基本理念。
2. 掌握焦点解决短期治疗、叙事疗法等后现代心理治疗方法。
3. 运用后现代心理治疗的理念分析案例，了解其在实践中的应用。

关键词

后现代心理学
去中心化
短期焦点解决治疗
叙事疗法

01

第一节　后现代心理治疗概述

后现代主义是20世纪后半叶在西方社会流行的一种新的哲学、文化思潮。其观点和主张与传统的观点迥然相异。后现代主义是通过挑战传统或现代文化、观念而形成的一种新的文化思潮，其特点是批判性、求异性和创新性，是在对各个领域流行的、大家习以为常的所谓现代或现代主义的种种思想、观念进行反思、批评、解构的基础上产生的新的思想或观念体系。后现代心理学是20世纪80年代中后期在西方心理学界逐渐兴起并传播开来的一种新的心理学思潮，其特征在于对现代心理学（尤其是以实验主义、实证主义和个体主义为宗旨的科学主义心理学）予以反叛和消解。后现代心理治疗有以下主要特点。

一、多元化的研究对象与视野

后现代心理治疗在研究对象和视野上，突破了科学主义心理学的局限，倡导多元化的探索途径。科学主义心理学强调研究对象的可观察性，追求绝对性、客观性和普遍性真理，然而这种追求不可避免地舍弃了心理学领域的许多重要内容。后现代心理治疗则主张直面人生，通过多种途径、运用多元思维和方法来揭示人类丰富的心理世界。格根指出，研究者应放开手脚，更新和发展研究技术，关注各项心理技术的社会价值及其在评估、治疗方面的意义，以获得社会各界及公众的认可。

二、重视情境性与本土化知识

后现代心理治疗对心理学知识的看法也不同于科学主义心理学。科学主义心理学认为，正确、合法、科学、客观的心理学知识只有一种，即可以通过实验、客观方式，运用数学语言加以表达的知识。后现代心理治疗更看重从日常生活中获得的各种具有应用价值的、具体的、实际的、情境性的知识及其价值。

三、研究方法的多元与质性倾向

后现代心理治疗在研究方法上与科学主义心理学有着显著的分歧。科学主义心理学主要依赖于客观观察、实验和实证方法，而后现代心理治疗则主张研究方法的多元化，重视质性研究。质性研究在后现代心理治疗中占有重要地位。后现代心理治疗主张恢复和重视心理学质性研究的地位和价值，以弱化科学主义心理学对量化研究的过分重视。后现代心理治疗的研究过程不再被视为对某种客观现实的不偏不倚的摹写，而是在具体的、当下局部的情境中，通过与研究对象对话、互动来建构研究对象的过程。

四、学科性质的交叉与整合

关于心理学的学科性质，科学主义心理学倾向于将心理学定位为自然科学，而后现代心理治疗超越了心理学是自然科学还是人文社会科学的传统二分法，主张学科间的交叉融合。以格根等为主的社会建构论者继承了存在主义、现象学、释义学、文学评论、后现代思想等理论主张，倾向于将心理学划归到人文社会科学阵营。他们认为，心理学应关注人的主观体验、意义和价值，而不是仅仅追求客观的、普遍的真理。

五、强调实践应用与社会服务

后现代心理治疗强调心理学的实践应用应与社会现实紧密结合，关注人们的日常生活和对现实问题的适应和解决。它提倡心理学家应积极参与社会实践，为大众提供心理治疗服务，解决人们的心理问题，提升人们的心理健康水平。同时，后现代心理治疗还注重心理学的社会服务功能，认为心理学应为社会发展和进步作出贡献。

综上所述，后现代心理治疗在多个方面都表现出独特的特点。这些特点不仅丰富了心理学的内涵，还为心理学的发展提供了新的思路和方向。后现代心理治疗以其开放、包容、多元的姿态，为心理学的未来发展注入了新的活力。

02

第二节 焦点解决短期治疗

一、焦点解决短期治疗介绍

焦点解决短期治疗（solution-focused brief therapy，SFBT）是由 Steve de Shazer 和 In-soo Kim Berg 夫妇在20世纪80年代初期共同创立的心理治疗方法。如今，焦点解决短期治疗已经被应用到诸多领域。

焦点解决短期治疗是让来访者用尽可能短的时间在生活中找到改变的方法。它相信改变有两个根本来源：第一，通过鼓励来访者描述他们想要的未来——如果治疗成功的话，他们的生活会是什么样子的；第二，通过详细列举他们已经具备的技能和资源——那些现在和过去成功的例子。通过这些描述，来访者可以决定他们应该怎样生活。核心"理论假设"是，治疗目标应由来访者决定，而来访者本身拥有促使其改变的资源。

焦点解决短期治疗的次数一般在4～6次，最多不超过8次。焦点解决短期治疗中的"短期"指的是高效，而不是时间上的"短"，焦点解决短期治疗两次会谈之间的间隔时间较长，给来访者足够的时间来做些不一样的事。因此4次治疗可能会用10周左右的时间。焦点解决短期治疗可用于个人、夫妻或家庭，药物治疗及其他治疗可以与焦点解决短期治疗结合使用。

二、焦点解决短期治疗的流程

焦点解决短期治疗初次会谈通常遵循一定的模式，构建来访者所希望的结果，引导来访者描述这个结果看起来是什么样子的，并寻找那些已经存在的例子，以下是焦点解决短期治疗工作流程的一个简单综述。需要说明的是，这一流程并不是治疗师必须遵守的"规则"，而仅仅是一个参考。

（一）第一次会谈

1."远离问题"的开场

"远离问题"的开场旨在建立良好的治疗关系，了解来访者的资源，为后续治疗做铺垫，以期达到以下效果。

（1）能够让治疗师在会谈开始的几分钟内，看到来访者这个"人"，而不是来访者的"问题"。

（2）允许治疗师"选择"自己将要和什么样的来访者会谈。

（3）它始于"收集资源"的过程，可以为来访者和治疗师做好准备，去解决治疗过程中的任何问题。

治疗师在进行"远离问题"的谈话时，无论来访者说什么，治疗师都要注意寻找来访者的资源，治疗过程并没有改变来访者，但它让来访者发现自己的资源，并利用这些资源让自己发生改变。发现并注意到来访者的资源是焦点解决短期治疗实践非常关键的元素。

2.达成合约

焦点解决短期治疗初次会谈通常遵循一定的模式，构建来访者所希望的结果；引导来访者描述这个结果看起来是什么样子的；寻找那些已经存在的例子。这三方面的内容可以通过以下三个核心问句反映出来，之后，所有的焦点解决问句都建立在这三个问句的基础之上。

问句1：您最希望在我们会谈之后有哪些收获？

问句2：如果您的这些希望都实现了，您的生活会有哪些不同？

问句3：有哪些已经发生的事情，可以促使您的希望成真？

焦点解决短期治疗师可以以这三个问句为框架进行一次成功的短期治疗。不同的治疗师在第二个问句和第三个问句的使用顺序上可能会有自己的偏好，然而一切会谈都从第一个问句开始，因为在不知终点的情况下我们很难将谈话引导至正确的方向。

问句1强化了以来访者为中心的视角，焦点解决短期治疗既是来访者中心取向，又是以结果为导向的，然而这不意味着治疗师会直接接受来访者对问句1给出的第一次回答。回答不仅仅要在治疗师的职责范围内，并且可行，还需要代表结果而非过程的回应。

问句2描述了期待的未来，它是另一种生活的方式，有五个核心的特点。

（1）正向的：是来访者想要的，也就是来访者想要用什么来替代问题。

（2）实际的、可观察的行动：将感觉转化成行为。

（3）具体的：事件、地点、行动、环境。

（4）多重视角：通过他人的眼睛看到的。

（5）互动的：描述他人的影响，以及这些影响对自己产生的影响。

问句3聚焦于寻找例外，并围绕例外继续探讨，使其变得比问题更强大。因为人们不可能完全处在一种行为模式中，无论问题模式是多么顽固，总有例外存在，那个时候我们一定在做不同于问题的事情，如果足够重视，它将会成为解决方案。

一旦明确了来访者通过会谈想要实现的目标，下一步可以引导来访者描述如何知道自己最期待的事情已经实现了。"假如您今晚实现了您的目标，明天您会做些什么呢？"这一问句被称为"明天问句"。

例外问题示例：

> "在过去的某个时刻，您是否有过感到轻松或愉快的时刻？那时您是如何做到的？"
>
> "您能否回忆起一个时刻，尽管情境艰难，但您仍然感到自信和可以掌控？"

这种探索可以帮助来访者意识到，即使在困难时期，来访者也曾成功应对挑战。发现这些"例外"不仅增强了来访者的自我效能感，也为寻找解决方案提供了重要线索。

【知识链接9-1】

量 尺 问 句

　　焦点解决量尺的核心功能是引导来访者将注意力转向未来积极变化，而非单纯评估问题严重程度。常用的焦点解决量尺有宏观量尺和信心量尺。

　　宏观量尺的使用方法：在来访者描述了未来之后使用，如："10分代表您刚才描述的那些未来生活中的变化/期待的未来，0分代表最糟糕的情况/与您所期待的未来完全相反。您觉得您现在能打几分？您现在打了N分，您觉得达到几分您就会觉得"足够好"了呢？"

　　焦点解决短期治疗通常不会让来访者想象最糟糕的情形，因此对0分代表什么的界定十分重要，以便来访者可以持续聚焦于自己的进步，而不是自己所担心的事情，当0分代表来访者决定预约治疗的那一刻时，治疗师可以鼓励来访者去思考会谈后的改变。

　　信心量尺的使用方法：治疗师邀请来访者对实现期待的未来的信心从0分到10分进行打分，或是在特定的时间范围内增加1分。这样做的目的是，如果来访者提供一些信息，治疗师可以询问是什么让其觉得有信心。

3．结束会谈

　　在会谈结束之前，治疗师可以进行一次简短的暂停，反思刚才来访者认为有用的地方。接下来，治疗师对本次会谈进行总结，认可来访者所做的努力，并对其期待的未来表示欣赏，同时指出有哪些是已经成功的经验。这样做的目的是让来访者确信其所说的内容可以帮助自己进步。

（二）后续会谈

　　第二次或接下来的几次会谈中，治疗师会紧跟来访者取得的进步，因此开场问题通常是，从上一次会谈到现在有哪些改善？

　　在这里，治疗师可以从前面流程中的问句3直接开始会谈。因为通常在后续的工作中不需要再一次询问来访者"最期望的收获"或"期待的未来"。治疗师可以再一次使用量尺明确来访者已经获得的进步，并寻找放大和巩固进步的方法，如果来访者反馈没有进步，或事情变得更糟了，这时治疗师有很多种选择，如寻找例外等。

（三）结束治疗

治疗师的角色是站在旁观来访者生活的角度提出问题，在会谈的最后用来访者说过的话来总结。如果治疗次数不断延长时，治疗师会更加直接地关注治疗结束，可以尝试提问："想象一下，有一天早上您醒过来，您知道我们不再需要见面了。那么您注意到发生了什么，就知道不需要后续的会谈了呢？"这个问题有助于再次将结果具体化。也可以用量尺："从0分到10分，0分代表您完全没有信心以自己的能力保持已取得的进步，10分代表您完全有信心可以做到，您觉得现在是几分？"然后提问："您如何发现自己已经达到了这个分数？"

【案例9-1 焦点解决短期治疗技术在大学生家庭困惑中的应用】

案例背景：小李（化名），男，20岁，大二学生，自称因其复杂的成长经历而感到精神疲惫。童年经历了龙凤胎妹妹去世、初中遭遇霸凌、高中父母离婚和大学期间爷爷去世，导致他经常胡思乱想。特别是近期父母决定复婚让他倍感压力，因此求助于心理治疗师。

治疗过程：

小李：老师，这次求助的主要原因是我最近感觉精神非常疲惫，脑子里想的事情很多，停不下来，有时候还不由自主地自言自语，跟生病了一样。

治疗师：能关注自己的情绪并主动寻求帮助并不是每个人都能做到的。是什么带给您这些困扰，能具体说说吗？（赞美、具体化技术）

小李：我小时候龙凤胎妹妹因病去世，其实主要是那时候家里条件不好，没能力治疗了；初中我遭遇了校园霸凌，高二时父母离婚，大一时爷爷去世……感觉身边发生很多不好的事情，自己却无能为力，压力很大，时常感到很疲惫、自言自语，我可能有病。

治疗师：您的经历比大多数同龄人坎坷，这么不容易您是怎么走过来的？（共情、导向正向和资源）

小李：小的时候没有太多感觉，到了中学时，会感到很难过，我就会看很多心理学方面的书籍，在高中时经过自我疏导好些了。但是最近这些事都会来来回回在我脑子里浮现，让我感到压力很大。

治疗师：中学时您就能够积极寻找解决办法，并成功疏导自己，这很了不起。那现在发生了什么事情让您又回想往事，并感觉压力很大呢？（赞美赋能，初步形成治疗目标）

小李：这学期，我妈妈想要复婚，我奶奶说让我爸为了我同意这件事，可是我作为一个男生感觉如果我爸要是同意复婚的话太憋屈了，不想让我爸为了我这么做。

治疗师：看得出来您很在意家人的感受，跟爸爸的感情很深。您最希望在我们会谈之后有哪些收获？（成果问句，形成治疗目标）

小李：我希望能更好地面对父母。

治疗师：那我们想象一下，如果有一天您能很好地面对爸爸妈妈，您觉得您跟他们之间和现在有哪些不同？（奇迹问句，导向解决）

小李：从初中开始我就一直住校，现在也是过年才回家，如果我们关系好些了，可能会经常打电话、发微信吧。

治疗师：您觉得现在的困难在哪？

小李：他们总把我当孩子，我感觉这次复婚也是为了我，这让我压力很大，难以接受。

治疗师：在父母的眼里，子女永远是孩子。不过毕竟现在上大学了，您有没有做过什么事情，让他们觉得您长大了？（一般化，例外问句）

小李：去年爷爷去世，我回家张罗了好多事，我叔叔跟我说，"以后咱们这个家还得靠你"。

治疗师：是啊，随着年龄增长，您的能力也在增长，他们的孩子慢慢成为他们的靠山了。（扩大和转移觉知，重新建构）您觉得父母现在做的所有决定，完全是建立在把您当小孩子的基础上作出的吗？

小李：那倒也不是。这些年家里好多事情我都能帮上忙，有时候我爸还夸我。

治疗师：能当家里的主心骨，您的爸爸一定也很欣慰。父母选择分开的时候您还是高中生，您当时是怎么想的？（赞美，应对问句）

小李：我从小是爷爷奶奶带大的，爸爸妈妈感情一直也不是很好，那个时候我觉得那是大人的事，我也管不了，再加上住校，也不清楚什么时候他们就分开了。

治疗师：也就是说，您当时能接受父母的选择？（寻找资源）

小李：好像是的。

（案例来源：https://www.hd-u.com/zwhyjs/info/1153/1807.htm，有改动。）

03

第三节 叙事疗法

一、叙事疗法概述

叙事疗法（narrative therapy）的创始人为澳大利亚的迈克尔·怀特和新西兰的大卫·艾普斯顿。他们在 20 世纪 80 年代共同发展了这一疗法，旨在通过新的视角帮助个体理解和重构自己的生活故事。在此之前，传统的心理治疗往往聚焦于个体内在的心理功能和病理，然而迈克尔·怀特和大卫·艾普斯顿的叙事疗法则强调了文化和社会背景对个体身份和经历的影响。

迈克尔·怀特在与来访者的互动中引入了"外化"（externalization）这一概念，这一概念强调将来访者与他们面临的问题分开，让来访者能够以更为客观的视角理解和反思问题。同时，怀特认为，人们的生活丰富多彩，不应仅仅被病理化，更应被视为个体故事的构成部分。因此，他鼓励来访者通过叙述自己的经历，重建与经历的关系，从而赋予自身更多的选择和活力。大卫·艾普斯顿则在叙事疗法的实践中提供了许多实用的技巧与方法。他们共同的目标是帮助来访者在自己的生活故事中找到希望与力量，不再被过去的经历所束缚，从而实现自我治愈。这一理论不仅改变了个体如何看待自己的心理健康，同时也推动了心理治疗领域的理论创新和实践演变。

在叙事疗法的框架下，心理病理被视为对个体生活故事中问题部分的反映，而并非个体内在性格或心理结构的缺陷。这种理解使得治疗的重点不再是对症下药，而是探讨、揭示和重塑个体叙事。在这一过程中，个体生命故事不是随意构造的，而是在其文化、家庭、社会背景影响下形成的。

叙事疗法强调问题并不属于个人，而是外在于个人的，不同的生活事件都会影响个体对问题的理解。叙事疗法的核心目标是帮助来访者重新书写自身的故事，认识到这些问题并非个人固有的缺陷，而是与多种外部环境因素交织在一起的结果。例如，一名经历过家庭暴力的来访者可能认为自己应该受到这样的对待，而叙事疗法的运用则会促使其意识到这种理解是如何在家庭、社会和文化背景下形成的。在这一过程中，来访者逐步明白自身并不是问题的源头，从而能够更加清晰地了解自己与问题的关系。

叙事疗法是一种灵活且广泛适用的治疗方法，适用于多种心理问题和困扰。对于焦虑症患者，叙事疗法能够帮助他们识别并外化导致焦虑的思维模式，为其提供新的应对方式和思路。抑郁症患者可以通过重新构建生活故事，找到内在的力量与希望，从而减少抑郁情绪对生活的影响。在创伤后应激障碍（PTSD）的治疗中，叙事疗法能帮助经历过创伤的个体重新叙述自己的经历，使其从创伤中恢复并重建对生活的信心和希望。叙事疗法不仅适用于个体治疗，也适用于家庭或夫妻治疗，以帮助关系中的每个成员理解对方的故事，从而改善沟通与互动方式。

二、叙事疗法的操作过程

叙事疗法的主要目标在于通过重构故事，帮助个体找到新的生命意义，促进个体自我治愈。其操作过程一般分为几个关键阶段，以确保个体能够在支持性的环境中进行有效的探索和重构，具体内容如下。

（一）建立关系，界定问题

在治疗的初始阶段，治疗师会详细了解来访者的背景，包括文化、家庭、教育等背景，强调来访者在治疗过程中的主动性，治疗师需要与来访者建立一种真正的信任关系。治疗师创建一个安全的环境，通过展示同理心与尊重，使来访者的声音和经历被放在中心位置，让来访者愿意分享自己的故事。人们对与自身密切相关的问题所做的界定常有相似性，然而问题的影响或人们对问题的认知总是有着独特的个体经验。因此，除了非常普遍的情况外，在与来访者讨论之前，治疗师通常难以预测问题所产生的影响。人们可以运用特定行为来界定问题，如"他发了一顿脾气"，也可以是一般性的描述，如"我们的沟通有问题"。在来访者无法依照自己的经验界定问题时，治疗师可以提出几种可能，然后由来访者核验，以决定其是否符合来访者的经验。

【案例9-2　易怒的妈妈】

张丽（化名）是一名单亲妈妈，她的两个孩子分别11岁和10岁。她因为家族中易怒的氛围来寻求心理治疗师的帮助。她认为家庭的每个成员，包括她自己，都通过发脾气的方式来宣泄挫折。在问到这种情况对她生活的影响时，她说所有人都鼓励她避免和孩子发生冲突。但是在厘清避免和孩子发生冲突对亲子关系所造成的影响时，她突然发现这种行为会迫使她放弃自己的权益。

当治疗师询问她，这是否表示其他人总是将她的付出视为理所当然呢？她回答："对!"

当询问她认为自己有什么脆弱之处使其他人容易将她的付出视为理所当然时，她认为"内疚"成为可能的"被告"。如此一来，会谈内容成了需要界定的问题，这里包含她许多重要的个体经验。治疗师接下来的工作是聚集于内疚带给她的影响，发现特殊意义经验。

（二）外化问题

外化是一种治疗方法，这种方法鼓励人们将压迫他们的问题客观化或拟人化。在这个过程中，问题变成了与人分开的独立个体，因而它得以脱离原本被认定为问题的人或关系。问题从原本被视为属于人或关系的内在且不易改变的存在，通过外化变得较容易改变、比较不束缚人。

外化可以协助来访者把个人、关系和问题分开，从不被问题占据的新角度描述自己、彼此和关系，进而发展出不同的生活模式和比较有吸引力的故事。人们能够找出生活与关系中与自己问题的描述互相矛盾的"事实"，而这些"事实"在原有的描述中是难以深究的。新的故事之所以能够产生，关键就在于这些"事实"。

外化问题有以下几个优点。

（1）减少无益的人际冲突，包括谁该对问题负责的争吵。

（2）减少失败感，许多人在努力解决问题却失败后对问题的持续存在常常会产生失败感。

（3）让人们为合作互相铺路，使人们能够共同努力面对问题，避免问题对生活与家庭关系造成不利影响。

（4）开启新的可能，使人们能够采取行动，从问题和问题的影响中重新审视生活与家庭关系。

（5）使人能对"严重得要命"的问题采取轻松、有效的应对方式。

（6）提供对话的可能，而非仅止于独白。

在外化问题的脉络中，人与关系都不是问题，问题本身是问题，人与问题的关系也是问题。例如，将"我很焦虑"转化为"焦虑在我的生活中扮演了一个重要角色"。这一方法让来访者从一个更客观的角度来考察问题，而不是将问题内化为自身的缺陷。外化不仅能够减少来访者对自我的指责，还能开启对问题的更深入探讨。

（三）探索故事

在外化问题后，治疗师将运用倾听、提问和其他技巧，深入探索来访者的故事，了解其生活中的重要事件与经验。在这一过程中，治疗师会关注故事中的主线、重要角色、情感反应等，以帮助来访者审视生活的不同切面。这一阶段十分重要，因为通过共同反思，来访者得以理解故事的构建及其影响。

探索故事的过程始于第一次会谈，包含两组问句：第一组问句鼓励来访者找出问题对生活和关系的影响；第二组问句鼓励来访者找出自己对问题的"生命发展"的影响。这样的问句邀请来访者检视问题对生活和关系的影响，从而帮助来访者觉察、描述自己与问题的关系。这个过程使来访者脱离非经验性的、静态的世界（在这个的世界里，问题存在于人和关系之内），进而进入一个经验性的、动态的世界。在动态的世界里，来访者不仅可以发现采取积极行动的新可能，还可以发现依据弹性特点采取新行动的机会。

（四）寻找特殊意义经验

主线故事塑造了人们的生活和关系，问题的外化可使人们将自身与主线故事分开。如此一来，人们便可辨认出过去被忽略但其实非常重要的生活经验——这种经验无法从主线故事中预测出来，在叙事疗法中被称为"特殊意义经验"。只要找出特殊意义经验，就可以鼓励人们按照其中的新意义生活，至于能否成功，则取决于这些特殊意义经验能够建构出人们不同的生命故事。

特殊意义经验大多存在于问题与个人经验或家族成员之间的关系中。然而，我们很难在所有层面都找到特殊意义经验，只有在要促成新意义的发展时，才需要发掘特殊意义经验。此时，治疗师可以鼓励来访者回想和问题的影响互相矛盾的"事实"或事件。人们虽然在这些事件发生时已有过体验，但由于注意力被问题故事吸引而无法赋予这些经验新的意义。找出过去的特殊意义经验，就可以使人在当下开始发展新的意义。这一新的意义又能让人回头修正自己的个人史和关系史。

有些特殊意义经验是在会谈中出现的。来访者通常是通过治疗师的好奇，或在治疗师要求厘清感觉之时才注意到这种特殊意义经验的。这种当下的特殊意义经验通常很令人信服，是可以直接用来拓展新意义的。

【案例9-3 实现这个新故事】

赵迪（化名）虽然很难找出问题对自己的影响，但是在发现问题如何影响自己的生活以后仍感到十分震惊。事实上，惊愕已经明显使他下定决心，想办法不让问题把他逼到"角落"。（指向未来的特殊意义经验）

治疗师问他："您好像已经下决心要想办法解决问题了。"他表达了自己的坚决。"您能做些什么来拯救自己的生活？"他已经有了一些想法。"您能从哪里获得这些想法？""如果照这些想法去行动，您对自己的感受会有什么不同？"他回答会有很不一样的感受。"带着这种对自己不同的感受，您觉得生活当中的哪些事情会比较容易着手解决？"在回答这些问题时，他渐渐发现自己其实可以有比较美好的故事，接下来，他开始采取行动实现这个新故事。

（五）重新书写故事

最后一个阶段是帮助来访者重新书写自己的生活故事。叙事疗法认为每个个体都拥有克服困难的力量和潜能。治疗师通过探索来访者过去的成功经历与资源，帮助其发现自己内在的力量，治疗师引导来访者想象更积极、更具赋权意义的故事，鼓励来访者将过去的经历转化为对自我和未来的积极认知。这一过程中，治疗师可能会让来访者书写新故事，进行角色扮演，或借助艺术、图像等多样化的方法来表达和记录故事。这一阶段对促进来访者提高自我认知、增强自信心和提升对未来的期望至关重要。

【案例9-4　重构生活故事】

　　案例背景：小李（化名）是一名大三女学生，因学业和人际关系压力大产生焦虑。她自述常被负面情绪包裹，难以集中注意力，经常感到孤独。在家中，父亲偶尔家暴，母亲时常焦虑且重男轻女。小李自认为没有朋友，进入大三后与同学接触得更少。第一次接受心理治疗时，她精神正常但自我评价偏低。

　　案例分析：确认小李无精神性疾病，但学业和人际关系压力导致小李泛化性焦虑。分析认为，问题源于长期与父母断裂的联结和低自我价值感，以及缺乏社会支持。

　　治疗目标：短期目标为缓解与同学交往时的紧张情绪；中长期目标为促进小李学会积极自我接纳，增强自信心。

　　治疗过程：在初步治疗中，通过共情与倾听与小李建立联结。

　　外化问题：透过叙述与外化，治疗师对小李的焦虑进行拟人化处理，将焦虑区别于她本人，治疗师将焦虑命名为"大黑团"，使小李理解焦虑是外在的而非内在固有的。通过这种拟人化处理，小李逐渐意识到焦虑是可以被观察和处理的独立问题。

　　寻找特殊意义经验：帮助小李识别焦虑之外的正面经历，比如她感到未被问题影响的时刻及体验。通过回忆她姥姥的正面影响和学习心理学的积极经验，小李开始意识到自己具有应对复杂情绪的资源与能力。

　　重写故事：小李通过阅读正能量人物传记和参与各类活动，识别自己有价值的特质与能力。鼓励小李讲述她交友和学车时的积极经验，并通过回顾历史榜样人物，为自己找到新故事的素材。

　　内在赋能：指导小李使用放松技巧。在重新构建故事的过程中，小李运用心理学知识来有效缓解焦虑，通过渐进式肌肉放松法和积极联想练习，逐步提升专注力，最终增强了对学习的信心。

　　通过多次治疗和练习，小李学会了以不同视角审视自己的焦虑，逐步释放内在力量，自我效能感有所增强。这一过程展示了叙事疗法如何帮助来访者通过重构生活故事，找到积极改变的可能性，从而实现自我成长。

（李海哲）

~本章小结~

（1）本章介绍了后现代心理治疗的兴起及其核心原则。与传统或现代心理治疗注重诊断、病理和普遍性规律不同，后现代心理治疗更关注来访者的主观经验、文化语境和独特叙事。它对现代心理学中一些基本假设，如客观真理的存在、普遍适用的治疗方法等，提出了挑战，并强调了多元视角、情境化理解和社会建构的重要性。

（2）后现代心理治疗并非单一疗法，而是一种整合性的治疗取向。本章重点介绍了两种具有代表性的后现代心理治疗方法：一是焦点解决短期治疗，强调解决方案和未来，并运用积极提问引导来访者发现自身的优势和资源；二是叙事疗法，关注个体故事的重构，通过"外化"问题和寻找"特殊意义经验"以帮助来访者消除困扰。

（3）后现代心理治疗的方法都体现了以下特质：强调来访者自主性、重视个体差异性、关注治疗师与来访者之间的合作关系，并注重治疗的实际效果。后现代心理治疗并非寻求对心理问题的最终解释，而是与来访者共同构建新的、更具赋权意义的故事，以促进来访者成长。

第十章
艺术疗法

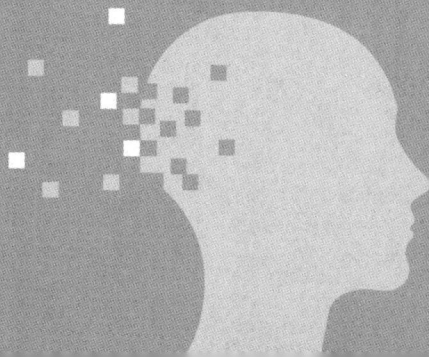

学习目标

1. 理解艺术疗法的核心概念、理论框架和心理学基础。

2. 了解音乐治疗、心理剧、舞动治疗等不同艺术疗法的特点、技术与适用范围。

3. 掌握艺术疗法中核心技术的应用，如角色扮演、音乐放松、即兴创作等。

关键词

音乐治疗

心理剧

角色扮演

象征性表达

自我觉察

治疗性转化

双椅技术

镜像技术

角色反转

舞动治疗

自由舞动

第一节　音乐治疗

一、音乐治疗概述

音乐治疗是一种通过有目的地使用音乐干预，促进个体的心理、情绪、身体和社会功能改善的心理治疗方法。作为一种跨学科的治疗形式，音乐治疗结合了心理学、医学与艺术学的知识，通过音乐的独特特性，实现情绪调节、压力缓解及心理健康水平提升。

二、音乐治疗的形式与技术

音乐治疗的形式与技术因治疗目标、个体特点以及文化背景的不同而多样化。总体而言，音乐治疗可以分为主动音乐治疗、被动音乐治疗，以及结合其他治疗形式的结合性音乐治疗。以下内容详细介绍了各类形式及其具体技术。

（一）主动音乐治疗

主动音乐治疗是指个体通过参与音乐的创作、演奏和声音表达，主动与音乐互动，以实现治疗目标的一种方式。这种形式能够提高个体的自我表达能力，同时促进自我探索与情绪释放。

1. 演奏与即兴创作技术

1）演奏音乐

治疗师为个体提供乐器（如钢琴、吉他等），引导个体通过演奏特定旋律或节奏表达自己的情绪。例如，个体在演奏节奏较快的音乐时，可以释放愤怒或焦虑情绪。

2）即兴创作

即兴创作技术允许个体在没有固定旋律或节奏的情况下，随意使用乐器或声音进行表达。这种方法不仅能帮助个体释放压抑的情绪，还能激发创造力，探索内在潜意识内容。

（1）即兴演奏：个体使用不同的乐器自由演奏，治疗师在旁提供节奏或旋律上的引导，营造安全的互动氛围。

（2）即兴互动：个体与治疗师共同演奏，通过即兴互动的方式，建立深层的心理联结。

2．歌唱与声音表达技术

1）歌唱疗法

个体通过演唱歌曲来表达情感、缓解压力。例如：通过演唱积极向上的歌曲，个体可以增强自信心和调节情绪状态；演唱舒缓的歌曲则有助于释放悲伤的情感。

2）声音表达

引导个体利用声音进行表达，如发出长音、喊叫、低吟等。这种方法能够帮助个体通过声音来释放内心的压抑情绪，提升身体觉察力，建立声音与身体的联结。

（二）被动音乐治疗

被动音乐治疗是指个体以听觉为主，通过接受和体验音乐的方式来达到心理治疗的效果。这种形式适合身体活动能力较弱或情绪压抑的个体，可以通过聆听和放松来改善其心理和生理状态。

1．音乐聆听技术

1）针对性音乐聆听

治疗师根据个体的需求选择特定的音乐供其聆听。例如，为焦虑症患者选择缓慢、低音调的音乐，帮助其放松；为抑郁症患者选择旋律明快的音乐，激发其积极情绪。

2）个性化音乐选择

通过与个体沟通，选择与其自身经历相关或能产生情感共鸣的音乐。例如，个体可能对某些在童年时期听过的音乐有特别的情感联结，治疗师可以将这些音乐融入治疗过程中。

2．音乐放松训练

1）背景音乐放松

选择缓慢、重复性强的音乐（如自然音乐或轻音乐等），帮助个体放松肌肉、降低心率。治疗师可结合深呼吸或渐进式放松技术，使音乐的放松效果更显著。

2）引导式音乐冥想

在轻音乐的背景下，治疗师引导个体进行冥想，帮助其专注于音乐的旋律与节奏，从而缓解压力和焦虑。

（三）结合性音乐治疗

结合性音乐治疗是将音乐与其他艺术形式或治疗技术进行结合，通过多感官的体验和整合式的治疗方法来达到更综合的治疗效果。这种方法适用于多种情境，尤其适用于存在心理创伤或多重心理需求的个体。

1. 音乐与其他艺术形式的结合

1）音乐与绘画

个体在聆听音乐时，根据自己的情感和联想创作绘画作品。这种结合能够将听觉体验转化为视觉表达，帮助个体更直观地探索和理解自己的情绪。

2）音乐与舞蹈

个体在音乐的伴奏下，通过身体动作或舞蹈来表达情绪。例如，利用快节奏音乐进行动态舞动可以释放压抑情绪，而缓慢音乐下的流畅动作则能促进身体与心理的平衡。

2. 音乐与正念冥想的结合

1）正念音乐冥想

个体在特定的音乐背景中练习正念，将注意力集中在当下的音乐体验上。这种方法能够提高个体对自身情绪状态的觉察力，同时通过音乐的辅助作用来增强冥想过程的放松效果。

2）音乐呼吸训练

结合音乐节奏进行深呼吸练习，例如随着舒缓的音乐调整呼吸频率，帮助个体缓解焦虑和降低心率，增强内在的平静感。

以上是音乐治疗的主要形式与技术，每种形式和技术都有其独特的应用场景和效果。主动音乐治疗强调个体的积极参与与创造性表达，被动音乐治疗侧重于音乐带来的放松与体验，而结合性音乐治疗则通过多元艺术与技术的融合，增强治疗的整体效果。治疗师需要根据个体的需求和能力选择适合的技术，帮助其达成心理与身体的康复目标。

三、音乐治疗的应用领域

音乐治疗作为一种科学与艺术相结合的治疗方式，具有广泛的适应性，适用于心理障碍、特殊人群及医学领域的多种情境。以下详细探讨音乐治疗在心理障碍、特殊人群以及医学领域中的主要应用场景和效果。

（一）音乐治疗在心理障碍中的应用

音乐治疗在心理障碍的干预中具有显著的疗效，尤其在调节情绪、缓解焦虑和改善认知功能方面表现突出。

1．抑郁症的音乐干预

音乐治疗被广泛应用于对抑郁症患者的干预，旨在通过音乐来调节情绪、减少负性思维，并增强心理韧性。

1）音乐聆听

使用舒缓、愉悦的音乐可以帮助患者减少抑郁情绪。研究表明，定期聆听积极情绪的音乐可以增强人们的幸福感。

2）即兴创作

患者通过即兴音乐创作或乐器演奏，表达压抑的情绪，释放心理压力，从而达到情绪的宣泄和舒缓。

3）歌唱疗法

通过歌唱来促进患者与他人的交流，改善社交孤立状态，进而调节整体情绪。

2．焦虑障碍的音乐治疗

音乐治疗对缓解焦虑障碍中的情绪过度唤起和身体紧张症状有显著作用。

1）音乐放松训练

利用低频、缓慢节奏的音乐引导患者进入深度放松状态，有助于缓解焦虑情绪和减少生理压力反应（如心率、血压等）。

2）音乐冥想

结合正念技术，在轻柔的音乐背景下引导患者专注于当下，减少负性思维和缓解焦虑症状。

3）即兴创作

通过自由演奏乐器和音乐互动，患者可以表达内心的焦虑和压力，获得释放和情绪调节。

（二）音乐治疗在特殊人群中的应用

音乐治疗对特殊人群（如儿童孤独症患者和老年痴呆症患者）具有重要作用，通过个性化的干预方案，帮助他们改善功能障碍，提升生活质量。

1．儿童孤独症谱系障碍中的音乐干预

音乐治疗是儿童孤独症谱系障碍常用的辅助干预方式，能够显著提高儿童孤独症患者的沟通能力、社交互动能力和情绪调节能力。

1）音乐互动

通过即兴音乐创作或乐器演奏，鼓励儿童与治疗师或同伴互动，提高其语言表达能力和社交技能。

2）结构化音乐活动

设计符合儿童能力的音乐游戏（如节奏接龙、歌曲模仿等），帮助其提高专注力和行为控制能力。

3）情绪表达

通过音乐来帮助儿童表达难以用语言描述的情绪，减少问题行为的发生。

2．老年痴呆症患者的音乐治疗

音乐对老年痴呆症患者的认知功能和情绪状态具有独特的积极影响。

1）音乐回忆疗法

通过播放与老年痴呆症患者过去经历相关的音乐，唤起其记忆和情感共鸣，有助于改善老年痴呆症患者的长期记忆和情绪状态。

2）音乐与身体动作结合

在音乐的伴奏下引导老年痴呆症患者进行简单的肢体动作（如拍手、摇摆等），有助于提高其身体协调能力，同时有利于增加其社交互动。

3）情绪安抚

使用舒缓的音乐可以减轻老年痴呆症患者的焦虑和烦躁情绪，提升其生活质量。

（三）音乐治疗在医学领域的应用

音乐治疗在医学领域的应用逐渐受到重视，尤其在疼痛管理和术后恢复等领域表现出独特的优势。

1．音乐在疼痛管理中的作用

音乐治疗可以作为一种非药物性的干预手段，减轻患者的疼痛感知并改善其情绪状态。

1）分散注意力

通过播放吸引注意力的音乐，减少患者对疼痛的集中感知，减轻疼痛体验。

2）调节痛觉神经通路

研究表明，音乐能促进多巴胺和内啡肽的分泌，降低疼痛敏感度，起到镇痛作用。

3）心理放松

通过音乐的节奏和旋律，缓解患者因疼痛而产生的焦虑和紧张情绪。

2．音乐对术后恢复的影响

音乐在术后恢复中的作用已被大量研究证实，其主要效果体现在减轻术后疼痛、缓解术后焦虑、加速恢复进程上。

1）减轻术后疼痛

术后患者在聆听舒缓音乐时，疼痛评分显著降低，这种作用与镇痛药物有协同效果。

2）缓解术后焦虑

在术后恢复期间，音乐能够帮助患者缓解对手术后遗症或恢复程度的焦虑，促进心理康复。

3）加速恢复进程

音乐刺激能够激活大脑的积极情绪区域，增强患者的主观幸福感，从而加快身体康复的速度。

通过以上内容可以看出，音乐治疗的应用领域广泛且效果显著。在心理障碍的治疗中，音乐能够调节情绪和提高认知功能；在特殊人群的治疗中，音乐能够促进交流、改善功能障碍；在医学领域的治疗中，音乐能够减轻术后疼痛、缓解术后焦虑并加速恢复进程。治疗师需要根据患者的特点和需求，灵活选择适合的音乐治疗形式，从而实现最佳的治疗效果。

02

第二节 心 理 剧

一、心理剧概述

心理剧（psychodrama）是一种独特的表达性艺术治疗方法，通过戏剧化的形式，让个体在虚拟的情境中重现、体验和探索自己的内心冲突和生活问题。作为一种团体治疗技术，心理剧综合了戏剧艺术与心理治疗的理论和实践，强调通过行动和互动来促进心理成长。心理剧是由雅各布·莫雷诺于20世纪初创立的一种心理治疗方法，它通过舞台化的表现形式，让个体在治疗过程中表达内在情感、重构生活事件，并探索解决问题的可能性。心理剧旨在通过行动，而非语言，帮助个体深入了解自己的人际关系、内心冲突和潜在资源，从而实现治疗目标。

（一）心理剧的基本特征

心理剧的基本特征包括以下几个方面。

1．行动为主

与传统的言语治疗不同，心理剧强调行动，通过角色扮演、情境重现和互动过程，促使个体直面内心冲突和未解决的问题。

2．多维视角

心理剧允许个体以不同的视角（如自己的角色、他人的角色或观察者的角色等）审视问题，从而促进对问题的全面理解。

3．团体互动

心理剧通常在团体中进行，其他成员通过扮演相关角色或提供支持，帮助个体深入探索和解决内心问题。

4．创造性表达

心理剧借助戏剧元素，如舞台、道具和情境设置，提高个体的表达能力和促进个体的情感投入，激发其潜在的心理资源。

（二）心理剧与其他表达性艺术治疗方法的区别

尽管心理剧与其他表达性艺术治疗方法（如音乐治疗、舞动治疗等）有一些共通之处，但其独特性主要体现在以下方面。

1．戏剧性重现

心理剧专注于通过戏剧性场景来重现个体的生活事件，而其他艺术治疗方法则更多依赖音乐、绘画或身体动作的表现。

2．角色扮演

心理剧的核心技术是角色扮演，个体可以扮演自己或他人，甚至是抽象的概念（如"恐惧""希望"等），这种直接参与和互动的特点是其他艺术治疗方法所不具备的。

3．关注行动的疗愈性

心理剧强调行动中的觉察和转化过程，而非仅停留在对情绪和问题的语言性描述上。

二、心理剧的理论基础

心理剧的理论基础包括角色理论和心理动力学，它们为理解心理剧的治疗机制及其应用提供了重要依据。通过对角色的探讨以及对心理动力学机制的分析，心理剧帮助个体深入了解自身内在冲突并实现情感和行为的转化。

（一）角色理论

角色理论是心理剧的核心思想之一，提出个体的行为和心理状态在很大程度上是由其扮演的各种角色所决定的。心理剧通过角色扮演和重建，让个体探索、理解并整合内心的角色冲突，促进其心理健康成长。

1．社会角色与心理角色的关系

1）社会角色

社会角色是个体在特定情境中所承担的行为模式和社会责任，如家庭中的"父母"角色、职场中的"员工"角色等。每个人在社会中会同时扮演多个角色，而这些角色通常与社会规范和他人期待相关联。

2）心理角色

心理角色是个体内在的自我认知和情感状态，如"内心的孩童""批评者""梦想家"等。这些角色反映了个体的潜意识和情感需求，并可能与社会角色产生冲突。

3）角色互动

心理剧认为，个体的心理健康状态取决于社会角色和心理角色之间的平衡。当外部角色压力与内在角色需求发生矛盾时，个体可能会出现情绪困扰或行为问题。通过心理剧，个体可以重塑角色关系，从而达到内外一致的心理状态。

2．角色冲突与角色认同

1）角色冲突

当个体的不同角色需求或期望无法协调时，角色冲突便会产生。例如，一个母亲可能在"事业成功的员工"和"关怀家庭的母亲"之间感到无法兼顾，这种冲突可能引发焦虑或自责。心理剧通过让个体扮演不同角色，帮助其更清晰地识别冲突来源并探索解决方法。

2）角色认同

角色认同是指个体对特定角色的归属感和接受度。心理剧鼓励个体通过角色扮演来重新定义和接纳自己在不同情境中的角色，增强自我认同感。例如，一个长期感到自卑的人可以在心理剧中扮演"勇敢的自己"，以激发内在的潜能和力量。

（二）心理动力学

心理剧的治疗过程深受心理动力学的影响，心理动力学强调通过象征性表达和自我觉察来实现心理上的治疗性转化。以下是心理剧中两大重要动力学机制的详细阐释。

1．投射与象征在心理剧中的作用

1）投射

心理剧提供了一个安全的空间，让个体能够将内心的情感和潜意识内容投射到角色或场景中。例如，个体可以通过扮演"父母"或"朋友"来探索其与他人关系中的压抑情绪和未解决的冲突。投射过程使个体能够客观地观察和理解自己的内心世界。

2）象征性表达

心理剧中使用的场景、道具和角色常常是个体内心世界的象征。例如，个体可能将"高墙"作为象征其心理防御机制的道具。通过在心理剧中与象征物互动，个体能够以形象化的方式处理复杂的情绪和心理问题。这种象征性表达不仅帮助个体更深刻地理解自己，也为情感的释放和转化提供了渠道。

2．自我觉察与治疗性转化

1）自我觉察

心理剧通过角色扮演和场景重现，让个体从新的角度审视自己的情绪、行为和生活事件。例如，一个经历过心理创伤的个体可以通过心理剧来重现创伤情境，并以旁观者的视角重新理解当时的感受。这种觉察过程有助于帮助个体从困境中抽离出来并获得新的领悟。

2）治疗性转化

心理剧的目标是通过行动实现心理的转化，即从冲突和困境中找到解决方法，并在现实生活中获得积极改变。这一过程包括如下内容。

（1）情感释放。个体在心理剧中通过角色扮演和互动来释放长期压抑的情绪，如愤怒、悲伤或恐惧等。

（2）行为重建。个体可以在心理剧中尝试不同的应对方式，探索更积极的行为模式。例如，通过角色反转技术，个体可以扮演他人的角色，从而更好地理解他人和改善人际关系。

（3）潜能激发。心理剧提供了一个没有标准答案的实验场，个体可以在其中尝试新的行为和思维方式，从而激发内在的潜能和资源。

心理剧通过角色理论和心理动力学，提供了深入理解个体心理与行为的视角。角色理论帮助个体识别和重塑社会角色、心理角色，以及实现两者的平衡，而心理动力学则通过象征性表达和自我觉察来实现情感的释放与心理的转化。它们为心理剧的治疗方法奠定了坚实的基础，并为个体的心理健康成长提供了深层次的支持。

三、心理剧的基本结构与核心技术

心理剧的治疗过程由一系列有组织的阶段（即基本结构）和核心技术组成，以帮助个体逐步深入体验和解决心理问题。基本结构明确了心理剧的实施框架，而核心技术为治疗提供了多样化的干预手段，使个体能够以创造性和互动性的方式探索自身的情绪和行为。

（一）心理剧的基本结构

心理剧的治疗过程通常分为三个主要阶段：热身阶段、戏剧演出阶段以及分享与整合阶段。每个阶段都有明确的目标和具体的方法，旨在确保治疗过程顺利进行并达到最佳效果。

1．热身阶段

1）目标

热身阶段的目标是帮助个体逐渐放松，进入心理剧的状态，同时为即将开始的戏剧演出营造安全的环境和积极的氛围。

2）内容与方法

治疗师会组织团体活动，如简单的身体放松练习、轻松的对话或小型互动游戏等，目的是打破参与者的隔阂并激发创造力。例如，通过让每名参与者分享一个关键词来描述自己当前的情绪，可以帮助他们建立初步的情感联结。

2．戏剧演出阶段

1）目标

戏剧演出阶段是心理剧的核心部分，旨在通过行动和角色扮演来深入探索个体的心理问题或内在冲突。

2）内容与方法

在治疗师的指导下，个体重现与其问题相关的场景。这些场景可以是真实生活中的事件，也可以是象征性的情境。其他团体成员可能会参与扮演重要角色或为场景提供支持。治疗师会利用核心技术（如角色扮演、双椅技术等）来帮助个体深入挖掘情感，重新理解问题并尝试新的应对方式。

3．分享与整合阶段

1）目标

在戏剧演出结束后，治疗师引导所有参与者对演出进行反思和分享，以帮助个体整合情感体验，并将这些体验融入日常生活中。

2）内容与方法

个体可以分享其在演出中的感受和领悟，其他团体成员也可以提供反馈，表达他们的观察和共鸣。例如，有人可能会分享"你在演出中的情感表达让我想起自己的类似经历"，从而增强团体的支持性和个体对自我的接纳。

（二）心理剧的核心技术

心理剧拥有一系列独特且有效的技术，帮助个体在戏剧化的过程中深度探索问题并实现情绪和行为的转化。以下是心理剧的五大核心技术。

1．角色扮演

1）技术简介

角色扮演是心理剧的核心技术之一，个体通过扮演自己、他人或象征性角色，重新体验和表达问题情境中的情感和行为。

2）应用

例如，个体可以扮演自己的"内在小孩"，体验过去受到忽视的情感；或者扮演他人（如父母或伴侣等），探索他人的视角和感受。角色扮演帮助个体理解他人、释放情感，并发现新的解决方案。

2．双椅技术

1）技术简介

双椅技术是让个体在两把椅子之间切换，以扮演不同的角色或观点，从而探索内在冲突或人际关系中的问题。

2）应用

个体可能在一把椅子上扮演"理性自我"，在另一把椅子上扮演"情感自我"，通过对话来深入理解两者之间的冲突并寻求平衡。这一技术有助于个体整合内心冲突，强化自我意识。

3．镜像技术

1）技术简介

镜像技术是让其他团体成员模仿个体的行为或情感表达，将个体的状态"映射"回给他自己。

2）应用

例如，当个体在心理剧中扮演一个角色后，团体成员可以用镜像的方式模仿个体的行为，帮助个体更客观地观察和理解自己的问题。这一技术特别适用于帮助个体意识到自己未察觉的行为模式或情绪状态。

4．角色反转

1）技术简介

角色反转是让个体扮演他人的角色，以体验他人的感受和观点，从而增进对他人的理解和共情。

2）应用

例如，个体与父母有冲突时，可以通过角色反转技术来扮演父母，尝试从父母的角度感受和理解问题。通过角色反转，个体能够摆脱原有的思维定式，增进对他人的理解和共情。

5．未来投射

1）技术简介

未来投射是让个体在心理剧中描绘未来可能发生的情景，探索个体的希望、恐惧或潜在目标。

2）应用

个体可以重现自己理想中的未来生活，比如找到更好的工作、拥有和谐美满的家庭生活，并通过这一过程明确实现目标的行动步骤。同时，未来投射也帮助个体面对未来的不确定性和潜在的阻力，从而增强其信心和动力。

03 第三节　舞动治疗

一、舞动治疗概述

舞动治疗（dance/movement therapy，DMT）是一种以身体动作为媒介的表达性艺术治疗方法，通过舞蹈和身体运动的方式来帮助个体表达情感、调节心理状态，并促进个体身心健康。作为一种结合身体和心理的综合治疗方法，舞动治疗强调身体与情绪的相互关联，倡导通过身体的自然表达来促进自我觉察和心理成长。

（一）舞动治疗的定义

舞动治疗是一种以舞蹈和身体动作为基础，结合心理治疗理论和技术，帮助个体通过身体表达来探索内心世界并促进心理健康的治疗方法。它被广泛应用于心理治疗、康复医学和教育领域，强调通过身体和情感的互动来提升个体的整体健康水平。舞动治疗的核心理念如下。

1．身心一体性

舞动治疗的核心理念之一是身体与心理之间的双向联结，即个体的心理状态会通过身体表现出来，而身体的动作也能反作用于心理状态。例如，通过身体的释放性运动，个体可以缓解内心的焦虑和压力。

2．非语言性表达

舞动治疗为个体提供了一种非语言的表达方式，通过身体动作传递情感、体验和潜意识内容，尤其适合那些难以通过语言来表达自己的人群。

3．创造性与独特性

舞动治疗强调每个个体的动作模式和表达方式是独一无二的，通过尊重和引导个体的动作创造力，激发其内在潜能，促进心理和行为的积极转化。

（二）舞动治疗的独特性

1．以身体为中心的治疗方式

与其他艺术治疗方法（如音乐治疗、心理剧等）相比，舞动治疗直接以身体动作为媒介，将身体的觉察和表达作为治疗的核心手段。

2．情感的即时性

舞动治疗通过动态的身体活动，能够即时地反映和调节个体的情绪。例如，个体可能通过缓慢的舞动来感受内心的平静，也可能通过快速的跳动来释放压抑和愤怒的情绪。

3．强调对身体的觉察

舞动治疗强调对身体感觉和动作模式的觉察，通过对动作的关注和探索，帮助个体更加了解自己的情绪状态和内在需求。

二、舞动治疗的理论基础

舞动治疗的理论基础深深植根于心理学和身体学两个领域。心理学为舞动治疗提供了关于情感表达和行为转化的理论支持，而身体学则揭示了动作与情绪、认知之间的深层关系。以下将从心理学基础和身体学基础两个方面，探讨舞动治疗的理论支撑。

（一）舞动治疗的心理学基础

心理学基础是舞动治疗的核心理论之一，特别是人本主义心理学和身体-心理联结理论，对舞动治疗的发展和实践产生了重要影响。

1．人本主义心理学

1）核心思想

人本主义心理学由卡尔·罗杰斯和亚伯拉罕·马斯洛等心理学家提出，强调个人的独特性和自我实现的潜能。这一理论认为，每个人都有内在的成长动力，舞动治疗通过身体的自由表达，帮助个体释放潜能、探索自我并实现心理成长。

2）具体影响

（1）创造性表达：人本主义心理学鼓励创造性表达，舞动治疗中的自由舞动为个体提供了一种独特的表达渠道，让其以非语言的表达方式传递内在情感。

（2）无条件积极关注：舞动治疗师在治疗过程中以无评判、无条件接纳的态度对待每个个体，创造一个安全的治疗环境，帮助个体克服心理防御并信任自己。

（3）个性化体验：每个个体的身体动作和表达方式是独特的，舞动治疗通过尊重和引导个体的独特表达方式，促进个体身心健康。

2．身体-心理联结理论

1）理论背景

身体-心理联结理论认为，身体与心理之间存在深刻的双向互动。个体的情绪、思想和心理状态会通过身体表现出来，而身体动作也会反作用于心理状态，影响情绪和认知。

2）具体机制

（1）情绪的身体外化：心理创伤、焦虑和抑郁等情绪问题常常伴随着身体紧张或动作受限。舞动治疗通过引导个体关注身体动作，帮助其释放身体中的情感记忆，从而消除心理困扰。

（2）动作与情绪的相互作用：舞动治疗利用特定的动作模式（如舒缓的舞动或快速

的跳动等），直接影响个体的情绪状态。例如，轻柔的动作可以缓解焦虑，而富有活力的舞动可以帮助个体摆脱抑郁情绪。

（3）身体觉察：通过关注身体感知，舞动治疗帮助个体增加对身体和内在状态的觉察。例如，个体可能通过感知肩膀的紧张状态，意识到内心的压力或情绪负担。

（二）舞动治疗的身体学基础

舞动治疗以身体动作为主要媒介，其身体学基础为理解和运用动作的治疗效果提供了科学支持。动作分析理论和身体感知与表达是身体学的核心内容。

1．动作分析理论

1）鲁道夫·拉班的贡献

鲁道夫·拉班提出的动作分析理论，成为舞动治疗的重要理论支柱。他通过对动作的观察和分类，揭示了动作模式如何反映个体的情绪和心理状态。

2）动作的四个维度

根据动作分析理论，动作可以从以下四个维度来观察和理解。

（1）空间：动作在空间中的方向和路径，反映个体的行为倾向和内在冲突。

（2）时间：动作的速度和节奏，能够揭示个体的能量状态（如焦虑或平静等）。

（3）重量：动作的力度和强度，常常反映个体的内心情绪强度（如愤怒或沮丧等）。

（4）流动：动作是否连贯和流畅，表明个体的心理状态是否受限或自由。

治疗师通过观察个体的动作模式，能够识别其情绪和心理状态，并设计相应的干预动作以帮助个体调整情绪或应对心理冲突。

2．身体感知与表达

1）身体感知的作用

身体感知是指个体对自身身体状态（如肌肉紧张、呼吸模式等）的觉察能力。在舞动治疗中，身体感知被认为是情绪和心理状态的一个重要窗口。例如，焦虑症患者可能会表现出身体的僵硬和动作的局限性。

2）身体表达的功能

舞动治疗通过身体的动作表达，帮助个体释放被压抑的情感。例如，通过一系列扩展的动作模式，个体可以逐渐释放愤怒或悲伤等情绪。

身体动作不仅是一种情绪表达的手段，也是一种情感调节的工具。例如，平缓的动作可以稳定情绪，而夸张的动作可以激发正能量。

3）治疗效果

舞动治疗通过提高个体的身体感知能力和表达能力，帮助其更好地理解自己，增强心理弹性，并将这些体验融入日常生活中。

舞动治疗通过将心理学和身体学两大理论进行结合，全面揭示了身体动作在治疗中的重要性。从人本主义心理学到身体-心理联结理论，再到动作分析和身体感知的研究，这些理论为舞动治疗的实践提供了坚实的支持，帮助个体通过身体的觉察和表达来实现心理成长和健康改善。

三、舞动治疗的形式与技术

舞动治疗的形式与技术多种多样，能够适应不同的治疗目标和人群需求。根据治疗的具体情境，舞动治疗可以分为个体舞动治疗、团体舞动治疗和创意舞动治疗三种主要形式，每种形式中都包含了丰富的技术应用，从而促进个体的心理成长与身心整合。

（一）个体舞动治疗

个体舞动治疗强调与治疗师的一对一互动，聚焦于个体的情感、身体与心理体验的深入探索，帮助个体通过舞动来实现情绪释放和心理调节的目标。

1．自我探索舞动

1）技术简介
通过引导个体自由舞动，探索其内心世界与身体表达之间的关系，帮助其更深入地了解自我。
2）应用方法
治疗师通常会以开放式的提问或身体动作的示范引导个体。例如，个体可以在舒缓的音乐中自由地移动身体，表达内心的情感。
3）效果
个体舞动治疗能够帮助个体觉察潜在的情绪冲突，释放被压抑的情感，同时增强自我接纳和内在的自信心。

2．身体觉察训练

1）技术简介
身体觉察训练通过引导个体关注身体感觉和动作模式，提升其对身体状态的感知能力，从而有助于其对情绪和心理状态的觉察。
2）应用方法
治疗师可以带领个体进行简单的动作练习，比如关注肩膀的放松程度或呼吸的节奏。个体通过观察身体的变化，觉察其内心的压力或情感负担。

3）效果

个体舞动治疗能够帮助个体调节身体的紧张状态，改善与自我身体的关系，从而提升整体的心理健康水平。

（二）团体舞动治疗

团体舞动治疗通过集体的互动和协作，增强团体成员之间的联结与支持，同时帮助个体改善社交能力与人际关系。

1．群体互动舞动

1）技术简介

群体互动舞动通过团体成员之间的互动舞动，帮助成员建立情感联结，促进相互支持和理解。

2）应用方法

治疗师可以引导团体成员通过模仿、同步或接力的方式互动。例如，一名成员先发起动作，其他成员依次模仿并接续动作，形成一种互动的舞动模式。

3）效果

群体互动舞动能够增强团体的凝聚力，帮助成员在互动中建立信任关系，同时提高个体的社交能力和增强个体的合作意识。

2．共同节奏的建立与融合

1）技术简介

通过引导团体成员共同创造和维持一个节奏或动作模式，培养成员之间的同步感和协调性，象征个体与团体的融合。

2）应用方法

治疗师可以通过音乐节奏来引导团体成员共同舞动，比如以一致的步伐或手势表达团体的共同情感。

3）效果

共同节奏的建立与融合能够帮助团体成员感受到彼此之间的联结与支持，增强团体合作的整体感，同时也能帮助个体体验自我在集体中的重要性和归属感。

（三）创意舞动治疗

创意舞动治疗强调个体的创造性与表达自由，通过即兴舞动与自由表达、主题性舞动创作来激发个体的内在潜能，促进个体自我发现与情感释放。

1．即兴舞动与自由表达

1）技术简介

即兴舞动让个体自由地以舞蹈动作表达其情感和思想，而不拘泥于特定的动作模式或规则。

2）应用方法

治疗师可能通过提问题或设定情境的方式来引导个体即兴创作，如："用您的身体表达一种快乐的感觉"或"用动作呈现您今天的状态"等。

3）效果

创意舞动治疗鼓励个体在没有评判的环境中大胆表达自我、释放情感，并发现自己独特的动作语言，帮助个体增强自信心与提高创造力。

2．主题性舞动创作

1）技术简介

主题性舞动创作以特定的主题为核心，让个体通过舞动创作来表现特定的心理内容或生活故事。

2）应用方法

治疗师可能会提供一个与个体内心需求相关的主题（如"希望""成长""过去的自己"等），引导个体通过舞动，将其内心的感受外化。例如，个体可以通过跳一段舞蹈来表达自己在面对挑战时的感受和应对方式。

3）效果

主题性舞动创作通过聚焦主题来深化个体对自身问题的理解，帮助其释放情感并重新建构心理意义，同时激发其对生活的希望和动力。

舞动治疗的形式与技术涵盖了个体的深度探索、团体中的互动支持以及创造性的情感表达。无论是个体舞动治疗、团体舞动治疗还是创意舞动治疗，每种形式和技术都旨在通过身体的动作与表达，帮助个体增强对自我和他人的理解，促进心理成长并提升个体的整体健康水平。

四、舞动治疗的应用领域

舞动治疗的应用领域十分广泛，既涵盖心理障碍的干预，又延伸到身体康复和特殊人群的治疗中。作为一种以身体动作为核心的表达性治疗方法，舞动治疗不仅能够促进个体的心理成长，还可以改善其身体功能与提高其社交能力，并提升个体的整体生活质量。

（一）舞动治疗在心理障碍中的应用

舞动治疗在心理障碍的干预中具有独特的优势，能够通过身体动作释放情感、缓解心理压力，帮助个体重建心理弹性和提高其生活适应能力。

1．创伤后应激障碍的舞动治疗

1）应用背景

创伤后应激障碍（PTSD）患者通常表现出情绪压抑、强烈的应激反应以及身体紧张等症状。舞动治疗通过动作表达，为患者提供了一种安全的方式来处理创伤记忆。

2）干预方法

（1）动作象征创伤：引导患者通过象征性动作（如缓慢舒展的动作表达压抑情绪等）将创伤情绪外化。

（2）身体整合练习：帮助患者通过对身体的觉察，逐步恢复身体的安全感和掌控感。

3）效果

舞动治疗能够帮助患者释放压抑的情感，缓解身体的过度紧张，同时通过对动作的控制来增强其心理安全感。

2．情绪障碍的舞动治疗

1）应用背景

情绪障碍（如抑郁症、焦虑症等）患者常表现出负性情绪、身体僵硬和情绪表达困难。舞动治疗通过鼓励患者身体自由运动和表达，能够有效改善患者的情绪状态。

2）干预方法

（1）动作与情绪的联结：引导患者使用不同的动作节奏和力度，调整情绪状态。

（2）舞动与音乐结合：选择能引发积极情绪的音乐，结合舞动帮助患者在愉悦的环境中释放压力。

3）效果

舞动治疗能够帮助患者重新感知身体与情绪的联结，缓解焦虑和抑郁，促进正向情绪的生成和心理能量的提升。

（二）舞动治疗在身体康复中的应用

舞动治疗通过改善身体动作和协调性，为身体康复提供了重要支持，尤其在动作协调障碍和慢性疼痛管理中有显著效果。

1．动作协调障碍的舞动训练

1）应用背景

动作协调障碍患者通常在运动控制和动作协调方面存在问题，比如因神经损伤导致的行动不便。舞动治疗通过系统的动作练习，促进神经肌肉的协同工作。

2）干预方法

（1）步态和节奏训练：通过音乐和动作节奏的结合，引导患者练习步态协调和肢体运动。

（2）动态动作改善：让患者在轻松的舞动中练习伸展、转身等动作，逐步恢复肢体的灵活性和协调性。

3）效果

舞动治疗能够显著改善患者的动作协调能力，提高其身体的灵活性和稳定性，同时增强患者的自信心。

2．慢性疼痛的舞动疗法

1）应用背景

慢性疼痛患者通常伴随着身体僵硬、运动限制以及情绪低落。舞动治疗通过柔和的身体动作和情绪调节技术，帮助患者缓解疼痛感知。

2）干预方法

（1）放松性舞动：利用舒缓的舞动动作，减轻肌肉紧张和关节压力，同时通过动作来促进内啡肽分泌，缓解疼痛感知。

（2）正念与舞动结合：引导患者专注于动作的过程，转移对疼痛的注意力，从而缓解心理和身体的痛苦。

3）效果

舞动疗法能够帮助患者缓解疼痛感知、改善运动范围，并调节心理状态和提升生活质量。

（三）舞动治疗在特殊人群中的应用

舞动治疗对于儿童和老年人等特殊人群具有重要意义，其结合了身体与心理的双重干预，能够帮助特殊人群改善行为、提高社交能力并增强生活幸福感。

1．注意缺陷多动障碍儿童的舞动治疗

1）应用背景

注意缺陷多动障碍（ADHD）儿童常表现出多动、注意力不集中和冲动行为控制困

难。舞动治疗通过有组织的动作训练和节奏练习来帮助儿童调节情绪和行为。

2）干预方法

（1）动作节奏游戏：设计富有趣味性的动作节奏游戏（如拍手、跺脚等），帮助儿童集中注意力和提高身体控制能力。

（2）群体互动舞动：让儿童在团体中完成合作性舞动任务，提高其社交能力和增强其规则意识。

3）效果

舞动治疗能够改善儿童的注意力不集中和行为控制力不足的状况，减少冲动行为，同时促进他们的社交技能和情绪管理能力的提升。

2. 老年人身心健康的舞动干预

1）应用背景

老年人常面临身体活动减少、认知能力下降和时常感到孤独等问题。舞动治疗通过轻松的舞动活动，帮助老年人保持身体灵活性，并改善其心理状态。

2）干预方法

（1）柔性舞动训练：通过慢节奏的舞动动作（如拉伸和转动等），提高老年人的关节活动度和身体协调性。

（2）记忆与舞动结合：设计需要记忆动作序列的舞蹈，刺激老年人的认知功能并延缓其记忆退化。

（3）社交舞动：组织集体舞蹈活动，帮助老年人建立社会联结，缓解孤独感。

3）效果

舞动治疗能够提高老年人的身体机能和认知功能，增强其心理幸福感，建立社会联结。

舞动治疗凭借其独特的非语言表达方式和身体动作干预技术，在心理障碍、身体康复以及特殊人群的治疗中展现了显著效果。无论是创伤后应激障碍的干预、动作协调障碍的改善，还是对儿童和老年人的支持，舞动治疗都为个体的身心健康提供了全方位的帮助，是一种科学性与艺术性相结合的治疗方法。

（袁子舒）

~本章小结~

（1）音乐治疗是一种通过有目的地使用音乐干预，促进个体的心理、情绪、身体和社会功能改善的心理治疗方法。

（2）音乐治疗可以分为主动音乐治疗、被动音乐治疗，以及结合其他治疗形式的结合性音乐治疗。

（3）心理剧是一种独特的表达性艺术治疗方法，通过戏剧化的形式，让个体在虚拟的情境中重现、体验和探索自己的内心冲突和生活问题。

（4）心理剧的治疗过程通常分为三个主要阶段：热身阶段、戏剧演出阶段以及分享与整合阶段。每个阶段都有明确的目标和具体的方法。

（5）舞动治疗是一种以身体动作为媒介的表达性艺术治疗方式，通过舞蹈和身体运动的方式来帮助个体表达情感、调节心理状态，并促进其身心健康。

（6）舞动治疗可以分为个体舞动治疗、团体舞动治疗和创意舞动治疗三种主要形式。

第十一章
心理危机干预

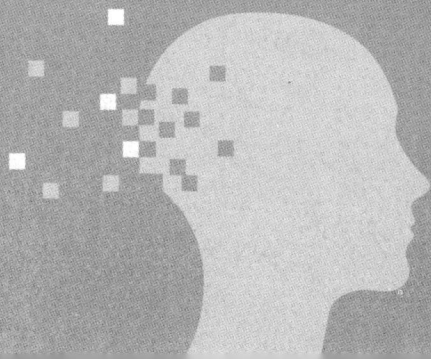

学习目标

1. 熟悉并掌握心理危机的定义、理论和发展过程。

2. 熟练掌握心理危机的评估技术及干预策略，能在临床实践中有效开展心理危机评估访谈，并根据评估结果进行有效干预。

3. 了解EMDR的原理及操作步骤。

关键词

心理危机

发展性危机

境遇性危机

存在性危机

心理危机干预

眼动脱敏与再加工

01 第一节　心理危机概述

在现代生活中，灾难事件时有发生，如飓风、海啸或者战争等，即使在日常生活中也可能遇到各种意外，如车祸、火灾或者疾病等。这些事件的发生不仅会造成社会重大经济损失，而且会给个体带来巨大的精神痛苦。作为心理治疗师必须学会识别来访者是否处于心理危机之中，及时评估来访者的状态，并给予来访者正确而有效的帮助。

一、心理危机的定义

心理危机（psychological crisis）是个体面临危机时出现的心理反应，可以表现在生理、心理及行为等多方面。当个体在面临自然、社会或个人的突发重大事件时，无法通过自己的力量对事件的过程和结果进行控制，在调节自己的感知与体验时出现困难，导致情绪与行为严重失衡，从而出现心理危机。所以心理危机实际上包含三个基本的部分：诱发事件本身；对事件的感知导致个体的主观痛苦；应对无效，需要新的应对方式才能重新恢复平衡。

二、基本危机理论

基本危机理论是以社会精神病学、自我心理学和行为学习理论为基础，由林德曼于1944年率先提出，1964年凯普兰进行了补充和发展。

基本危机理论从关注因亲人离世而诱发的危机着眼，主要确立"悲伤是正常的"观念，认为危机状态下，个体有短暂的悲伤和痛苦是很正常的，可以通过干预来提高个体处理危机和哀伤的能力。基本危机理论强调，在强烈的悲痛面前，人要让自己感受和经历痛苦、发泄情感（如哭泣和哀号等），干预可以帮助个体经历却不沉湎于内心痛苦。林德曼强调，不要把个体在哀伤中表现出的危机反应作为病态行为进行治疗。在林德曼与凯普兰的带领下，基本危机理论将焦点集中于帮助危机中的人认识和矫正因危机引发的暂时的认知、情绪和行为等失衡问题，积极进行及时解决，促使其恢复平衡状态。因此这一理论是从"平衡/失衡"的模式来理解心理危机的。

三、心理危机的发展过程

危机事件，尤其是灾难性的危机事件具有极强的震撼性，在真实世界它破坏了人们习以为常的生活状态，打破平衡及社会秩序，在心理上还会激发出个体强烈的心理失衡和不确定感，从而引发心理危机。一般而言，以心理危机从突发事件发生的时刻开始将经历以下几个阶段。

1．冲击阶段（立即反应阶段）

冲击阶段指的是突发事件刚刚发生的短时间内个体出现的特殊心理状态，从数分钟到数小时不等，一般不超过72小时。由于个体受到较大的心理刺激，往往会表现出惊恐、高度焦虑、伴有灾难化的不合理认知，躯体会出现急性应激反应。若刺激过强，个体可能出现眩晕、麻木、呆板或不知所措等，也称"类休克状态"。个体会感到十分震惊，不相信或者否认事件的发生，严重者甚至出现解离症状。

2．完全反应阶段

在冲击阶段后，危机事件持续了一段时间，个体受到影响的表现会出现不同，包括情绪反应、生理状态、认知反应、行为反应等方面均可能有异常表现。有的个体表现为激动、焦虑和愤怒，而有的个体则表现出强烈的罪恶感、退缩或抑郁等。

1）情绪反应

情绪反应的主要表现是恐惧、焦虑、害怕、悲伤、绝望、沮丧、麻木、烦躁等，个体无法摆脱不适的情绪或持续担忧。恐惧是最易诱发的一种情绪，因为它是个体在危机事件中体会到生命或健康受到威胁而产生的情绪反应，并伴随着逃避意念。个体渴望摆脱或者逃避当前的困境，但是无能为力，因此出现恐惧反应。焦虑也是个体在此阶段容易出现的情绪反应，个体渴望尽快解决问题，改变现状。若危机事件的影响持续不退，个体可能会出现抑郁情绪。若不能及时被发现和进行专业干预，抑郁状态的个体可能会患上抑郁症，严重者可能会出现自杀念头，甚至采取自伤自杀行为。

2）生理状态

由于危机事件破坏了个体正常的生活状态，必然会引起个体在生理方面出现一系列反应。由于心理和生理是密不可分的，当人们遭遇危机事件的沉重打击时，身体也会表现出"负重"的反应。生理应激反应还会导致个体免疫系统紊乱，增加感染病毒的概率，或者引发内分泌失调，直接导致个体患上某些疾病。

3）认知反应

在危机状态下，个体在认知方面的主要表现是注意力难以集中、工作效率低下、常常会不自觉回想危机过程并仿佛回到当时情境中，难以将注意力从危机事件中转移出来，遗忘工作或者学习内容。个体容易出现反刍思维（其内容多为消极预测或者自我贬低），比如"这个世界是极度危险的""其他人都是不怀好意的""我是没有用的废物"等，甚至产生强烈的自我否定倾向。

4）行为反应

个体在行为方面容易表现出类似强迫的症状，比如反复自责（类似强迫思维），反复洗手或者整理物品（类似强迫行为）等，其他还有回避社交、暴饮暴食、物质滥用等。

3．解决阶段（消除阶段）

当危机事件的影响逐渐消退，个体重新恢复心理平衡，逐步接受事实且为将来做好计划时，个体便学会了控制焦虑和情绪紊乱，修复认知功能，提高执行能力，将注意力集中到问题解决，能开始主动采取各种措施，积极应对和处理危机诱因及其产生的衍生后果，逐步发挥应有的社会功能。危机干预者需要有意识地引导和帮助个体主动采取积极和有效的方式以顺利度过危机，学习和掌握摆脱困境的新技巧，鼓励个体勇于面对不理想的结果，从而促使个体心理成长；同时危机干预者要注意识别和觉察个体的消极应对行为，尤其是可能引发新危机的退避行为。

02　第二节　心理危机干预的一般策略

一、心理危机干预的目标和模式

心理危机干预是指运用临床心理学、咨询心理学、心理健康教育学等方面的理论与技术对处于心理危机状态的个体或群体进行有目的、有计划、全方位的心理支持，以及指导或咨询等干预工作。在开始进行干预之前，心理危机干预者需要明确干预的目标，并能有效评估即刻干预效果，才能使得心理危机干预达到应有的助人效果。

1．心理危机干预的目标

心理危机干预是一种短期的即刻干预，帮助个体从心理上减轻迫在眉睫的压力，使应激状态得到立刻降低乃至持久的消失，帮助个体将已严重失衡的心理状态重新恢复到平衡状态，调节其冲突性行为，降低、减轻或消除可能出现的对他人或社会的危害。其主要目标有二：一是避免自伤或伤及他人；二是恢复心理平衡与动力。

一些学者根据心理危机干预可能达到的效果，将心理危机干预目标分为两种：其一，最低目标，在心理上帮助个体解决危机，重新恢复心理平衡状态，恢复对生活的掌控感，使其功能水平至少恢复到危机前的水平；其二，最高目标，进一步提高个体的心理平衡能力，使其能获得新的应付技能，并让其心理健康水平高于危机前的水平。

综上，我们认为心理危机干预的目标包含三个部分：一是情绪目标，稳定个体的情绪状态，避免情绪崩溃状态的进一步扩大和蔓延；二是缓解急性应激症状，包括缓解躯体不适症状，降低警觉水平，纠正认知歪曲等；三是恢复社会功能，全面恢复和重建个体的各项心理和社会功能，同时获得新的应付技能，以预防将来因类似诱因再次出现心理危机的风险。

2．心理危机干预的模式

贝尔金等提出了三种心理危机干预的模式，即平衡模式、认知模式、心理社会转变模式。

1）平衡模式

平衡模式其实更应被称为平衡/失衡模式。其观点认为，心理危机中的个体通常处于一种心理或情绪的失衡状态，受状态影响，个体原有的应付机制和解决问题的方法不能满足他们的需求。而心理危机干预就是要扭转失衡状态，重新达到平衡。平衡模式一般适用于心理危机的早期干预，因为心理危机突发，人们失去了对情境的控制，无法清晰分辨解决问题的方向而陷入混乱状态，失去了行动执行力，无法作出正确的选择。因此，在这一阶段，治疗师的主要精力应集中在稳定来访者的心理和情绪方面，在个体重新恢复某种程度的稳定之前，应避免采取过多干预措施。

2）认知模式

认知模式的假设是，心理危机植根于对事件、时间和解决途径的错误思维，而不是事件本身或与事件和境遇有关的事实。该模式的基本原则是，通过改变个体的思维方式，尤其是通过觉察其认知中的非理性和自我否定部分，获得理性和强化思维中的理性和自信成分，帮助个体重新获得对心理危机的控制感和行动力。

3）心理社会转变模式

心理社会转变模式认为人是遗传天赋和社会学习的产物。人们总是在不断变化、成长和发展，人们所处的社会环境也在不断变化，个体与社会之间的互动同样也处于不断变化之中。因此，心理危机的发生与发展可能与个体内部、外部（包括心理的、社会的或环境的）的互动方式有关。该模式的目的在于评估与心理危机有关的内部和外部资源，帮助个体摒弃其现有的无效行为、消极态度和不能发现有效环境资源的方法，重新调整个体的内部和外部资源的互动和利用模式，选择更恰当的内部应对方式、社会支持和环境资源，以帮助个体恢复对自己生活的自主控制。

除了以上三种经典模式以外，还有一些其他的心理危机干预模式，具体如下。

柯林斯提出了心理危机干预的发展生态学模式，该模式将心理危机的发展阶段、发展规律以及环境条件结合到一起，心理危机干预者不仅需要评估个体的状态，还要评估个体与环境的交互关系，并与个体发展的心理阶段进行结合。柯林斯认为心理危机的持续影响可能与以上所有因素都相关。

Slaikeu提出的心理急救干预将心理危机干预分为一线和二线。一线干预指的是心理急救，主要以心理危机个体为对象，提供即时的支持与安抚，可以参与的干预者不限于受过专业训练或有从业资格的人，也可以最大限度地纳入愿意提供帮助的资源。二线干预则是由经过培训且具有胜任力的专家进行，主要以心理干预为主，包含经典模式中的认知模式和心理社会转变模式。

此外，还有一种折中主义的心理危机干预模式。折中主义的心理危机干预模式是指从所有能使用的心理危机干预方法中，有意识地、系统地选择和整合各种有效的概念和策略来帮助个体。因此，折中主义没有自己的假设理念，它是以个体为中心，从目标指导操作，使用各种方法，保持开放的心态，不断试验和实践，直到获得理想的干预效果。应用折中主义的心理危机干预模式意味着不局限于任何一种教条式的理论方法，而是将各种理论和方法进行有机结合，选择最适当和实用的方式来满足心理危机中个体的需求。

二、心理危机干预的基本技术

心理危机干预最重要的任务不仅是尽快减轻个体当下的痛苦，更重要的是通过有效干预让个体重新获得应对和解决问题的能力，恢复自信与希望，从而能够减少长期心理痛苦的可能性。Gilliland和James提出的"心理危机干预六步法"比较容易掌握和操作，在世界范围内得到广泛传播。因此，本节会重点介绍"心理危机干预六步法"，同时也会介绍一些其他常用于心理危机干预的技术。

（一）第一步：明确问题

心理危机干预的第一步是从来访者的角度确定心理危机问题的性质，确定和理解来访者本人认定是"问题"的诱因。干预者尤其需要注意，这个阶段要特别尊重来访者的个体认知特点，而不要简单地用所谓常识去进行判断，尤其要避免评价来访者的看法。

这一步也是干预者和来访者建立信任的关键环节，将影响甚至决定接下来的心理危机干预能否继续推进。干预者需要在有限的时间里，主要使用倾听技术，同时灵活结合共情、理解、真诚、接纳和无条件尊重等治疗技术，"听清、听懂、准确反馈"，帮助来访者厘清问题，有利于在心理干预过程中协助来访者聚焦解决路径和资源。

（二）第二步：保证来访者安全

所谓来访者安全，指的是将来访者对自我和对他人的生理和心理危险性降至最小可能。在心理危机干预过程中，干预者要将保证来访者的生命安全作为首要目标，这是极其重要和必要的工作。随着危机事件发生过程中各类资源动员及安全措施逐步落实后，个体的安全监护及环境构建可以逐步确立，来访者的心理应激反应也将随着事件的时间推移而逐步降低，来访者能认知安全的需求并能采取保证安全的行为，即使客观环境可能仍有危险因素，但来访者心理上重建的安全感能显著降低发生应激障碍的可能性。

虽然保证来访者安全是在心理危机干预的第二步，但实际上干预者在整个心理危机干预过程中都应该时刻把这一点作为首要考虑和优先工作。心理危机干预者应充分发挥自己的专业优势，积极宣传应激反应知识和有效的自我调适方法，帮助受到影响的个体更好地理解危机事件，觉察和调适自己的身心变化，并学会利用各种资源积极自助与互助，从而对逐步恢复身心健康充满希望。

（三）第三步：给予支持

在心理危机干预工作中，社会支持更多是指个体在应激过程中从社会各方面能得到的精神上和物质上的支持。社会支持系统的作用可分为工具性支持和情感性支持两部分：工具性支持主要是提供各种物质性或策略性帮助，以解决具体问题为取向，比如提供饮用水、食物、帐篷和毛毯等物资；情感性支持主要是在应激过程中以接纳、稳定和应对个体情绪变化为目标的一种软性支持。干预者需要理解和关心来访者，帮助情绪和行为功能失调的来访者恢复稳定性和执行力，比如放松身体、学会情绪管理、恢复理性思考的能力和自我照料的基本社会功能等。

工具性支持强调的是技术导向，而情感性支持强调的是人际导向，在心理危机干预工作中两者要有机结合、相辅相成。心理危机干预者在工作中需要兼顾两种支持，其中情感性支持尤为需要专业的心理治疗技巧。

（四）第四步：提出并验证应对危机的变通方式

第四步是心理危机干预中容易被忽视的一步，但同时也是纠正来访者的消极认知观念和提升其行动力的重要一步。在危机发生和发展的多数情况下，由于危机事件造成的心理影响，个体会陷入思维不灵活或者逻辑单一的状态，不能恰当判断事情和预见变化，容易陷入"已经无路可走"的认知限制。

在此阶段，干预者要继续保持对来访者的积极关注，调动其积极情绪，促使其采取应对危机的变通方式。可变通的方式主要包括以下三种。

1. 环境支持

环境支持是提供帮助的最佳形式，为受影响的个体建立全面而持续的支持系统。个体可以明确了解通过哪些途径能够获得帮助，以及目前或未来有哪些人能够协助自己摆脱困境，如组织危机临时困难互助小组、救援办公室等，动员各类人员和资源参与和组成支持系统。

2. 应付机制

应付机制是指帮助个体发现和策划可以用来战胜目前危机的行动方案或计划，并积极从周围环境中不断发掘和动员资源。干预者可能不一定是专业人员，但只要能迅速解决问题，就可以快速采取行动。

3. 主动采取建设性的思维方式

主动采取建设性的思维方式往往适用于个体处在安全的情境，且有机会理性思考的情况。来访者在干预者的帮助下逐渐恢复稳定状态，并能通过主动采取建设性的思维方式来改变自己对问题的片面观念，同时降低应激和焦虑水平。

（五）第五步：制订计划

第五步需要在第四步的基础上发展而来，而且是有逻辑、有计划地发展而来。在制订计划的过程中，干预者需要充分考虑来访者的自控能力和自主性，在尊重来访者意愿的基础上，平等共商，有逻辑、有计划地制订可行的计划，即计划的重点在于来访者有能力执行，而不是流于纸面。因此，制订计划具体应该包括以下几个方面。

1. 确定资源

需要及时确认可以提供支持的其他个人、组织团体或相关机构，并确认彼此可以互相沟通和给予帮助的具体方式，比如邮寄、打电话或其他信息传递渠道。心理危机干预并不是孤立的救援行为，它需要与其他救援方式，比如医疗救助或消防抢险等相互协调和配合，以确保心理危机干预工作整体的效率和效果。

2. 确定应付机制

干预者需要评估来访者目前可采用的积极可行的应付机制，确保来访者能够准确理解和正确把握行动步骤，不能远超目前资源可以动员的水平和来访者可以执行的水平。干预者需要完整评估来访者的状态及问题影响因素，然后与来访者一起制定针对性的策略和措施，特别要兼顾来访者当下的应对能力，其制订的策略和措施能切实可行地减少危机事件对来访者的影响，减轻来访者心理压力，充分发挥来访者在问题解决过程中的能动性。

3. 强调计划的针对性

心理危机干预的目标是解除当下的危机和走出当下的困境，因此不需要做长期计划，干预者在协助来访者制订计划的过程中要留意来访者目前处于哪个阶段，具体是什么状态、当下需要面对什么样的人群、最紧急需要解决什么性质的问题、具体干预由谁实施、需要达到什么条件、资源是否到位等具体问题。

在这一步干预中，干预者尤其需要注意的是，不要替来访者制订计划，而是要鼓励来访者积极参与，引导其主动思考和亲身实践，让其觉得这是"我自己的计划"，一方面有助于来访者恢复理性状态，调节其情绪失衡状态，帮助其找回积极的情绪体验；另一方面为来访者提供一个机会，能对所关心的问题发挥主观能动性和思维灵活性的优势，正确面对自己的社会责任和家庭责任，增强自我效能感。

（六）第六步：获得承诺

在完成前五步干预工作后，来访者强烈的情绪不平衡状态会得到缓解，基本恢复或部分恢复了控制性和安全感，此时干预者可以抓住机会，通过回顾前面的计划和行动方案，帮助来访者作出有效承诺，以利于保持希望，促进来访者继续坚持实施心理危机干预方案，进一步推动危机问题的解决和社会功能的恢复。

多数情况下，干预者可以让来访者总结一下已经完成的干预，比较一下状态的变化，复述一下第五步制订的计划，比如可以用这样的提问："现在您的状态和之前（危机刚刚发生的时候）有什么不同？我们是怎么做到现在让您的情绪状态/身体感受变好的？我们也已经商讨了您接下来需要做的事情，刚刚我们也谈到了这样做的具体方法，您能不能告诉我，您认为还有什么需要准备的？或者您觉得如果要执行我们谈到的计划，还有哪些困难？"干预者获得的来自来访者的承诺是需要基于具体行为的承诺，如果可以，最好进行行为模拟，确保来访者能有效执行行为。

第六步的关键是，干预者需要确认来访者是否处于相对稳定的状态，而不是处于高风险的状态；来访者对干预者有基本的信任，认可之前干预的效果，对接下来制订的计划没有误解；来访者的确有意愿接受干预帮助并保持合作意愿。因此，即使到了心理危机干预的第六步，干预者也不要忘记前面的工作步骤和原则，对来访者仍然需要随时评估、保证安全、给予支持和鼓励等。

三、团体心理危机干预方法

团体心理危机干预属于团体心理辅导的一种特殊形式，是以团体的形式对处于危机事件中或过后的人群提供积极支持和帮助。团体形式具有省时省力、效率较高且针对性较强的特点，具有广泛的应用价值。目前临床较为常见的团体心理危机干预方法是严重事件减压法（critical incident stress debriefing，CISD）。CISD首先由杰弗里·米切尔提出，最初用于维护危机事件干预者的心理健康。

CISD是一种结构化的团体系统交谈策略，主要目的是减轻危机人群的心理压力，是一种简易的支持性团体干预方法，其干预的对象是正常人，严格来说不算正式的心理治疗方法。CISD对于减轻各类危机事件引起的心理创伤，保持个体内环境稳定，促进个体躯体症状恢复有重要意义。一般认为，经历创伤性事件后24~48小时是CISD理想的干预时间；2~10天进行干预也有一定效果；但若在危机事件发生6周后再进行干预，其效果将显著减弱。每次会谈持续2~3小时，可以根据现场情况做适当调整，但一般以不超过4.5小时为宜，要注意干预对象的反应，干预对象不能特别疲劳或产生排斥。

CISD由受过训练的专业人员主持实施，正式援助型的CISD分为六个阶段进行，具体内容如下。

（一）第一阶段：介绍期

第一阶段的目的在于帮助干预者与干预对象之间快速建立相互信任的关系，并帮助遭受同一危机事件影响的人群内部建立信任关系。一般步骤从干预者进行自我介绍开始，在获得干预对象的信任后，向干预对象介绍参与干预的其他小组成员和接下来的干预过程，详细介绍保密原则。

（二）第二阶段：事实期

第二阶段的目的在于还原危机事件的事实真相，减少臆测或想象，避免可能出现的流言或偏激的舆论情绪。干预者请所有干预对象从自己的视角和观感出发，描述危机事件的经过，尤其是在危机事件发生时自己的所见所闻以及所作所为，特别强调的是这一阶段先请干预对象描述危机事件中发生的一些具体事实，通过不同的干预对象从不同视角补充细节，让干预对象间相互验证，最终使得整件事件得以在团体描述中重现，帮助在场的每个人全面了解危机事件的真相。

（三）第三阶段：感受期

第三阶段的目的在于鼓励干预对象在接纳和包容的氛围中表露自己的情绪，让自己的情绪在小组内得到理解和宣泄，并通过交换观点帮助干预对象回顾危机事件，以便对危机事件产生更深刻和全面的认识。干预者可以鼓励每名干预对象依次描述自己对危机事件的认知与反应，揭示自己最初和最痛苦的想法，干预者可以询问每名干预对象在危机事件发生时和此时参加交谈时的感受，包括危机事件对个体的情绪情感或社会功能的影响，鼓励干预对象充分表达自己的想法，包括做得对的，做得不对的，担心什么，害怕什么等。

（四）第四阶段：症状期

第四阶段的目的在于帮助干预对象识别和分享自己的应激反应，避免过度病理化和标签化。干预者会帮助干预对象从心理、生理和认知行为的角度，按照时间顺序回顾自己在危机事件中的情感、行为、认知和躯体体验，评估干预对象是否存在需要干预的临床症状，如果有，应识别这些症状是否由本次危机事件诱发。

（五）第五阶段：辅导期

第五阶段的目的在于帮助干预对象认识到应激反应的特点，鼓励他们积极进行调适。干预者在这一阶段可以向干预对象介绍正常的应激反应模式，强调人的适应潜能，引导干预对象认识到他们的应激反应是在不常见的压力之下的正常、可理解的行为，不是精神病理病变，而且有一些促进整体健康的知识和技能可以使用，从而减轻干预对象的心理压力。

（六）第六阶段：恢复期

第六阶段的目的在于总结并帮助干预对象修改有关应对危机的策略和计划。到这一阶段会谈即将结束，小组成员的情绪逐渐平静下来。干预者可以带领所有成员共同总结前面几个阶段所谈及的内容并回答相关问题，鼓励干预对象主动使用有效的调适策略，以适宜的方式释放痛苦情绪，关注个体的状态恢复水平。干预者还可以强调小组的共同反应，表达小组成员之间相互理解、关心和支持的态度，评估出哪些成员可能需要随访或者更专业的治疗，为成员提供进一步服务的相关信息。

如果条件不足或者被干预人群人数较少，也可以采取非正式援助型的CISD，简化和缩短每个步骤，整体用时在1.5小时左右，从而帮助被干预人群减轻心理压力。

四、心理危机干预的注意事项

心理危机干预并不容易，在为来访者提供帮助的同时，干预者本身也在经受类似的心理危机冲击，若干预不当，可能会增加来访者遭受二次创伤的风险，而且干预者也可能成为衍生的心理危机对象。因此干预者需要注意以下几点。

第一，耐心地聆听是共情的基础。当来访者在讲述其经历给他们带来的感受时，干预者要耐心地聆听，不要乱插话，尤其是不要评价或者质疑。

第二，不要轻易给出建议。不要在没有了解全部情况之前给予来访者建议，尤其是要避免表现出优越感。

第三，避免空洞说教。类似"节哀顺变""您需要向前看""很多人的情况比您更惨""一切都会好的"等话语通常是不起什么作用的。

第四，要认真倾听来访者解决问题的方法并帮助他们确定现在可以做的事情。思考其解决问题的方法——为了减轻自己的压力他们能做些什么？他们这些解决问题方法的优点是什么？危险及未考虑到的有哪些？

第五，提供切实可用的帮助资源。帮来访者找到可以为其提供帮助的支持系统或者咨询服务机构，指导来访者制作危机卡片，上面列有来访者认为可以信任的人的电话及地址，以便在来访者想倾诉或寻求帮助时可以及时找到这些人。要找出谁可以随时（24小时）为其提供帮助，谁可以在上班或上学期间为其提供帮助，卡片制作好后让其随身携带。

第六，持续而温暖地关注。不要误以为当来访者不再谈及问题时就没事了，要定期询问他们的近况有什么变化，要询问他们是否还需要其他帮助，要在他们努力解决其问题时给予积极的、及时的肯定。

作为干预者，要记住：心理危机干预不是常规治疗，"只帮忙、不添乱"，心理治疗师不是神，不能妄想通过心理治疗师的干预，所有人都会放弃自杀的念头和行为，只有自己才是自己生命的决策者。每一个人和每一次心理危机都是不同的。因此，心理危机干预者必须将每一个人以及造成心理危机的每一个事件都看作独特的。

03

第三节　眼动脱敏与再加工

眼动脱敏与再加工（eye movement desensitization and reprocessing，EMDR）是由美国心理学家弗朗辛·夏皮罗于1987年发现、1991年发展完善的心理治疗方法。它最初被称为眼动脱敏（eye movement desensitization，EMD）。弗朗辛·夏皮罗在偶然发现眼球运动似乎能减少负性情绪后，开始研究和发展这一疗法，1991年，EMD发展成为EMDR，增加了再加工的元素，成为一种整合的心理疗法。

一、EMDR的原理

EMDR首先基于一种"创伤记忆"假设，即"创伤记忆是一组关于创伤性事件的信息"，当个体遭遇创伤性事件时，创伤信息以几乎完全原样的形式被神经系统锁定，包括图像、声音、气味、情绪、躯体感觉、思维，以及当时出现的自我信念等信息，这些信息作为一组记忆被整体储存在神经网络中，形成一个巨大的信息包，使得大脑皮层某区域过度兴奋，无法有效激活大脑具有的内在适应性信息处理系统，从而加重了机能障碍，而创伤信息每次提取都好像创伤的重复激活，导致痛苦情绪和心理问题的产生，从而造成认知上的反刍和情绪上的不适。

EMDR通过眼球运动（或其他形式的双侧刺激）来激活人类大脑内在的适应性信息处理系统，通过有节奏的干预使个体在创伤中形成的非适应性或功能障碍的信息包被分解，转化为可以有效加工的部分，从而将非适应性的症状转化为适应性的解决方式。

EMDR的神经机制假说围绕双重加工/集中注意展开，即如果你同时做两件事，你将无法像做一件事那样对两件事施以同等的注意或保持同样的效果。所以，如果个体集中注意力，并按照干预者的指令快速转动眼球时，会不自觉地分散处理创伤性事件的注意力，从而降低其功能障碍水平，因此得以帮助个体重新处理和消化创伤性记忆，进而减轻心理症状，短时间内迅速降低焦虑水平，诱发积极体验，唤起个体对内心的洞察，完成认知重建，消除和改变消极观念。

不过以上假说到目前为止仍缺乏足够的科学证据，但EMDR在对部分创伤个体的治疗方面的确取得了效果，部分学者认为，EMDR对单纯性创伤的治疗效果是可靠的，但是对复杂性创伤的治疗效果还需要进一步的临床验证。

二、EMDR的适应和禁忌范围

EMDR的应用前景十分广阔。首先，在心理治疗领域，EMDR已被证实对多种心理疾病如抑郁症、焦虑症、创伤后应激障碍（PTSD），以及其他一些精神疾病具有显著疗效。

交通意外、暴力攻击、自然灾害、人为灾难、冲突或对抗等创伤性事件会对创伤性事件的当事人造成心理上的伤害，EMDR提供了一种有效且非侵入性的治疗方法，有助于他们重建心理健康和恢复正常生活，减少创伤性事件带来的消极影响，比如恐惧症、惊恐发作、睡眠障碍、警觉性过强、创伤性闪回、物质滥用等。此外，随着相关研究和临床应用的深入，EMDR还有望在更多领域发挥作用。

尽管EMDR在许多情况下是一种有效的治疗方法，但并非所有情况都适用，以下是关于EMDR的禁忌情况。

1．未诊断的精神疾病

如果来访者存在未诊断的精神疾病，如精神分裂症、双相情感障碍等，可能不适合使用EMDR进行治疗。

2．自杀风险

如果来访者当前存在严重的自杀风险，可能需要首先采取更紧急的干预措施，制止自杀行为，并尽快进行临床急救，而非直接进行EMDR治疗。

3．药物或酒精依赖

如果来访者已经处于药物或酒精依赖状态，可能会影响其参与治疗的意愿和能力，因此可能不适合使用EMDR进行治疗。

4．严重解离症状

对于存在严重解离症状的来访者来说，EMDR可能会加重其症状，因此需要谨慎评估，或者待来访者的解离症状得到缓解后再进行治疗。

5．不适合使用EMDR的躯体疾病

如果来访者患有不适合使用EMDR的躯体疾病，如失明失聪、严重眩晕伴眼震等，则不能进行EMDR治疗。

三、EMDR的治疗阶段

在进行EMDR治疗的过程中，个体在专注于外界刺激而进行眼球运动的同时，也需要专注于过去和现在的经验，这就是双重注意。而治疗师会逐步引导个体学习新的经验，并使其成为下一组双重注意的焦点。这种双重注意与个体的联结在治疗过程会重复多次，直到个体能学会将注意力从原来的创伤记忆中解脱出来，关注到新的感受和行为上。

弗朗辛·夏皮罗指出，EMDR有八个基本治疗阶段：获取病历和制订治疗计划、准备、评估、眼动脱敏、植入、身体扫描、结束，以及评估反馈。

（一）获取病历和制订治疗计划

与来访者建立真诚和信任的关系，了解来访者的个人信息、心理痛苦资料以及创伤性

事件对其造成的影响，尤其是来访者对创伤性事件的认知、记忆和赋予的意义。在此阶段，治疗师需要评估来访者是否适合使用EMDR进行治疗，如果治疗师认为EMDR对该来访者会产生积极的治疗效果，可以向来访者说明，并在征求来访者同意的基础上，向其介绍EMDR的性质、原理及过程，并确保让来访者充分理解EMDR在哪些方面能帮助其缓解症状。

（二）准备

在来访者同意进行EMDR治疗后，治疗师和来访者可以调整两人的座位并示范眼动过程，一般是两把靠椅（人可以倚靠在椅背上获得支撑力），治疗师坐在来访者右边，两把靠椅相对呈45°，距离以来访者感受舒适为宜，一般在80～150cm，太近会让来访者有压迫感，太远不利于治疗师操作。来访者可以背靠椅背，双目平视，治疗师用并拢的食指和中指在来访者视线范围内做有规律的左右、上下、斜上斜下或画圈运动。需要注意的是，运动间距不能太小，要能带动来访者的眼球运动，约60cm为宜；运动频率不能太快，也不能太慢，约每秒1次较好。治疗师要求来访者始终注视治疗师的手指，眼球跟随手指的运动轨迹转动。治疗师和来访者可以花点时间尝试和调整，两者座位的相对角度、距离，治疗师手指运动的间距、频率都可以根据来访者的感受进行调整，以不让来访者感到不适为宜。

（三）评估

当治疗师和来访者做好准备后，治疗师邀请来访者选择一个他想处理的特定记忆，最好是与创伤经历有关、来访者痛苦体验明显、有相对清晰的视觉画面的记忆。来访者与治疗师一起讨论和评估来访者的主观痛苦体验，一般采用主观痛苦感觉单位量表（subjective units of distress，SUD）评定，也称主观困扰单位量表，是一种0～10分共11级的量表，用来测量个体当前体验的痛苦或困扰的主观强度，属于主观量表。SUD可作为专业人士或观察者评估治疗进展的基准，比如常用于以脱敏为基础的治疗中，来访者以此量表定期进行自我评估，以此作为治疗对话的一部分，有利于指导治疗师的工作并评估治疗效果。治疗师引导来访者评定SUD级别时，可以综合纳入闯入性的表象、对生活的影响、思维内容、情绪状态、意义观念、感官体验（如听觉、嗅觉等）、闪回频率等。在完成SUD评定后，治疗师要与来访者进行认知准确性评定（validity of congnition，VOC），即来访者在创伤性事件发生后产生了哪些负性信念和价值感，或者创伤性事件使得来访者过去哪些信念和价值感被冲击或破坏，发生了哪些改变及其程度，分为1～7级。治疗师协助来访者确定要干预的目标记忆并记录SUD及VOC的得分后，就可以进入下一个阶段。

（四）眼动脱敏

眼动脱敏是EMDR中最核心的治疗阶段。治疗师针对诱发来访者创伤性痛苦的"扳机"信息（包括幻觉、情景闪回、自动思维信念、痛苦情绪或躯体不适等生理活动等，一般与诱发闯入性或再体验的负性信息密切相关）进行处理。治疗师让来访者集中注意力于视觉映像和甄别出的负性信念、价值感，以及伴随的躯体感觉，同时在治疗师手指的带动下做眼球运动（10～20次）。此后完全放松，让来访者闭目休息，去除头脑中的各种杂念。休息2～3分钟后，治疗师询问来访者的体验并评定躯体有何不适感（如头胀、胸闷、肩痛等）。按照上述内容对SUD重新进行评定，如果来访者的分值仍较高或痛苦感觉较严重（包括躯体感受和情绪体验），治疗师指导来访者带着"目前状态"重复一轮上述眼球运动。一般而言，眼动脱敏阶段就是帮助来访者快速地处理信息并保证其在处理过程中感觉到安全和可控，随着处理过程的不断推进，来访者的负性信念会逐渐淡化或消失。但眼球运动经过多长时间才能有效缓解痛苦体验则因人而异。本阶段的处理时间需要根据来访者痛苦缓解的程度来评定，如果SUD降到1～2级，则可证明眼动脱敏有效。

（五）植入

植入阶段的目的是增加正向的认知，取代来访者原来的负性信念和认知。治疗师与来访者可以就痛苦体验和"扳机"信息进行讨论，帮助来访者改变对事件、创伤和反应的认知，对创伤及其带来的负性价值感进行适应性加工，促进来访者对负性信念进行重构，发展出积极的应对方式和正性信念。在治疗师的引导下，来访者进入"积极认知及情绪"状态，然后进行眼球运动、体验与重新评定，但此时的评定指标为VOC。在本阶段，治疗师反复评定来访者对积极或正性认知重建内容的认知准确性评定分值（VOC），直到升至7分。

（六）身体扫描

身体扫描阶段要完成与创伤性事件有联系的残余记忆及痛苦体验的加工。治疗师引导来访者闭上眼睛，放松身体，在保持积极认知的过程中，在脑海中想象从头到脚扫描自己的身体，按照治疗师的引导逐步体验躯体不同部位的感觉，缓解残存的躯体紧张感或不适感。很多来访者的心理痛苦都是以躯体不适的形式进行表达，因此只有当创伤记忆再现而来访者不再有躯体反应时，才能证明来访者已经把原有的创伤记忆和后来植入的正性信念进行联结，从躯体感觉的角度改变原有的创伤痛苦体验。若在此阶段来访者仍旧有躯体不适感，则应以消除这些不适感为目标继续制订EMDR治疗计划，持续进行治疗，直到这些不适感消失为止。

（七）结束

结束阶段是为结束整个治疗过程做准备。治疗师和来访者就还有的未处理问题进行沟通，比如来访者可能再出现与创伤有关的想法、梦境或者其他刺激，或者来访者担心治疗结束后出现的其他情况等，治疗师和来访者可以商议是否选择其他的治疗方式作为补充或者备选方案。

（八）评估反馈

评估反馈阶段为EMDR的最后一个阶段，治疗师和来访者一起从躯体感受和情绪感受整体评估治疗效果，总结整个治疗过程是否实现了治疗目标，并一起回顾治疗过程中的得失，最后结束治疗。

在进行EMDR治疗的过程中，治疗师要最大限度地满足来访者的需求，而不是将治疗指向一个固定的方向，而且在制订具体的治疗计划和目标时要充分考虑来访者的人格特征及其在治疗过程中的反馈。治疗师也要熟练掌握EMDR的技术，并且主动调整心态，觉察和克服自己的羞耻感或者污名化观念，保持价值中立，最大限度地接纳来访者，从而有效帮助来访者。

（陈洁）

~ 本章小结 ~

（1）心理危机包含三个基本的部分：诱发事件本身；对事件的感知导致个体的主观痛苦；应对无效，需要新的应对方式才能重新恢复平衡。

（2）一般而言，心理危机包括冲击阶段、完全反应阶段、解决阶段。

（3）心理危机干预的目标主要是避免自伤或伤及他人及恢复心理平衡与动力。

（4）心理危机干预六步法为：明确问题、保证来访者安全、给予支持、提出并验证应对危机的变通方式、制订计划、获得承诺。

（5）EMDR通过眼球运动（或其他形式的双侧刺激）来激活人类大脑内在的适应性信息处理系统。

（6）EMDR有八个基本治疗阶段：获取病历和制订治疗计划、准备、评估、眼动脱敏、植入、身体扫描、结束，以及评估反馈。

第十二章

家庭治疗

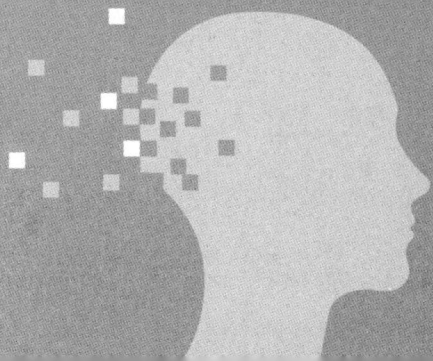

学习目标

1. 了解家庭治疗的概念和发展历史。
2. 掌握家庭的概念及功能；家庭治疗与个体治疗的差异；家庭治疗的基本理论；结构式家庭治疗、策略式家庭治疗、动力式家庭治疗的目标和方法。
3. 熟悉家庭生命周期的发展阶段和家庭治疗的一般过程。

关键词

家庭治疗
家庭生命周期
认识论
控制论
系统论
结构式家庭治疗
策略式家庭治疗
动力式家庭治疗

01

第一节 家庭治疗概述

一、家庭概述

家庭是经由婚姻、血缘或收养关系所组成的社会生活的基本单位，通常由父母和他们的孩子所组成。

家庭生命周期是家庭按照一定的轨迹形成、发展和分化出新的家庭，直到母家庭消亡的整个过程。在家庭生命周期的过程中，母家庭孕育出子家庭并逐渐消亡，而子家庭得以延续和发展。家庭生命周期是家庭从形成、发展、扩大到衰退的全过程。家庭治疗理论认为，家庭的生命历程经由可预测的阶段顺序发展推进，而且这种顺序具有普适性，但是家庭生命周期是特定社会文化历史条件下的产物，具体到某个独特的家庭可能会有种族、文化、社会经济地位、性别认同等方面的差异，而这些差异会导致家庭生命周期某一阶段的改变，因此家庭生命周期是有弹性的。

二、家庭治疗概述

（一）家庭治疗的概念

家庭治疗是以家庭为干预对象，通过会谈、行为作业及其他非言语技术，消除心理病理现象，促进个体和家庭系统功能完善的一类心理治疗方法。它关注家庭成员的互动关系及其模式，并从中寻找个体心理问题的根源。在家庭治疗中，家庭作为一个整体参与到治疗中，治疗师通过改变家庭成员的互动方式，发现问题产生的家庭动力机制，从而解决个体或家庭所共同面临的问题。

（二）家庭治疗的流派分支

由于有来自精神分析、行为治疗、人本主义治疗、催眠等多种流派的理论和技术，也有受到系统论、控制论、信息论和其他一些社会、文化、哲学思潮影响而发展的独特理论，因此家庭治疗有多个流派、分支。

按治疗目标，可以分为：解决家庭问题（如策略式或行为家庭治疗等）；中间形式（如结构式家庭治疗等）；重塑家庭（如精神分析、萨提亚系统式家庭治疗及家庭系统治疗等）。

按治疗技术的风格，或干预的主要作用方向，可以分为：理智性、体验性、行动性。

现在，家庭治疗不同流派、分支之间并非壁垒森严，而是互相融合、共同发展、对外扩展。例如，系统式治疗是作为家庭治疗的一个分支发展起来的。后来，系统思想不但逐渐影响了大多数家庭治疗师，而且还作为一种基本思想，被融入个体治疗、集体治疗和大型组织-机构治疗之中，成为日益重要的一类治疗思想，以至于出现了用"系统式干预"涵盖所有以系统理论为指导思想的个体治疗、家庭-婚姻治疗、团体治疗的倾向。

三、家庭治疗的过程

（一）准备与规划

在开始家庭治疗前，治疗师常常要对来访家庭的功能与情况、家庭目前处在生命周期的什么阶段、面临什么样的冲突与调适的任务等做一个全面的了解，在了解情况的基础上根据家庭和治疗师的特点来确定具体治疗方案。

1．家庭常态时的功能

家庭是一个在心理与社会生活中平等的、和谐的、自然的实体，它应该能够发展出自己稳定的结构和系统。这些结构和系统有助于家庭内个体的心理健康。结构式家庭治疗学派认为，正常家庭应该在面对各种各样的变化时，仍然是一个能保持开放的系统；策略式家庭治疗学派认为，正常家庭具有系统式的韧性，即能够适应改变了的情况，并且在解决问题的旧模式无效的时候，可以生发出新的解决方案。

2．家庭功能失调

家庭功能失调时，常常有下列表现：家庭成员之间彼此不信任，不能相互接纳，家庭中的现实与家庭成员的期望不相符合，又不能随机应变。在这种功能失调的情况下，往往会有某人或某些人发展出一些有症状的行为，成为所谓的"问题"。正常与否不是看家庭中有没有冲突，而是要看解决冲突的方式，以及需求获得满足的程度。

针对家庭中问题产生与发展的原因，不同的治疗学派有不同的看法。策略式家庭治疗学派认为，因为家庭系统无韧性，形成了一种僵化而固定的家庭"内稳态"，在这种情况下，"解决问题的方法成为问题"。结构式家庭治疗学派的看法是，家庭中亚系统的边界太过于僵化，家庭成员之间要么互相涉入过深，要么太过疏离。

3．家庭的现状与谱系图

家庭谱系图是一种通过图形符号（图12-1）来系统化展示家庭成员亲缘关系、婚姻状态及重大事件的工具。在家庭治疗中，常常采用家庭中三代的关系系统的结构示意图，它也是很好的家庭关系路线图。在了解家庭的现状、评价家庭的模式时，家庭谱系图可以从生物、心理和社会几方面提供有用的信息。同时，治疗师也可以用它来建立良好的治疗关系，确定治疗方案，以及评价治疗的效果等。

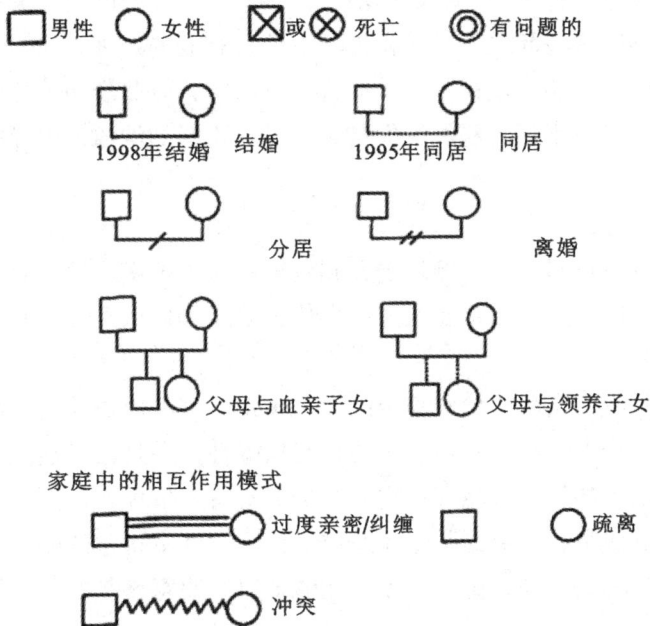

图12-1 家庭谱系图的基本符号

（二）家庭治疗的实施

1．空间和时间设置

1）空间设置

治疗室一般面积15～20m²，需要5～6把扶手椅，中间有一张圆桌。视需要配备儿童专用座椅、玩具、资料柜等。治疗室与控制室相连，之间有1.2m×2m的单向玻璃（或2个摄像机），供治疗观察或督导使用。两室要视听沟通良好，但家庭不受干扰。通常治疗师在治疗室与某一家庭成员进行会谈，其他家庭成员在控制室酌情影响治疗进程。两室内可以挂简洁的风景或静物画，既保证有家庭氛围，又不宜引起其他联想。

2）时间设置

治疗师每隔一段时间与来访家庭中的成员进行会谈，一般会谈历时1～2小时。两次会谈中间间隔时间开始时较短，一般4～6天，后面可逐步延长至1个月或数个月。总访谈次数一般在6～12次，亦有1～2次即可见效者。超过12次仍未见效时，应检查治疗计划并重新评估该家庭是否适合治疗。

2．建立工作关系、澄清转诊背景

1）开场

与个体治疗不同的是，家庭治疗故意淡化患者角色。治疗师首先讲清楚，治疗室里没有患者，旨在营造一种平等、和谐的治疗氛围，建立良好的治疗关系，使自己能被来访家庭接受，并共同查清问题，寻找积极、主动、有效的处理方法。与此相关的另一个不同之处是，家庭治疗非常重视中立，或者多方结盟，以此表明治疗师很注重来访家庭的多方参与和表达各自不同的看法，促进家庭成员之间的沟通，引导家庭成员满足相互之间不同的心理需求。

2）澄清转诊背景

了解不同家庭成员对当前问题的定义和解释；对于本次求助的看法，本次求助的动机、期待；既往求助的经历及主要结果；由什么渠道、什么人转诊而来。

3）会谈技巧

来访家庭已具有一定的历史和稳定的动力关系，家庭成员共同生活在一起，在许多方面（身体上、心理上）都有一定程度的相互依赖性，并且已经达到了平衡。谈话时不要对来访家庭中已有的经验和相互作用方式加以责备或批评，而要以理解为主。不要责备作为父母的家庭成员，不要给其他家庭成员留下家庭不正常的印象或暗示。要尽量用日常的、家庭通晓的语言来讨论来访家庭能够理解、愿意参与的一般性话题，如平时在家里、户外的活动，兴趣爱好等。

3．会谈中的观察

在会谈时，治疗师要注意让每个家庭成员都参与谈话，畅所欲言，并仔细观察各种非语言表达方式的含义。会谈中观察的内容包括以下几个方面。

1）家庭结构

进入治疗室后家庭成员先后座次的情况等。例如，谁与谁坐在一起；谁总是与谁讲话，或避免与谁讲话；家庭中的代际界限（父母与子女界限）是否清晰。

2）交流情况

家庭成员间对某一问题的表达和交流情形怎样，子女是否能理解父母对其讲话的含义。

3）家庭气氛

一般来讲，家庭中的气氛是比较拘谨的还是比较松弛的；家庭成员是否幽默；谈到某事时是否感到家庭气氛有变，是怎样变的。

4）调整改变的可能性

家庭成员间对某一问题发生争执时，双方或某一方作出调整、让步或者改变的可能性；是否具有某种程度的韧性；家庭成员对治疗师的某些解释或建议的反应如何。

4．诊断与评估

1）来访家庭的社会文化背景

来访家庭的社会文化背景包括来访家庭的经济状况、来访家庭处于什么社会阶层、父母受教育的程度、来访家庭内遵守的某些风俗习惯，以及家庭成员间一致的伦理道德观念。

2）了解来访家庭的交互作用模式

要了解家庭成员间相互交流的方式与倾向；目前家庭中的等级结构（父子、母子），以及由此产生的代际界限的状况；是否在家庭内部存在亚系统的结盟关系；本家庭与外部世界的关系等。

3）来访家庭处在其生命周期中的阶段

来访家庭目前处在何位置，估计有哪些可能的问题与困难，如子女成年、离家求学、就业、成婚等；来访家庭现在面临的独特情况是什么，能否从家庭生命周期中找到线索等。

4）来访家庭的一般代际结构

夫妻各自原来家庭的结构情况如何，夫妻在各自原来家庭中的地位与体验；当前家庭的结构与交流受原家庭代际关系影响的程度；夫方或妻方是否有经历几代而下传的特点，以及是否在当前家庭中"复制"这些特点并对子女产生影响等。

5）家庭成员各自对问题的看法和定义，以及家庭对问题起到的作用

例如，家庭与症状、问题的减轻或加重有何关系；在问题的消长变化中，家庭起到了什么作用等。这是会谈提问占时间较多的环节，以此来对症状性问题进行"情境化"或"细致化"处理。

6）来访家庭解决当前问题的方法和技术

了解家庭成员针对问题或其他的矛盾冲突时，采用什么方法、策略来加以应付，其效能如何；是否存在不适当的防御机制或投射过程；能否引入一些行为治疗技术来解决当前的某些问题。

5．规划治疗目标与任务

家庭治疗的具体目标是要引发家庭中可见的行为变化（第一级变化）。家庭治疗的长远目标则是引起家庭系统的变化，促进个人与家庭的成长，创造新的"内稳态"和新的相互作用方式（第二级变化）。家庭治疗的具体任务如下。

（1）打破某种不适当的、使症状和问题维持下去的动态平衡环路，建立适应良好的反馈联系，以使症状消除。

（2）重建家庭互动规则，消除家庭中回避冲突惯常机制，引入良好的应付机制，改善代际关系，促进家庭成员间的相互交流。

（3）引发家庭中可见的行为变化，而非着力于对问题的领悟。

（4）提高解决问题、应付挑战的能力，给来访家庭提供新的思路、新的选择，发掘和扩展家庭的内在资源，帮助家庭成员有效地应对复杂的现实生活，并作出适宜的反应。

6．终止治疗

通过一系列的家庭访谈和治疗性作业，如果来访家庭已经建立起合适的结构，家庭成员间的交流已趋明晰而直接，形成共识；发展了新的有效的应付机制或解决问题的技术；家庭内的凝聚力、家庭成员的独立自主能力得到了完善和发展；或是维持问题（症状）的动态平衡已被打破，即可结束家庭治疗。

7．会谈中保密和隐私权的问题

在家庭会谈中，还要注意保密和隐私权的问题。在开始治疗前，治疗师应该向全体家庭成员宣布，治疗师与家庭成员的所有交往和接触都将让全体家庭成员知晓。如果某一家庭成员要单独与治疗师面谈，治疗师可先询问其他家庭成员是否在意。尽早询问有关隐私权的问题，将有助于治疗师对来访家庭进行系统的了解和调控。此外，对会谈过程进行录像和录音，会对治疗有所帮助，可以用来观察非语言交流情况，也可以用来互相借鉴、前后对比，但是在使用有关录音或录像设备前，需要事先征得来访家庭的同意。

02 第二节　结构式家庭治疗

结构式家庭治疗（structural family therapy）是由美国萨尔瓦多·米纽庆及其同事于20世纪60年代在家庭沟通模式和系统思想的基础上创立的。

一、理论建构

米纽庆认为，一个功能良好的家庭，应该有一个清楚的界限。清晰的界限既能使每个家庭成员都保持其独特性，又有助于保护父母的隐私，建立父母起领导作用的等级结构。有问题的家庭主要表现为两种互动关系：要么纠缠不清，要么疏离遥远。过于紧密的家庭会使界限消失，使家庭凌驾于一切之上，从而阻碍每个家庭成员的自我发展。

二、治疗目标

治疗目标是致力于重新建构家庭中沟通规则的系统，改变结构，重建家庭秩序，让家庭成员能自由地、以非病理模式建立起彼此间的联系。重建家庭结构就需要改变界限，并将家庭系统僵化的、模糊的界限变得清晰并具有渗透性，重塑子系统。结构式家庭治疗非常关注家庭的结构、组织、角色与关系，治疗的重点是矫正家庭结构上存在的问题，设法改变导致家庭问题或症状延续的家庭互动模式。子系统间的适当界限必须建立，家庭的阶层秩序必须加强，不合时宜的规则由更接近家庭目前实际状况的规则所取代。结构式家庭治疗师认为，他们的工作还包括激活家庭中已经存在的或潜在的适应模式。

不同的家庭存在不同的问题，多由无法去适应、改变的环境所引起，又有着各自固有的家庭缺陷，所以最重要的是在家庭内部建立一个有效的等级结构。尽管面对家庭复杂多变的情况，治疗的目标有所差异，但都应该有一个共同的结构目标。

三、行为改变的条件

治疗师是通过介入（joining），即以一种主动的方式，接纳并加入要治疗的来访家庭（治疗系统）的。结构式家庭治疗注重行动的治疗，通过行动在治疗室内带给来访家庭新的经验，而新的经验又会带来新的行动。治疗的首要任务是了解家庭成员对问题的看法，治疗师可能不会有绝对的中立，有时会与某个家庭成员暂时联盟，给予支持，很快又会站在另一个家庭成员的一边。重要的是通过这样的方式来达到活现或重构的目的。在细节上可能不是中立的，但最终还是会不偏袒任何一个家庭成员。

四、治疗评估和策略

（一）治疗评估

2007年米纽庆及其同事提出评估的四个步骤：第一步通过询问，使家庭成员关注的焦点从问题表现者转移到整个家庭；第二步是帮助家庭成员认识到正是他们的言行导致了家庭问题的存在，尤其要意识到那些使问题持续存在的言行；第三步探讨各自原来家庭是如何影响他们之间的互动；第四步是形成家庭成员彼此认可的新的互动方式，从而以更有效的方式来改变家庭结构，解决家庭目前的问题。

（二）治疗策略

一般来说，结构式家庭治疗的策略包括下述七个步骤。

1. 介入和顺应

介入（joining）是指治疗师接受和适应来访家庭，以赢得来访家庭的信任和成功地对付家庭成员先发制人的抵抗。在进行治疗时，结构式家庭治疗师首要的任务就是介（加）入来访家庭，想办法建立一个理解每个家庭成员的联盟，治疗师为了达到这一目的，需要表达对家庭成员做事方式的接纳和尊重，即理解家庭成员对他们的问题所持的观点。

2. 引起并处理互动

一旦治疗师赢得了来访家庭的信任，治疗师便会逐渐淡出治疗的核心位置，转而促进家庭成员之间的互动。当结构式家庭治疗师成功地与来访家庭建立关系并且评价了每个家庭成员，治疗师就会继续去激发处于休眠状态的结构。治疗师给每个家庭成员发言的机会，通过家庭成员之间的对话，活现来访家庭的关系结构。

3. 勾画出家庭潜在的结构

结构式家庭治疗师在来访家庭互动的基础上建立初步的评估，形成家庭关系结构的假设，将问题由个人扩展到家庭系统，将有问题成员的症状视为对整个家庭功能不良模式的一种表达。

治疗师可以在了解来访家庭关系结构的基础上用图画的形式表示出来，绘制一幅家庭关系结构图，用简明的线条和图形来反映复杂的家庭关系与功能。一般情况下，治疗师可用不同的线条来表示家庭成员间的关系、界限、联盟等情况。

4. 强调和修饰互动

家庭互动的开始正是家庭问题呈现之时，结构式家庭治疗师关注过程尤胜于关注结果。要改变家庭固有的运转模式，需要强有力的干预措施，即强度策略的技术。例如，提高表述的情感强度等，有时强度策略需要在不同情境下重复同一主题。

另外一种修饰互动的技术叫塑造权限，也是结构式家庭治疗的标志之一。通过强调和塑造家庭成员各自的角色，结构式家庭治疗师帮助他们在其已具备的特点方面，作出有效的选择。

许多家庭会在转变时期来寻求治疗师的帮助，治疗师应该谨记家庭成员可能仅是处于修正他们的结构以适应新环境的过程中。可以指出家庭成员做得对的方面，但避免帮助家庭成员做他们有能力做的事情。

结构式家庭治疗师经常使用重新定义（reframing）技巧，即改变事件原有的意义，对所发生的事情赋予新的含义，以便提供具有建设性的观点，从而改变看待事件或情境的方式。正常化也是一种重新定义的形式，就是将一件家庭成员认为异常或不同寻常的事情，当作一件很普遍、很常见的事情，从而淡化家庭成员所固有的"不正常"观念。重新定义是用来改变家庭成员看待事情的认知和观念的一种方法。同样一件事情，同样一个行为，由于看待它们的角度不同，可能使人产生不同的看法，由此人们可能会作出不同的反应。

5．明晰界限

建立界限（boundary making）是一种通过改变家庭亚系统之间的心理逻辑距离来重组家庭界限的技术。通过这种方法，治疗师可以促进家庭改变已经存在的界限，重新建立新的界限，去掉不适当的联盟，树立父母的权威。这也是结构式家庭治疗的核心步骤之一。在"缠结"的家庭中，所设计的干预是加强界限。米纽庆认为，建立界限并不在于它可行，而是基于某个理由而做。如果治疗师明确治疗的方向，那么他自然就会发现这个工具。明晰界限旨在重新组合子系统之间的关系。

6．打破平衡

治疗师为了改变某一关系中的动力机制而故意将自己作为一分子介入其中。比如说，许多夫妻都试图将治疗师拉到他或她那一边，想要让治疗师相信另一方无理、无知、冷漠等。治疗师越是试图保持中立，提供合乎情理、不偏不倚的看法，夫妻双方就越是可能采取进一步的行动来诱使治疗师表明立场。此时，为了打破这种循环往复的态势，治疗师可以故意站到夫妻中的一方而去反对另一方。

7．挑战无效的假设

挑战无效的假设的意思是挑战家庭成员看待事物的方式，有效的挑战会使家庭成员明白自己正在做的事及其后果，改变他们互动的方式可以为他们提供不同的视角，从而引发新的互动模式，有助于他们重新审视家庭问题的制造者，换个角度看待现有的家庭问题。如此新的互动模式会进一步促进家庭结构、家庭成员的变化。

03

第三节 策略式家庭治疗

20世纪70年代中期到80年代中期，出现了策略式家庭治疗。该治疗方法最早起源于贝特森等的沟通理论。策略式家庭治疗注重实务和以问题解决为中心，并认为无论是否与家庭协作，策略都会掩盖抵抗并且会促使家庭发生改变。策略式家庭治疗为家庭治疗领域引入两个重要观点：一是，家庭成员总是因为自己的行为而使问题持续存在；二是，对特定家庭进行针对性的指导有时会带来突然的、决定性的变化。

一、理论建构

1959年，杰克逊在美国加利福尼亚州的帕洛阿尔托成立了心理研究所（mental research institute，MRI）。后来，在MRI诞生了三种治疗模式，分别为：MRI的短期互动治疗模式、策略性治疗模式、系统治疗模式。

（一）MRI的短期互动治疗模式

沟通理论认为人类的症状与症状持续存在的环境相关。关于症状的交互性、情境性这一认识，对家庭治疗领域产生了重要影响。沟通理论认为除了个体的内心冲突会导致病理性的行为外，处于不同社会背景下的个体与所处环境的交互作用以及个体间的交流方式也会对病理性行为产生影响。最为重要的是，不良的沟通模式是导致家庭功能失调的主要原因。因此，只有改变这些不良的沟通方式，现在的行为才能发生改变，症状才能被消除。另外，该模式认为现在症状的解决也意味着过去症状的解决。

（二）策略性治疗模式

策略性治疗模式认为家庭的等级不清或等级混乱是很多症状的原因。因此，治疗师需要通过布置任务的方式来控制整个治疗过程，从而消除症状。治疗师还需要对用以改变症状而制定的一些具体策略负责。另外，为了防止症状的延续或者进一步恶化，治疗师还需要对家庭原有的沟通方式进行主动干预。

（三）系统治疗模式

在20世纪60年代后期，意大利著名的精神治疗师帕拉佐莉在意大利的米兰创立了一个治疗团体（"米兰小组"），并成立了一个家庭治疗研究院。帕拉佐莉所创立的系统治疗模式具有以下特点：其一，虽然扩展了维持问题的人际网络范围，但仍然将治疗重点放在具有破坏性的家庭游戏上；其二，更少关注家庭中存在的问题，反而对如何改变家庭成员间暗中勾结的想法，以及如何改变家庭成员行为背后的动机更感兴趣。

二、治疗目标

由于策略式家庭治疗以问题解决为中心，十分重视当前症状的改变。因此，策略式家庭治疗的重点是改变人们现有的行为，并把行为的改变作为治疗的首要目标。但具体到策略式家庭治疗的三个分支，又表现出具体的治疗目标。

（一）MRI的短期互动治疗模式

MRI通过制定明确、直接和短期的行为目标来帮助家庭。MRI的短期互动治疗模式认为即使家庭有其他的严重问题，但只以改变目前存在的问题为主。除非家庭要求帮助解决其他的问题，否则对其他问题不予以干预。根据MRI的主张，短期互动治疗模式的目标可以概括为三个具体的子目标：识别维持问题的反馈环路；确定支配这些行为的规则；找到一种方法来改变规则以便中断其所维持的问题行为。

（二）策略性治疗模式

策略性治疗模式的代表人物之一哈利指出，策略性治疗模式的首要治疗目标在于行为的改变。他希望能阻止不良行为的重复发生，使人们的行为有更多的选择。因此，该模式的治疗目标在于改变家庭组织，使目前的症状不再出现。哈利（1976）将首次会谈划分成以下四个阶段，不同阶段具有不同的治疗目标。

1．简单社交阶段

欢迎各位家庭成员的到来，并帮助每个家庭成员在会谈过程中都保持一种放松的状态。该阶段的目标在于为家庭创造一种轻松、合作的氛围，同时观察家庭的交互作用模式，并努力与所有的家庭成员建立融洽的关系。

2．问题阶段

治疗师在该阶段要询问家庭中每个成员对症状的看法，并仔细倾听各家庭成员对症状行为的描述，确保每个家庭成员在描述症状的过程中不被其他家庭成员所干扰。该阶段的目标在于探讨家庭寻求帮助的原因，主要任务就是收集信息。其中最重要的信息就是每个家庭成员对当前症状的看法。

3．家庭交互作用阶段

家庭交互作用阶段的目标是为后一阶段的干预提供线索。在此阶段，治疗师要鼓励各成员间讨论彼此的症状。作为治疗师，不仅要倾听症状的具体表现，更应注意症状的发生过程。例如，家庭成员间的权力斗争、沟通模式以及层级机构，甚至是家庭中小团体的形成过程等。

4．目标制定阶段

治疗师最后必须和家庭成员一起制定治疗目标，即确定他们希望消除的症状。制定治疗目标有多方面的意义：第一，治疗目标可以说明治疗持续的时间和疗效。第二，治疗目标可以明确治疗的方向。值得注意的是，治疗师所制定的治疗目标要根据每个家庭成员的情况而定，并且要征得所有家庭成员的同意。

（三）系统治疗模式

系统治疗模式认为治疗就是通过设计揭示游戏和重新定义家庭成员动机的策略使家庭发生改变。帕拉佐莉指出重点是探索家庭"肮脏的游戏"和家庭中的权力斗争，目的是分离家庭成员，恢复他们之间的界限。

三、行为改变的条件

（一）明晰症状及症状维持的原因

治疗师需要确定维持症状的原因，如何做才能消除症状。为此，治疗师需要用清楚、具体的语言描述症状是什么样的，以及家庭成员为消除这些症状做了哪些尝试。

（二）改变不良的沟通

在此阶段，确定不良的沟通过程。早期的策略式家庭治疗师认为，不良的沟通过程会引发功能失调的家庭关系，进而会使症状延续。因此，不应关注症状本身，而应调查清楚这一受损的、有问题的沟通过程是什么样的，以及如何改善这一过程。若不良的沟通过程得以改变，家庭关系得以改善，症状也随之消失。因此，早期的策略式家庭治疗师认为增强沟通是促使症状或不良行为得以转变的条件。后来，这个条件被细化为改变维持特定问题的沟通模式。

（三）改变不良的家庭交往模式

家庭成员间的交往模式与症状之间存在循环式的因果关系。因此，治疗师强调仅关注出现症状的个体并没有多大的意义，要从整体的观点出发关注并改善整个家庭系统。从这一点看，整个家庭的不良交往模式若能得到改变，将促使问题发生改变。

（四）保持低阻抗并改变行为

MRI认为，行为的改变可以达到改变系统结构的目的。家庭成员不需要内省他们为什么有问题，也不需要理解为什么必须改变行为。他们只需采取不同的行动和看清自己家庭的规则，从而促使问题得以灵活解决。哈利和玛德丽也认为内省没有多大用处，且告诉人们他们做错了则只会增加阻抗。只有行为的改变才能改变人们的观念。而且在家庭成员有不同思想或不同感受之前，他们必须采取不同的行动。米兰小组认为要尽量保持低阻抗和高动机。米兰小组还试图寻找"客户"或动机最强的家庭成员，并与他们一道工作。虽然家庭成员（或"客户"）可能没有问题，但他们可能对改变最积极。因为一个人可以改变一个系统，所以，这些家庭成员（或"客户"）可能成为导致改变发生的最重要的因素。

（五）改变错误的解决方案

MRI认为，更加灵活地使用解决问题的策略，可以改变僵化行为反应产生的后果。当这一切发生的时候，家庭成员会改变他们应对问题的规则。

四、治疗方法和技巧

（一）互动式家庭治疗

综合广义的系统论、控制论以及信息论的一些观点，学者们提出了互动式家庭治疗模型。该模型强调人们通常使用的试图改变不良症状的方法经常是无效的，并会使症状持续存在甚至进一步恶化。因此治疗师的任务就是要找出家庭成员的哪些行为会使症状处于这种消极而又重复的循环之中，并寻求改变症状及不良沟通模式的方法。互动式家庭治疗过程中形成的核心概念有以下几点。

1．正、负反馈环路

在家庭中，命令性的信息被模式化为规则。这种规则在家庭互动过程中可以维护家庭原有的稳定，且与控制论中的负反馈相类似。然而，家庭成员经常作出错误的尝试来解决他们的困难，却发现问题仍然存在，最终不断用更多的相同的解决方案进行尝试。这种做法激活了反馈机制，使问题更严重，引发更多类似的问题，形成恶性循环，导致问题持续存在。若单纯地使用正反馈，家庭系统易失控。若单纯地使用负反馈，家庭系统易僵化。因此，为了保持家庭系统的稳定性与灵活性，需要对正向与负向的反馈都作出反应。

2. 初级改变、次级改变

当家庭成员开始面对困扰时，治疗师会采用合适的策略对家庭成员进行指导，以便能够改变家庭原有的不适规则和不良的沟通模式，最终消除症状。但在大多数家庭中，默认的规则支配所有的行为。因此，不仅需要改变行为，更重要的是需要改变规则。因此，治疗师们主张经过初级改变和次级改变，才能彻底消除症状。

初级改变是短暂的，一般是指系统中特定行为的改变。具体到家庭中，是指改变家庭系统内部显而易见的具体行为。这主要是依照"应该信息"而作出的改变，只是改变了具体的行为，并未改变家庭的内部组织结构。因此，不能保证需要改变的原有症状是否会再次出现，或者是否会被新的症状所代替。次级改变是指改变家庭系统内部的结构和规则。这种改变可能会改变家庭的原有组织结构，重组家庭系统，促使家庭成员改变认知。因此，这一层面的改变可以确保原有症状不会再次出现。

3. 认知重构技术和双重束缚

如何促进改变呢？认知重构技术和双重束缚是两种常用的方法。

认知重构技术是改变家庭成员的原有认知和观念的一种方法，常指在新的情境下赋予旧情境新的意义，或者建立一套新的内部规则。认知重构技术，也被称为"重贴标签"或者"再定义"，包括消极和积极两种。消极的认知重构技术是将家庭成员原有的看待症状的积极看法转向消极看法，通常用于家庭成员自认为自己的某个行为表现得很好，实际上却带来消极影响的情况。积极的认知重构技术则是将消极的观点转变为积极的观点。也就是说，采用积极的观点重新解释症状，从而改变它所带来的消极反应。例如，"一个整日扑在工作上而忽略了家庭的男性"，消极的解释是"忽略家庭的工作狂"，从积极的角度重新定义后，可解释为"他很爱他的家庭，但是为了让家人生活得更好，他不得不努力工作赚钱"。

双重束缚是改变家庭原有模式的一种悖论技术。该技术所要改变的内容包括使得信息接收者感到困惑的各种沟通模式。这一技术常在治疗师关注家庭成员的症状并确定治疗目标时使用。治疗师常使用一些含糊不清或者含蓄（精心设计但又违背常理）的指导语，指引家庭成员作出改变。例如，治疗师会说："我觉得大家在解决这个问题上已经做得很好，但这个问题并没有彻底解决，它有可能再次出现，大家还能做些什么来阻止这种情况发生呢？"治疗师通过"灌输"给家庭成员这样的思想，防止可能的失望情绪削弱他们将来解决问题的决心。

4．MRI的治疗方案

根据MRI的短期互动治疗模式，治疗师们设计了MRI的六阶段的治疗进程，并明确了每个阶段的任务。治疗师先要向来访家庭简单介绍治疗的组织结构。之后，治疗师帮助家庭成员用具体而明确的语言对症状作出界定。例如，"我和父母相处得不好"这一陈述显得较为含糊，需要帮助家庭成员转化为具体的目标，可以转化为："您和父母相处得不好，主要表现在哪些方面？"问题界定清楚后，治疗师就会寻找致使问题持续的原因。一旦界定清楚问题并找到可能的原因后，针对这些无效的解决方法，MRI的治疗师会设计出一套具体的策略，以改变这种使症状持续存在的无效方法。因此，家庭成员必须服从治疗师的具体指导，以最终消除症状。

（二）策略性家庭治疗

策略性家庭治疗理论的主要特征是治疗师对自己制定的改变症状的具体策略负责任，还需要主动干预家庭原有的沟通方式，以防止症状的延续或进一步恶化。策略性家庭治疗常用的技术包括以下几种。

1．指令

指令包括直接指令和间接指令，它在策略性家庭治疗中的地位就如同解释在精神分析中的地位一样。直接指令是指治疗师向有症状的家庭成员发出直接的命令。这样有助于有症状的家庭成员作出具体的行为，从而消除症状。例如，建议母亲不要打扰父亲和孩子的交谈。间接指令是指治疗师用较为间接的方法或布置任务的方式来消除家庭成员的症状。常以"悖论指令"的形式出现，即通过鼓励有症状的家庭成员继续保持原有行为不变来达到消除症状的目的。例如，通过激发有症状的家庭成员的反抗或者抵制治疗师的指令的方式来消除症状。悖论指令分为指定性的悖论和描述性的悖论。指定性的悖论主要是让家庭成员做治疗时指定的事情。描述性的悖论则是要求家庭成员从积极角度描述已经做过的事情。

2．历经苦难的任务

历经苦难的任务是指治疗师给家庭成员布置一些带来不良后果的任务，家庭成员在完成这些任务时，需要经受得住折磨和意志的考验。更为重要的是，这些任务所带来的痛苦远远大于原有症状给家庭成员带来的痛苦。若这些任务能很好地完成，可以给家庭成员及其所在的家庭带来很大的好处。然而，这些任务需要家庭成员付出很大的努力才能完成。因此，当症状出现时，治疗师往往告诉家庭成员，要想维持家庭的现状，就需要完成一项更为艰难的任务。家庭成员对此进行对比之后，若感觉这一艰难任务难以完成时，会不自觉地改变现有的症状和交往方式。

3．假装技术与隐喻任务

假装技术是指治疗师要求具有某种症状的家庭成员"假装"表现出症状，且其他家庭成员要"假装"对该症状作出平常的反应。它通过让家庭成员完成一些荒谬的任务来实现打破家庭中现有的交往模式的目标。这一治疗技术背后的潜在假设是，如果个体能够坚持假装表现出这些症状行为，就表明个体的症状不是真实存在的，若个体不能假装表现出症状行为，就表明他自己能够对症状加以控制。另外，在完成假装任务的过程中，个体还可能会改变对自己日常行为的看法。使用这种方法的目的是要增加各家庭成员，尤其是有症状的家庭成员对症状的控制感，以打破家庭成员现有的交往模式。隐喻任务指的是与家庭现有症状有关的，形式和内容有所不同但实质一样的任务。

（三）米兰系统模型

米兰系统模型超越了早期典型的、线性的家庭交互观。该模型从治疗师提出策略向治疗师帮助家庭审视自己的信念系统并赋予症状新的意义进行转变。这一转变使得某一家庭成员能够从其他家庭成员的角度重新审视自己。该模型通过循环提问来收集家庭成员的信息，促进家庭成员发现彼此间的差异，以增进了解，并运用未来取向的解释，启发家庭成员构想未来的计划，打破僵化的家庭游戏，迫使家庭成员寻找更有弹性的相处方式。治疗师在此过程中则以平等的协作者的身份赋予家庭成员更多的自由及主动性。米兰系统模型的主要干预措施是家庭仪式和积极赋义。

1．家庭仪式

家庭仪式是治疗师向家庭成员描述一种特殊的行为，然后让他们在生活中运用这种行为，从而达到改变家庭系统规则的目的。家庭仪式的使用，可以促使整个家庭成员加入一系列的行动中。

2．积极赋义

积极赋义衍生于重新定义技术，即认为症状具有保护功能。例如，重新定义技术将孩子的持续抑郁解释为转移父母对他们婚姻问题的关注，其他家庭成员因此会从该有症状的家庭成员处获益。但是，积极赋义技术则避免了这样的解释。米兰系统模型的研究者认为，家庭成员的症状通常是为了维持家庭的整体和谐，而不是为了保护特定的人。这样的解释会消除家庭成员对治疗的阻抗心理。的确，每个家庭成员的行为都有为整个家庭系统服务的意义。

04

第四节 动力式家庭治疗

一、理论建构

心理动力治疗的实质是揭露和解释无意识（unconscious）中的冲动和防御机制，不是分析个体或家庭互动的问题，而是去发现那些阻碍人们以成熟的方式进行人际互动的基本需求和恐惧。

（一）弗洛伊德的内驱力心理学

人的本性存在两种驱动力——性和攻击。当人们了解到直接表达某些冲动可能会受到惩罚时，心理冲突就产生了。个体内心产生冲突的标志是他体验到不愉快的情感：焦虑是不愉快的，同"一个人表现出一定的愿望是要受到惩罚的"这样的观点（通常是无意识的）相联系；抑郁是不愉快和害怕灾难已经发生的想法（通常是无意识的）。一般有两种平衡冲突的方法：加强对冲动的防御；减轻防御以得到一些满足。

（二）自我心理学

自我心理学（ego psychology）的实质是每个人都渴望被欣赏和被接纳。在我们年幼时，如果父母对我们是热情的反应和赞扬，我们会内化这种认可，形成坚强和自信的性格。但是如果我们的父母在一定程度上没有反应，或者很平淡，或者是退缩的，那么我们对赞扬的渴望就会停留在最初的状态。等到我们成年时，我们会压抑被关注的愿望，并在接受我们的人面前随时爆发。孩子成长的阶段有一个懂得赞扬自己的父母是很幸运的，孩子会感到很安全，勇敢独立且主动，能够去爱；相反，年幼时不快乐的孩子，没有爱的归属感，他会在整个生命的历程中，永远渴望那些没有被给予的关注。

（三）客体关系理论

精神分析主要是研究个体，而家庭治疗则是关注关系，两者之间的桥梁是客体关系理论（object relations theory）。虽然客体关系理论认为我们同他人联系的基础是早期经验形成的期望，但这些早期关系的结果是造就了内在客体（internal objects）——对自己和他人的心理印象是从经验和预期中建构起来的。作为成年人，我们就是基于这些内在客体以及对方真实的人格特征进行人际互动的。

客体关系的内在世界同现实世界是不一致的。它是一个近似体，强烈受到早期客体印象、内向投射和认同的影响。这个内在世界逐渐成熟、日渐变得综合，更接近现实。个体处理冲突和失败的内在能力与其客体关系的内在世界的深度和成熟是相关联的。信任自我和相信他人的善良也是建立在对爱的确认上，而爱来自对好的客体关系的内化。

二、治疗目标

动力式家庭治疗的目标是将家庭成员从无意识（unconscious）的束缚中解放出来，这样他们才能够以健康的个体身份彼此互动。精神分析学家治疗的目标是人格的改变，但要搞清楚这到底意味着什么却很难。最常见的课题是"分离（个体化）"或"分化"。这两个术语都强调自主性，个体治疗师常认为个性化是指躯体上的分离，因此会将青少年和年轻的成年人与家庭分开来进行单独的治疗，以使他们更加独立，而家庭治疗师认为，个体的自主性最好是通过处理家庭中的情感冲突来实现。动力式家庭治疗师认为，治疗不应将个体与家庭区分开，而应当聚集家庭成员，帮助家庭成员学会如何做到既彼此独立又彼此联结。

三、行为改变的条件

动力式家庭治疗师通过观察行为背后隐藏的动机来培养洞察力。让任何人暴露自己的旧伤口和深层次的渴望都是很困难的。精神分析学家可以通过营造一种信任的氛围，循序渐进地处理这个问题，一旦有了安全的氛围，治疗师就可以开始识别其中的投射机制，如将夫妻双方带回到婚姻关系中，等到他们不再依赖投射认同时，彼此就可以整合以前自我分离的部分，治疗师会帮助夫妻双方认识到，他们现在的问题来自他们各自原来家庭的无意识中存在的冲突，这个治疗过程是痛苦的，且必须要有支持性的治疗师提供足够的安全感才能进行。

四、治疗方法和技巧

（一）评估

英国的阿尔农·本吐温和沃伦·金斯顿建立了一种心理动力焦点的理想模型，该模型提出了形成焦点假设的五步策略，具体如下。

（1）家庭交往如何影响症状及家庭交往如何被症状影响？

（2）当前症状的功能是什么？

（3）在家庭中家庭成员害怕什么会阻止他们直面冲突？

（4）当前的情境是如何与过去的创伤相联系的？

（5）治疗师如何以简短的、难忘的语句来概括集中的冲突？

（二）治疗技术

1．倾听

倾听（listening）是一种费力但默默进行的工作，大多数时候，我们都因为各种原因马马虎虎地听对方陈述，经常是还没有等到对方说下一句话就插话进去，这在家庭治疗中表现特别明显。

2．分析性的中立

分析性的中立（analytic neutrality）是为了建立一种分析性的气氛，在分析时，关键不是解决问题，而是去理解家庭成员。在理解过程中分析氛围可能会发生改变，但其实分析治疗师并不急于得到什么结果。营造探索的治疗氛围至关重要。

3．共情

共情（empathy）帮助家庭成员畅所欲言，同时利用诠释的方法说明他们经验中隐藏的部分。动力式家庭治疗师会将家庭成员之间的冲突当作探索人际动力的起点，观察争论的原因和情绪反应，比如：他们为什么如此愤怒？他们希望从对方那里得到什么？他们的期望是什么？这些感受从哪里来？治疗师希望探索、分析家庭成员隐藏的恐惧和渴望，而不是试图去解决问题。

4．诠释

诠释（interpretation）是将内在心理冲突通过情绪表现出来。诠释的重点不是集中在谁对谁做了什么，而是关心对方强烈的感受，并把这种感受作为切入点，对其根源进行详细的探索。例如："你的感受是什么？""以前什么时候你也有过这种感受？""在这之前呢？""你记起了什么？"治疗师不会停留于家庭成员当前行为的横向水平，而是寻找打开他们内在体验的纵向水平。

概括地说，动力式家庭治疗师通过四种渠道展开他们的探索工作：内在的体验；体验的历史；家庭成员如何触发这种体验；会谈的情境和治疗师的帮助对家庭成员的改变有何作用。

动力式家庭治疗师一般反对用实证的标准去评估其工作。因为症状的减轻不是目的，它并不能用来衡量治疗成功与否。无意识冲突的存在与否对于外部观察者来讲是不明显的，因此治疗的成功与否依赖于主观的判断。近年来，家庭治疗的拥护者们进行了很多案例研究，旨在说明各种情绪和行为问题的治疗模式，包括童年期创伤、青春期抑郁、精神分裂症、边缘型人格障碍，以及父母−婴儿关系。这些案例研究基于精神分析理论为治疗师提供清晰明确的概念，并勾勒出治疗过程和最终的结果。

（图雅）

~ 本章小结 ~

（1）家庭治疗是以家庭为干预对象，通过会谈、行为作业及其他非言语技术，消除心理病理现象，促进个体和家庭系统功能完善的一类心理治疗方法。

（2）家庭治疗的过程包括：准备与规划、家庭治疗的实施。

（3）结构式家庭治疗的目标是致力于重新建构家庭中沟通规则的系统，改变结构，重建家庭秩序，让家庭成员能自由地、以非病理模式建立彼此的联系。

（4）策略性家庭治疗的重要观点：一是，家庭总是因为自己的行为而使问题得以延续；二是，对特定家庭进行针对性的指导有时会带来突然的、决定性的变化。

（5）动力式家庭治疗的目标是将家庭成员从无意识（unconscious）的束缚中解放出来，这样他们才能够以健康的个体身份彼此互动。

第十三章
中医心理治疗

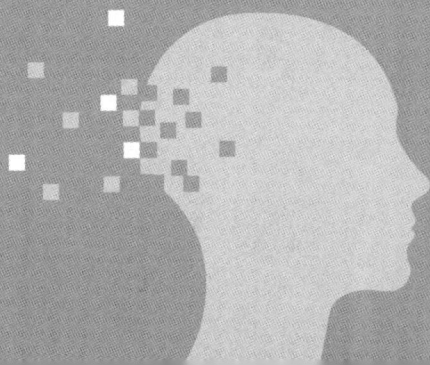

学习目标

1. 了解中医心理治疗的基本观点。
2. 理解中医的发病机制及相关心理疗法。
3. 掌握中医非药物治疗的方法。

关键词

中医心理学

脏象说

经络学说

情志

中医心理疗法

按摩

01 第一节　中医心理治疗的观点

【案例 13-1　中医对抑郁症的帮助】

小明抑郁多年，在医院被诊断为抑郁症，不得不休学在家。小明经常晚上失眠，白天却醒不来，整天无精打采，早上起来的时候会感觉到头疼。他的情绪非常低落，即使遇到开心的事情也无法开心起来。小明吃饭也没有胃口，每天吃一点点就饱了，吃多了就容易呕吐胀气。小明表达自己很难集中注意力，且记忆力差。以前学习新的知识很快就能记住，现在感觉大脑很迟钝，记不住东西。

在心理治疗的过程中，小明总是无精打采，甚至好几次因为晚上失眠，白天睡过了头而没有进行心理治疗。在治疗师的推荐下，小明进行了中医调理，经过医患双方的共同努力，小明很多的生理症状都得到了改善。随着生理症状的逐步好转，小明得以按照常规时间进行心理治疗，并从中获得显著成效，最终顺利重返校园。

【请思考】

心理症状与生理症状之间的关系如何？在心理治疗和生理治疗中，如何通过调整生理症状来改变心理症状？

【专家点评】

关于健康，"生理—心理—社会"的医学模式被广泛接受。在理解生理症状时，除了单纯的身体层面的理解，也需要结合心理和社会的因素；同样，在理解心理症状时，心理治疗师不仅要从心理、社会层面去理解这些症状背后的机制，也需要从生理层面去理解心理症状背后的心理机制。关于身心疾病的理解，在几千年的传承中，中医学积累了非常丰富的经验，它的许多理念已经被国人广为知晓，比如"肝气郁结""怒上肝""思虑伤脾"等。在治疗上，内服方药、针灸推拿、药膳茶饮、刮痧沐足、八段锦、五禽戏等治疗方法非常灵活且方便。在焦虑症、抑郁症、双相情感障碍、抽动症等这些身心疾病上，引入中医的方法，一方面符合国人的习惯且容易被接受，另一方面能够有效缓解生理症状，从而促进心理的康复。此外，心理咨询和治疗的个案概念化可以从中医的辨证论治思想中获得启发，中药处方的对症下药对疗法的选择也具有深刻的启发意义。

一、阴阳学说

在中医学中，阴阳是自然界的根本规律，是标示事物内在本质属性和性态特征的范畴，既标示两种对立特定的属性，如明与暗、表与里、寒与热等，又标示两种对立特定的运动趋向或状态，如动与静、上与下、内与外等。中医学以水火作为阴阳的征象，水为阴，火为阳，反映了阴阳的基本特性。例如，水性寒而就下，火性热而炎上。其运动状态，水比火相对静，火较水相对动，寒热、上下、动静……如此推演下去，即可以用来说明事物的阴阳属性。划分事物或现象阴阳属性的标准是，凡属于运动的、外向的、上升的、温热的、明亮的、功能的……为阳的范畴；凡属于静止的、内在的、下降的、寒凉的、晦暗的、物质的……为阴的范畴。

（一）阴阳对立

对立是指处于一个统一体的矛盾双方的互相排斥、互相斗争。阴阳对立是阴阳双方的互相排斥、互相斗争。阴阳学说认为，阴阳双方的对立是绝对的，如上与下、内与外、动与静、升与降、出与入、寒与热、虚与实、散与聚等。阴与阳相互制约和相互斗争的结果，取得了统一，即取得了动态平衡。只有维持这种平衡，事物才能正常发展变化，人体才能保持正常的生理状态；否则，事物的发展变化就会遭到破坏，人就会生病。

（二）阴阳互根

互根是指相互对立的事物之间的相互依存、相互依赖，任何一方都不能脱离另一方而单独存在。阴阳互根，是阴阳之间的相互依存，互为根据和条件。阴阳学说把人体正常的生理活动概括为"阴平阳秘"，即人体中阴阳对立的统一、矛盾双方基本上处于相对平衡状态，所以人体脏腑活动功能正常。如果双方失去了互为存在的条件，有阳无阴谓之"孤阳"，有阴无阳谓之"孤阴"。孤阴不生，独阳不长，一切生物也就不能存在，不能生化和滋长了。在生命活动过程中，如果正常的阴阳互根关系遭到破坏，就会导致疾病的产生，甚至危及生命。

（三）阴阳消长

消长，增减、盛衰之谓。阴阳消长，是阴阳对立双方的增减、盛衰、进退的运动变化。阴阳对立双方不是处于静止不变的状态，而是始终处于此盛彼衰、此增彼减、此进彼退的运动变化之中。其消长规律为阳消阴长，阴消阳长。阴阳双方在彼此消长的动态过程中保持相对的平衡，人体才保持正常的运动规律。平衡是维持生命的手段，达到常阈才是健康的特征。

（四）阴阳转化

转化即转换、变化，是指矛盾的双方经过斗争，在一定条件下走向自己的反面。如果说"阴阳消长"是一个量变过程，那么"阴阳转化"便是一个质变过程。阴阳转化是事物运动变化的基本规律。在阴阳消长过程中，事物由"化"至"极"，即发展到一定程度，超越了阴阳正常消长的阈值，事物必然向着相反的方面转化。阴阳的转化，必须具备一定的条件，这种条件被中医学称为"重"或"极"，所谓"寒极生热，热极生寒"。

二、五行学说

（一）五行的特性

五行的特性，是古人在长期生活和生产实践中，对木、火、土、金、水五种物质的朴素认识的基础之上，进行抽象概括而逐渐形成的理论概念。中医学上所说的五行，不是指木、火、土、金、水这五种具体物质本身，而是指这五种物质不同属性的抽象概括。

1. 木曰曲直

"木曰曲直"的意思是能屈能伸的为木。所以，木代表生发力量的性能，标示宇宙万物具有生生不已的功能。

2. 火曰炎上

火具有发热、温暖、向上的特性。火代表生发力量的升华，光辉而热力的性能。凡具有温热、升腾、茂盛性能的事物或现象，均可归属于"火"。

3. 土爱稼穑

春种曰稼，秋收曰穑，土爱稼穑是指农作物的播种和收获。土具生生之义，为世界万物和人类生存之本。凡具有生化、承载、受纳性能的事物或现象，皆归属于"土"。

4. 金曰从革

从，顺从、服从；革，革除、改革、变革。金代表固体的性能，凡物生长之后，必会达到凝固状态，用金以示其坚固性。其可引申为肃杀、潜能、收敛、清洁之意。

5．水曰润下

润，湿润；下，向下。水代表冻结与含藏之意，水具有滋润、就下、闭藏的特性。凡具有这类特性的事物或现象都可归属于"水"。

五行学说以天人相应为指导思想，以五行为中心，以空间结构的五方、时间结构的五季、人体结构的五脏为基本框架，将自然界的各种事物和现象，以及人体的生理、病理现象，按其属性进行归纳。五行学说将人体的生命活动与自然界的事物和现象联系起来，形成了联系人体内外环境的五行结构系统，用以说明人体以及人与自然环境的统一性。

（二）五行的调节机制

五行的生克制化是五行结构系统在正常情况下的自动调节机制。

1．相生规律

相生即递相资生、助长、促进之意。五行之间互相滋生和促进的关系被称为五行相生。五行相生的次序是，木生火，火生土，土生金，金生水，水生木。

2．相克规律

相克即相互制约、克制、抑制之意。五行之间相互制约的关系被称为五行相克。五行相克的次序是，木克土，土克水，水克火，火克金，金克木。这种克制关系也是往复无穷的。木得金敛，则木不过散；水得火伏，则火不过炎；土得木疏，则土不过湿；金得火温，则金不过收；水得土渗，则水不过润。

三、脏象理论

脏象是人体内在脏腑机能活动表现于外的征象。中医学把人体分为了五脏六腑，其中五脏（肝、心、脾、肺、肾）是理解人体的基本功能单位。

（一）肝的生理功能

1．肝主疏泄

肝主疏泄，是指肝具有疏通、舒畅、条达以保持全身气机疏通畅达，通而不滞，散而不郁的作用。在正常生理情况下，肝的疏泄功能正常，肝气升发，既不亢奋，又不抑郁，舒畅条达，则人就能较好地协调自身的精神情志活动，表现为精神愉快、心情舒畅、理智清朗、思维灵敏、气和志达、血气和平。如果肝的疏泄不及，则表现为郁郁寡欢、多愁善虑等，相反如果疏泄太过，则表现为烦躁易怒、头胀头痛、面红目赤等。心理疾病中的抑郁症多与肝气郁结相关，而狂躁症则多与肝气疏泄太过相关。

2. 肝藏血生血

1）肝主藏血

肝主藏血是指肝脏具有贮藏血液、防止出血和调节血量的功能。肝血不足，则分布到全身各处的血液不能满足生理活动的需求，可能出现血虚失养的病理变化。例如：目失血养，则两目干涩昏花，或为夜盲；筋失血养，则筋脉拘急，肢体麻木，屈伸不利，以及妇女月经量少，甚至闭经等。若肝不藏血，可能会发生出血倾向的病理变化，如吐血，衄血，月经过多、崩漏等。

2）肝主生血

肝主生血是指肝参与血液生成的作用。肝不仅能藏血，而且还能生血。"肝……其充在筋，以生血气"。肝血不足则肝气有余，疏泄太过，而为肝气、肝火、肝风。在心理疾病中，多动症、抽动症、梦游症多与肝血不足、肝风内动相关。

（二）心的生理功能

脏象理论中的心，在中医学文献中有血肉之心和神明之心之别。血肉之心是指实质性的心脏；神明之心是指人脑接受和反映外界事物，进行意识、思维、情志等精神活动的功能。中医学把精神意识思维活动归属于心，故有神明之心的说法。

1. 心主血脉

心主血脉是指心有主管血脉和推动血液循行于脉中的作用，包括主血和主脉两个方面。血就是血液；脉是指脉管，又称经脉，为血之府，是血液运行的通道。

2. 心主神志

心藏神，为人体生命活动的中心。其生理作用有二：其一，主思维、意识、精神。在正常情况下，神明之心接受和反映客观外界事物，进行精神、意识、思维活动。其二，主宰生命活动。神明之心为人体生命活动的主宰。五脏六腑必须在心的统一指挥下，才能进行统一协调的正常的生命活动。因此，心为君主而脏腑百骸皆听命于心。

在心理疾病上，如果心气不足，人就会出现心惊胆战、焦虑不安的症状；如果心血不足，则神失所养，人就会出现记忆衰退的症状；如果淤血或热痰堵塞了心窍，人就会出现痴呆或癫狂的症状。

（三）脾的生理功能

1．脾主运化

运，即转运输送，化，即消化吸收。脾就是对营养物质的消化、吸收和运输。脾的运化功能强健，则机体的消化吸收功能才能健全，才能为化生气、血、津液等提供足够的养料。反之，若脾失健运，就会出现腹胀、便溏、食欲不振以至倦怠、消瘦和气血不足等病理变化。

2．脾主生血、统血

脾主生血，是指脾有生血的功能。统是统摄、控制的意思。脾主统血，是指脾具有统摄血液，使之在经脉中运行而不溢于脉外的功能。若脾失健运，生血物质缺乏，则血液亏虚，出现头晕眼花，面、唇、舌、指甲淡白等血虚征象。

3．脾主升清

升是指上升和输布；清是指精微物质。脾主升清是指脾具有将水谷精微等营养物质，吸收并上输于心、肺、头目，再通过心、肺的作用化生气血，以滋养全身，并维持人体内脏位置相对恒定的作用。

（四）肺的生理功能

1．肺主气

肺主气是肺主呼吸之气和肺主一身之气的总称，人身之气均为肺所主。

2．肺主行水

肺主行水，是指肺的宣发和肃降对体内水液输布、运行和排泄的疏通和调节作用。肺主行水的生理功能，是通过肺气的宣发和肃降来实现的。肺气宣发，一是使水液迅速向上向外输布，布散到全身，外达皮毛以充养、润泽、护卫各个组织器官。二是使经肺代谢后的水液，即被身体利用后的废水和剩余水分，通过呼吸、皮肤汗孔蒸发而排出体外。

3．肺主治节

治节，即治理调节。肺主治节是指肺辅助心脏治理调节全身气、血、津液及脏腑生理功能的作用。肺的呼吸运动有节律地一呼一吸，呼浊吸清，对保证呼吸的调匀有着极为重要的作用。肺主气，调节气的升降出入运动，使全身的气机调畅。

4．肺主宣肃

宣谓宣发，即宣通和发散之意。肃谓肃降，清肃下降之意。肺气必须在清虚宣降的情况下才能保持其主气、司呼吸、助心行血、通调水道等正常的生理功能。

（五）肾的生理功能

1．肾藏精

肾藏精是指肾具有贮存、封藏人身精气的作用。广义之精是构成人体的和维持人体生长发育、生殖和脏腑功能活动的有形的精微物质的统称。狭义之精是禀受于父母而贮藏于肾的具有生殖繁衍作用的精微物质。

2．肾主水液

肾主水液是指肾具有藏精和调节水液的作用。肾的开阖作用对人体水液代谢的平衡有一定的影响。"开"就是输出和排出，"阖"就是关闭，以保持体液相对稳定的贮存量。关门不利，阖多开少，可引起尿少、水肿等病理现象；若开多阖少，又可出现尿多、尿频等症状。

3．肾主纳气

肾主纳气是指肾有摄纳肺吸入之气而调节呼吸的作用。只有肾气充沛，摄纳正常，才能使肺的呼吸均匀，气道通畅。如果肾的纳气功能减退，摄纳无权，吸入之气不能归纳于肾，就会出现呼多吸少、吸气困难、动辄喘甚等肾不纳气的病理变化。

4．肾主一身阴阳

肾阴充则全身诸脏之阴亦充足，肾阳旺则全身诸脏之阳亦旺盛。肾阴为全身诸阴之本，肾阳为全身诸阳之根。肾阴虚，则表现为五心烦热、眩晕耳鸣、腰膝酸软、男子遗精、女子梦交等症状；肾阳虚，则表现为精神疲惫、腰膝冷痛、形寒肢冷、小便不利或遗尿失禁，以及男子阳痿、女子宫寒不孕等性功能减退和水肿等症状。

中医学把人的情绪分为喜、怒、忧、思、悲、恐、惊七类，故称"七情"。同时，中医学认为精神情志活动是以五脏精气为物质基础的，因此将情志活动分属于五脏，认为喜属心，怒属肝，忧、悲属肺，思属脾，恐、惊属肾。人的精神情志活动会引发脏腑功能即气机的变化。

四、经络学说

经络，是经和络的总称。经又称经脉，有路径之意。经脉贯通上下，沟通内外，是经络系统中纵行的主干。络脉是经脉别出的分支，比经脉细小。络脉纵横交错，网络全身，无处不至。中医学的经络学说是针灸推拿的理论基础。

1. 正经

正经分为十二条，手三阴经、足三阴经、手三阳经、足三阳经，共四组，每组三条经脉，合称十二经脉。

2. 奇经

奇经分为八条，督脉、任脉、冲脉、带脉、阴跷脉、阳跷脉、阴维脉、阳维脉，合称奇经八脉。奇经八脉有统率、联络和调节全身气血盛衰的作用。

经络是人体气血运行的通道，而十二经脉则为气血运行的主要通道。气血在十二经脉内流动不息，循环灌注，分布于全身内外上下，构成了十二经脉的气血流注，又名十二经脉的流注。其流注次序为：从手太阴肺经开始，依次流至足厥阴肝经，再流至手太阴肺经。这样就构成了一个"阴阳相贯，如环之无端"的十二经脉整体循行系统。

五、精气血学说

精、气、血是构成人体和维持人体生命活动的基本物质，它们是脏腑、经络等组织器官进行生理活动以及人体心理活动的物质基础。

精是指人体内一切有用的精微物质，是人体生长发育及各种功能活动的物质基础。

气是构成人体的最基本物质，对人体的生命活动有推动、温照、防御、固摄、气化等作用，对人体的生命十分重要。

血是运行于脉中的红色的液态物质，是构成人体和维持生命活动的基本物质，具有营养和滋润全身的生理功能。

三者的关系可以概括为：精能生气，气能化精，气为血帅，血为气母，精血同源。

人体的心理活动是以精、气、血作为物质基础的。因此，精、气、血是否充盈及功能是否正常影响着心理活动的正常与否。

六、体质学说

体质是人体在先天遗传和后天获得的基础上所形成的功能和形态上相对稳定的固有

特性。换句话说，体质是禀受于先天，受后天影响，在生长、发育过程中所形成的与自然、社会环境相适应的人体形态结构、生理功能和心理因素之综合的相对稳定的固有特征。中医体质学主要是根据中医学阴阳五行、脏腑、精气血津液等基本理论来确定人群中不同个体的体质差异性。

02 第二节 治疗方法与心理疗法

一、情志病的发病机制

中医学的心理病机主要从情志与疾病关系的角度，阐明情志致病的条件和具体机理。

（一）诱发条件

引发情志病的因素与情志刺激的性质、强度和持续时间有关。一般来说，喜悦较少致病，而惊恐发病最快，愤怒致病较重，忧思致病较缓慢。若数种性质不同的情志叠加，如喜怒无常、悲喜交加、恼羞成怒则不仅容易致病，且其病情也会变成较为复杂。

（二）发病机制

从发病的机制看，情志致病主要是过于强烈的情志导致机体气机紊乱而损伤相应的脏腑，或引发精气血的亏损，从而导致神志活动异常。

1．气机紊乱

情志所伤致脏腑气机紊乱的基本规律如下。

（1）怒则气上多伤肝。它是指过于愤怒使肝气失于条达、疏泄功能失常、肝气上逆，甚至血随气逆，并走于上。其结果可能会出现眩晕、头痛、耳聋等，严重时，可使人晕厥不省人事，甚至因盛怒而丧命。

（2）喜则气缓多伤心。狂喜使得心气涣散、精神无法集中、周身软弱无力。狂喜过度可导致失神发呆，甚至发狂、心悸不寐等。

（3）悲则气消多伤肺。过度悲哀会使肺气不足、机能下降、意志消沉、心境凄凉，容易表现为垂头丧气、愁眉不展、面色惨淡、肢体麻木、筋脉疼痛等。

（4）恐则气下多伤肾。过于恐惧可致肾气不固、气陷于下，主要表现为面色苍白、呆若木鸡，甚至二便失禁、畏手缩脚、惶惶不安、心悸、遗精、阳痿、腰脊酸痛等。

（5）思则气结多伤脾。思虑过度，劳神损脾，而致气机郁结，阻滞脾胃运化功能，表现为嗜卧、脘腹痞满、便溏、倦怠乏力、不思食、胁痛、胸膈满闷、善太息等。

2．耗伤精气血

七情过度，不仅损伤相对应的脏腑，也影响着精气血的正常运作。比如，过喜可使心气涣散；过忧则耗气伤脾；大惊可使精气内损；忧虑则使脾之运化失职，则精血生化之源不旺；暴怒则血随气逆，还可见呕血，而致阴血耗损。

3．神志活动异常

意识、思维、情绪等精神活动，均由心神主管。所有各种异常的情绪活动，均可影响心神的活动，甚至出现各种神志病变，如昏迷、痴呆、谵语、失眠、健忘、多梦、嗜睡、暴怒、忧郁、嬉笑无常等，均是心神为主的病症。同时，由于心神为五脏六腑之大主，因此情志异常通过影响心神活动，进而可影响其他脏腑的气机，以致产生更为复杂的病变。故《黄帝内经·灵枢·口问》曰："故悲哀愁忧则心动，心动则五脏六腑皆摇"。

▌二、治疗方法

治法，即治疗疾病的方法，常用的治疗方法有汗、吐、下、和、温、清、消、补八法。

（一）汗法

汗法，又称解表法，是运用解表发汗的方药开泄腠理，调和营卫，以达到祛除表邪、治疗表证的治法。凡邪气在皮毛肌肤者，皆宜采用汗法，使邪从外解，既可以控制病邪由表入里的转变，又可以达到祛邪治病的目的。临床应用时，根据病邪性质和人体气血阴阳盛衰等的不同，汗法又具体分为辛温解表、辛凉解表、益气解表、助阳解表、滋阴解表等治法。

（二）吐法

吐法，又称催吐法，是运用涌吐的方药以引邪或毒物从口吐出的治疗方法。当病位在胸膈胃脘之上者，可以用吐法使病邪从口中吐出。临床应用时，根据病邪性质和人体强弱等的差别，吐法又分为寒吐、热吐、缓吐。

（三）下法

下法，又称泻下法，是运用泻下作用的方药，通过泻下大便，以达到攻遂体内食、痰、血、湿、水等结聚目的的治疗方法。当病位在中下焦之有形者，可以因势利导，逐引邪气从前后二阴出之。

（四）和法

和法，又称和解法，是运用和解疏泄的方药，祛除病邪，调整机体，扶助正气，使表里、上下、脏腑、气血、阴阳调和的治疗方法。和法的应用范围颇广，如半表半里之少阳病、肝胃不和、肝脾不调、肠胃不和、气血不调、营卫不和等诸证。

（五）温法

温法，又称温里法、祛寒法，是运用温热性质的方药以达到祛除寒邪和温养阳气目标的治疗方法。寒邪内侵脏腑所致的实寒证，以及阳虚寒从中生之阳虚证都适用此法。

（六）清法

清法，又称清热法，是运用寒凉性质的方药，通过其泻火、解毒、凉血等作用，以解除热邪的治疗方法。凡热性病，无论热邪在气、在营、在血，只要表邪已解而里热炽盛均可用之。

（七）消法

消法，又称消导法，是运用消食导滞或化瘀破积、软坚散结的方药，消除食积、痰凝、血瘀、痞块、症瘕、积聚等病症的治疗方法。临床运用时，根据病症的不同，将消法又分为消食导滞、消痞化积、行气消症、化瘀散结、软坚散结等多种治法。

（八）补法

补法，又称补益法，运用补益作用的方药，通过补养气血、阴阳调和，以达到扶助正气，消除虚弱目的的治疗方法。当身体机能出现亏损的时候，都可以用补法来施治。故补法之适合症状为人体脏腑气血阴阳之诸虚劳损。

以上八法，根据临床病症的具体情况，可单用，亦可两法或多法互相配合使用，临床实践中会出现消补并用、汗补并用、和下兼施等多种治疗方法。

三、中医心理疗法

（一）情志相胜疗法

中医学将情志活动归为七情，七情过极就会出现各种疾病。情志相胜疗法就是依据由五行相克理论而产生的不同情志之间相互制约关系，以情胜情来治疗情志疾病的方法。"金元四大家"之一的张从正擅长使用这一疗法，他在《儒门事亲》中进一步将这一思想操作化："悲可以治怒，以怆恻苦楚之言感之；喜可以治悲，以谑浪亵狎之言娱之；恐可以治喜，以迫遽死亡之言怖之；怒可以治思，以污辱欺罔之言触之；思可以治恐，以虑彼志此之言夺之。"

（二）顺情从欲疗法

顺情从欲疗法是指顺从来访者的需求，并满足其需求，从而化解情志异常的方法。如果是情志不遂所引起的心身疾病，那么心病还需要心药医。心药便是满足生理或心理的需求。顺情从欲疗法是通过满足来访者的正当需求，按照来访者的意愿从事某项活动，缓解其不良的情绪。

（三）移情易性疗法

移情易性疗法是指通过改变来访者注意力的指向性，使其将注意的焦点从病症转移到其他方面，从而减轻病情或使疾病痊愈的心理疗法。出现情志困扰时，来访者往往将注意力集中在病症上面，而反复地关注病症又强化了病情，从而让来访者陷入苦闷、烦恼和忧愁之中，形成恶性循环。对此，使用移情易性疗法来转移注意，有意识地转移来访者对症状的过分关注，达到"投其所好而移之，则病自愈"的目的。在传统文化中，移情易性疗法包括了运动、音乐欣赏、书法绘画、读书赋诗、种花养鸟、弈棋垂钓及外出旅游等。其中，琴棋书画对陶冶情志最为有益，与表达性艺术治疗相通。

（四）暗示转移疗法

暗示转移疗法即意示疗法，是指采用含蓄、间接的方式，对来访者的心理状态产生影响，以诱导来访者在不知不觉中接受治疗师的治疗性意见。暗示转移疗法主要是使用语言来示意或借物示意。语言示意即巧妙地运用语言，暗示某些有关疾病的情况，使来访者无意中加以了解，从而消除误解，树立起战胜疾病的信心。语言示意不仅包括词句语言，而且包括行为语言（神态、表情、动作等）的暗示作用，也可采用手势、表情，或采用暗示性药物及其他暗号来进行。运用此法的治疗师必须具备一定的权威性和影响力，具有较强的分析推理能力，掌握丰富的社会学知识和生理知识，以便使暗示更趋正性、稳固、持久和巧妙。对文化程度不高、易受暗示影响的来访者，运用此法疗效更佳。

03 第三节 中医功法与穴位按摩、茶饮

【案例13-2 小A的治疗】

小A目睹家人因车祸受伤后感到精神恍惚，无法集中注意力，车祸的画面在他的脑海中不断闪现，而且还经常做相关的噩梦。在心理治疗中，他跟治疗师说自己的情绪变得越来越不稳定，容易激动和焦虑。有时候还会产生幻觉，感觉周围的事物都不真实。他说，车祸发生后自己都不敢开车上高速，慢慢地，自己连坐在车上都感到害怕，整个人变得非常紧张。虽然自己接受过心理危机干预治疗，但是好像还是无法缓解这些症状；虽然知道事情已经过去了，但是身体的症状依然无法缓解。小A很希望治疗师能够提供一些有效的方法来帮助自己缓解情绪，消除这些症状，以免影响日常生活和工作。

【请思考】

小A希望治疗师给他提供一些有效缓解症状的方法，除了在治疗中使用某些心理治疗方法外，还有其他方法吗？

【专家点评】

　　小 A 的症状为创伤后应激障碍（PTSD），该症状不仅有心理的症状，也有生理的症状。根据情绪外周理论，身体的唤醒早于认知。当人遇到危险时，从进化的角度，生物的本能反应是非常强烈的，许多生理症状的出现是为了保护自我，如过度警觉所引发的失眠与身体紧张等。在经历 PTSD 后，个人在理性上知道自己安全了，但是过度和强烈的身体应激并未能消除。所以，这个时候，加入一些缓解身体紧张、让身体放松下来的方法就非常有必要。比如：按摩内关穴、大陵穴、神门穴就有宁心安神和消除紧张的功效；通过打太极拳、八段锦可以让身体放松下来；通过饮用茯苓、合欢花、磁石来安神镇静。在临床中，这些非药物的方法，运用得当，则不仅能够缓解小 A 的症状，也能增强小 A 的信心，并促进治疗联盟的建立，从而增强心理治疗与咨询的效果。

中医的治疗除了药物的治疗方法，还有非药物的治疗方法，包括功法、穴位按摩、茶饮、芳香疗法等。这些方法可以与心理疗法相互结合，如果能够恰当使用，就能够更好地增强心理治疗的效果。下面，我们介绍几种常用的非药物的治疗方法。

一、功法

（一）气功

气功疗法是通过人们的意识控制，达到使肌肉放松、呼吸均匀、心情安宁、心神专注的状态，从而有效调节生理机能与心理状态。气功疗法的主要内容有三种，即调身、调息、调心。

1. 调身

调身就是摆好姿势。自然的、放松的姿势是练气功的先决条件，只有身体放松，才能进一步使精神放松。

2. 调息

调息就是调整呼吸，基本原则是自然柔和，"绵绵若存""专气致柔"。调息的目的是调心，所谓"息调则心定，心定则息越调"。所以，调息是用意识调整呼吸，把注意力集中在呼吸上，排除杂念的过程。

3．调心

调心就是调整精神状态，达到内心的安宁。注意力集中于某一固定点叫意守，被意守的点叫意守点。

进行气功锻炼，通过姿势调节、呼吸锻炼、身心松弛、调控意念、协调动作等方法，调节和增强人体各部分机能，诱导和激发人的内在潜力，保健强身、防治疾病。诸如焦虑、紧张、忧郁等不良情绪，来访者都可以通过导引行气的锻炼来使内气协调和顺，从而让情绪稳定和谐。

（二）动功

动功是一种运用肢体活动，配合呼吸和意念，以达到调畅气机、益气活血、强筋壮骨、协调脏腑、促进肢体功能恢复的一类功法。动功包括五禽戏、八段锦等。

1．五禽戏

五禽戏是通过模仿虎、鹿、熊、猿、鸟（鹤）等五种动物的动作，组编而成的一套功法。该功法通过模仿动物不同的形态动作和气势，结合意念活动，起到舒筋通络、强健脏腑、舒展肢体关节的作用。

1）练习要领

呼吸要平稳自然，用腹式呼吸，均匀和缓。五禽戏动作各有不同，如熊之沉缓、虎之刚健、猿之轻灵、鹿之温驯、鹤之活泼。

2）功法操作

五禽戏各式名称为预备式、熊戏、虎戏、猿戏、鹿戏、鸟戏、收式。

3）功能

五禽戏具有改善关节活动度、增强肌力、强壮身体的作用，对骨关节疾病、神经系统疾病导致的肢体运动功能障碍有较好的康复作用。

2．八段锦

八段锦是一套独立而完整的健身功法。

1）练习要领

意守丹田，呼吸均匀。八段锦要求"用意念引导动作"，要求呼吸自然、平稳，腹式呼吸。一般动作开始时吸气为多，动作终了时呼气为多，做到呼吸深、长、匀、静；同时，呼吸、意念与每个动作相配合。

2）功法操作

八段锦包括八节连贯的健身法，具体内容如下：两手托天理三焦；左右开弓似射雕；调理脾胃须单举；五劳七伤往后瞧；摇头摆尾去心火；两手攀足固肾腰；攒拳怒目增气力；背后七颠百病消。

3）功能

"摇头摆尾去心火"对于"心主神明"功能异常而出现的失眠、多梦、健忘等症状有良好的改善作用。"两手攀足固肾腰"有补肾固精、调理脏腑的作用。肾主志意，志意对情志有支配和调节的作用，通过充沛肾气而志意和，调节异常的情志活动。练习"调理脾胃须单举"能够健脾胃，脾在志为思，维持正常的精神思维活动。"两手托天理三焦""五劳七伤往后瞧""背后七颠百病消"可调畅气机、行气活血，使肝的疏泄功能正常，对于心情抑郁、急躁易怒者有很好的调理作用。"左右开弓似射雕""攒拳怒目增气力"能补心肺之气，增强心肺功能，而肺气虚弱者，其机体对外界不良刺激的耐受性会下降，容易产生悲忧的情绪变化。

二、穴位按摩

穴位按摩是以中医学理论为指导，以经络腧穴学说为基础，以按摩为主要施治方式，用来防病治病的一种手段。它具有刺激人体特定的穴位，激发人的经络之气，以达到通经活络、调整人体机能、祛邪扶正的目的。临床中，常用的有指针法和杵针法。

（一）指针法

指针法是指以手指代替针，用拇指或食指指尖对特定的穴位进行按压、揉动，使之产生酸、重、胀、麻等类似针感的反应，是一种比较柔和的、非侵入性的治疗方法。

（二）杵针法

杵针法是指用特制的工具，不刺入人体肌肤之内，通过一定的手法，刺激体表腧穴，作用于经络脏腑，以调和阴阳、扶正祛邪、疏通经络、行气活血，达到治病强身、康复保健目的的一种针刺方法。

下面，我们列举一些常见心理症状的穴位按摩技巧。

1．心悸的治法

调理心气，安神定悸，可以揉按内关、郄门、神门、厥阴俞、膻中等穴位。

2．失眠的治法

调和阴阳，安神利眠，可以揉按百会、神门、三阴交、照海、申脉等穴位。

3．抑郁症的治法

调神疏肝，理气解郁，可以揉按百会、印堂、神门、太冲、内关、膻中等穴位。

4．精神分裂症状的治法

理气化痰，调神开窍，可以揉按百会、印堂、内关、太冲、神门、丰隆等穴位。

5．精神分裂兴奋症状的治法

泻火宁心，化痰开窍，可以揉按水沟、风府、神门、劳宫、大陵、丰隆等穴位。

6．痴呆的治法

通督调神，补肾益髓，可以揉按百会、神庭、印堂、太溪、悬钟、四神聪等穴位。

三、茶饮

《神农本草经》序例云："药有酸咸甘苦辛五味，又有寒热温凉四气。"这是有关药性基本理论之一的四气五味的最早概括。

四气反映了药物（食物）对人体阴阳盛衰、寒热变化的作用。一般来讲，寒凉药具有清热泻火、凉血解毒、清化热痰、清心开窍等作用，而温热药具有温里散寒、补火助阳、温阳利水、温经通络、引火归元、回阳救逆等作用。

五味是指药物的味道及其功能，味道分别为辛、酸、甘（包括淡）、苦和咸，而对应的功能则在《黄帝内经·素问·藏气法时论》中概括为辛散，酸收，甘缓，苦坚，咸耎（软）。

（1）辛味："能散、能行"，即具有发散、行气、行血的作用。

（2）酸味："能收、能涩"，即具有收敛、固涩的作用，部分酸味药物具有生津的作用。

（3）甘味："能补、能和、能缓"，即具有补益、和中、调和药性和缓急止痛的作用。

（4）淡味："能渗、能利"，即具有利水渗湿的作用，故有些利水渗湿的药物具有淡味。

（5）苦味："能泄、能燥、能坚"，即具有清泄火热、泄降气逆、通泄大便、燥湿等作用。

（6）咸味："能下、能软"，即具有泻下通便、软坚散结的作用。

四气五味不仅仅针对药物，平常的食物、花茶也都具有这些特点。所以，中医养生讲究药食同源，食疗也是中医治疗的方式。

下面列举在临床中，与心理症状相关的茶饮。

（1）失眠：心火旺用菊花、竹叶茶；心血不足用酸枣仁、百合茶。

（2）抑郁症：肝气郁结用玫瑰花、香橼茶；肝血不足用当归、红枣茶；脾肾阳虚用红参、干姜、桂圆茶。

（3）焦虑症：心惊胆战用党参、炙甘草；肝胆湿热用茯苓、薏米、赤小豆茶。

（4）抽动症：肝风内动用天麻、钩藤茶；肝血不足用当归、桑葚茶。

（5）惊恐发作：水气凌心用桂枝、茯苓茶；肾阳不足用干姜、茯苓茶。

四、芳香疗法

芳香属于中药中的辛味，而芳香类的药物又有下面一些功能。

（1）辟秽防疫：扶助正气、抵御邪气。

（2）解表散邪：疏泄表邪、解除表证。

（3）健脾开胃：加强运化、增进食欲。

（4）化湿祛浊：疏通气机、宣化湿浊、消胀除痞、复脾健运。

（5）通窍止痛：行散走窜、芳香上达、通窍止痛。

（6）行气活血：疏散气机、透达经络、行气活血、通经止痛、消肿散结。

（7）开窍醒神：开窍启闭、苏醒神志的功效。

所以，临床中，可以建议个体佩戴香囊或进行精油按摩。比如。失眠的个体可佩戴合欢花、薰衣草香囊；情绪烦躁的个体可佩戴薄荷、玫瑰花香囊；而对情绪低落、郁郁寡欢的个体，则可佩戴艾叶、白芷香囊等。当然，也可以用这些药物提取出来的精油配合相关穴位进行推拿按摩。

（陈灿锐）

~本章小结~

（1）阴阳学说、五行学说、脏象理论、经络学说、精气血学说、体质学说是中医学理解人体机能的重要学说。

（2）情志病的主要病机是过于强烈的情志导致机体气机紊乱而损伤相应的脏腑，或引发精气血的亏损，从而导致神志活动异常。

（3）中医的疗法可以归纳为汗、吐、下、和、温、清、消、补等八种方法。

（4）中医心理疗法包括情志相胜疗法、顺情从欲疗法、移情易性疗法、暗示转移疗法。

（5）中医功法、穴位按摩、茶饮、芳香疗法可以成为情志病的辅助疗法。

第十四章
应激相关与行为障碍

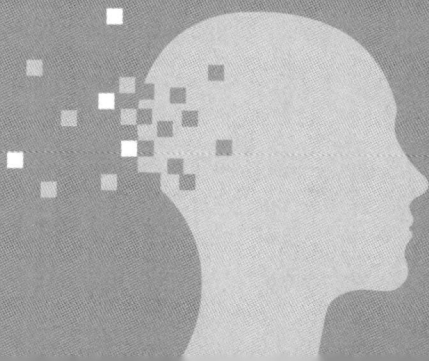

学习目标

1. 了解创伤后应激障碍的心理治疗。
2. 掌握自杀危机的心理治疗。
3. 掌握网络成瘾的心理治疗。
4. 掌握进食障碍的心理治疗。
5. 掌握多动症的心理治疗。

关键词

创伤后应激障碍

自杀危机

网络成瘾

进食障碍

多动症

01 第一节　创伤后应激障碍

一、创伤后应激障碍概述

创伤后应激障碍（post-traumatic stress disorder，PTSD）是一种严重的应激障碍，由突发性灾难事件或自然灾害等强烈的精神应激引起。PTSD 的主要症状如下。

1. 侵入性症状

侵入性症状的主要表现为：反复不受控制地重现创伤记忆，伴随强烈的生理或情绪反应（闪回）；创伤相关的反复梦境，可能伴随惊醒或睡眠障碍（噩梦）；暴露于创伤相关线索（如声音、场景等）时出现强烈心理或生理痛苦。

2. 主动回避

主动回避的主要表现为：刻意避开与创伤相关的人、地点、活动或话题（外部线索回避）；压抑与创伤相关的情绪或记忆（内部线索回避）。

3. 认知与情绪的负性改变

认知与情绪的负性改变的主要表现为：存在负性信念，如"我是无能的""世界极度危险"等；对日常活动失去兴趣，疏离他人；过度归咎自己或他人，如幸存者内疚等。

4. 警觉性增高

警觉性增高的主要表现为：过度警觉，如易受惊吓、持续紧张等；易激惹，如无缘由的愤怒或攻击行为等；注意力或睡眠障碍。

二、治疗目标及方案

（一）长期的治疗目标

第一，减少创伤性事件对日常生活所产生的多方面的消极影响，恢复创伤前的功能水平。

第二，掌握放松自己和有效应对负性情绪和生理反应的技术，减少与应激源相关的恐惧等负性情绪，即使回忆创伤性事件时亦不再有过度的负性情绪。

第三，重建生活的信心，停止逃避、否定、抱怨、自责等消极的应对行为，学会宽恕过去给自己带来痛苦的事件和人，积极参与康复治疗。

（二）短期治疗目标及干预措施

1. 目标：建立对PTSD的正确认知

干预措施：共情来访者并倾听其所遭受的创伤性事件的故事；向来访者介绍PTSD的相关知识。

2. 目标：承认自己内心的愤怒和紧张，并认同自己有控制负性情绪的需求

干预措施：告知来访者当重述创伤性事件时可能内心会难以忍受，但面对创伤性事件是有必要的；能够察觉自己的紧张、焦虑和抑郁等情绪变化；掌握放松的技术来缓解焦虑；利用眼动脱敏与再加工治疗方法进行治疗。

3. 目标：选择集体治疗和个别治疗相配合的治疗方式

干预措施：鼓励来访者加强与外界的沟通交流，与其他同症状的个体建立彼此支持的联系，参与社区自助式的团体活动，积极抒发自己的情感。

4. 目标：养成良好的生活习惯

干预措施：学会运用音乐欣赏、练习瑜伽、祈祷、体育锻炼、田园劳作、饲养宠物等方式来转移自己对症状的注意力和放松自己；泡澡时躺在浴缸里做冥想练习、听音乐，有助于全身的放松。

5. 目标：接受不完美的社会和自我

干预措施：鼓励来访者学会接受不完美的自己和自身的弱点，接受自我的负罪感、悲

伤和遗憾，接受身体的缺陷；帮助来访者坦然面对反复出现的不好的记忆，正确看待不公平的社会，学会重新面对社会。

三、PTSD的心理治疗案例

> 张女士，32岁，小学教师，6个月前遭遇重大交通事故。张女士所乘校车在接送学生途中被货车追尾，她目睹了前排同事当场死亡，3名学生重伤。张女士虽自己仅受轻伤，但在该事件后出现了明显的心理症状，已休假4个月，未返岗。
>
> 张女士主要的心理症状为：每日3~4次突发性回忆事故（血腥场景、金属碰撞声），噩梦频发（每周5~6次惊醒，内容为事故重现），且闻到汽油味即出现心悸、手抖等生理反应；拒绝乘坐任何车辆（改骑自行车，最长单程骑行2小时）；经常对其他人说，"如果当时我坐在前排，就能替王老师死了"；停止烘焙等既往爱好，对女儿升学事宜冷漠；注意力难以集中，无法批改学生作业。

在PTSD的干预中，一般分阶段的治疗目标可以包括短期、中期和长期目标。

（一）短期目标（1~4周）及干预措施

1．稳定化与症状管理

通过心理教育和建立治疗联盟，纠正"软弱才需要治疗"的病耻认知；传授五种感官接地技术（54321法、温度刺激、身体扫描、正念呼吸、想象安全场景）以控制闪回发作。

2．安全环境构建

指导亲人朋友实施情感确认技术（"你现在是安全的"标准化回应）；制订阶梯式暴露计划（从观看静止车辆图片到尝试触摸车的门把手）。

3．生理调节

渐进式肌肉放松训练，每日2次，每次15分钟。

（二）中期目标（2~6月）及干预措施

1．创伤记忆加工

通过开展叙事暴露治疗（NET），梳理创伤时间线；运用认知重构技术修正灾难化、绝对化的认知（如"我应该对所有学生的安全负责"等）。

2．社会功能恢复

实施角色扮演训练，模拟返校工作场景；建立社会支持网络，恢复至少两项既往社交活动。

3．情绪调节能力

提高情绪调节能力，区分"事故当时的恐惧"与"此刻的安全"；训练辩证行为疗法（DBT）中的痛苦耐受技能。

（三）长期目标（6～12月）及干预措施

1．意义建构与成长

促进积极认知转化；加入同伴支持小组，实现助人角色转变。

2．复发预防

制定应急方案以应对可能出现的复发风险。

3．生命价值重建

恢复职业功能，实现每周三天到校工作；重建亲密关系，夫妻共同接受情绪取向治疗（emotionally focused therapy）。

02 第二节 自 杀 危 机

一、自杀危机概述

自杀是指个体蓄意或自愿采取各种手段结束自己生命的行为。自杀的认定通常是由公安部门完成的。有自杀行为但未导致死亡的被称为自杀未遂，是指决心自杀但未成功。自杀意念是指有自杀想法而且愿意结束生命，但未付诸行动。一般将自杀分为成功自杀、自杀未遂和自杀意念三类。

二、治疗目标及方案

（一）长期治疗目标

（1）缓解或消除自杀意念或自杀冲动。

（2）解决导致自杀的情感冲突，重建对生活的希望。

（3）接受不完美的自我，形成正确的自我概念。

（4）提高对痛苦的忍耐能力和对挫折的应对能力。

（二）短期治疗目标及干预措施

1. 目标：与来访者建立良好的信任合作关系，提供紧急心理援助和陪护

具体干预措施如下。

（1）态度亲切、温暖、共情，与来访者建立良好的治疗关系，耐心倾听来访者述说的故事，对其所遭受的挫折和失败表示关怀。

（2）在解除自杀危机前，一定要将来访者安置于更具保护性和约束性的环境中，并始终有人在现场陪伴来访者。

（3）给来访者一个24小时都可以拨通的求助热线电话号码；与来访者签订不自残或不自杀契约，明确当其出现自杀想法或强烈的冲动时，要第一时间联系心理治疗师。

（4）通过相关组织将来访者的自杀意念和冲动告知其法定监护人或与来访者有重要关系的人。要求他们对来访者提供24小时不间断的监控，防止来访者自杀，直至自杀危机解除。

（5）将家中容易致命的药物、刀具、利器、绳索等妥善保管；如果家庭住房为高层建筑，可以通过安装防护网、防护栏等措施来增强阳台的安全性。

2. 目标：对来访者当下的认知、情绪情感和自杀的危机程度给予评估

具体干预措施如下。

（1）通过倾听和交谈，了解触发来访者自杀行为的事件和相关人物。

（2）了解来访者应对这些应激源时的认知、情绪和行为。

（3）了解来访者应对压力的常见方式。

（4）了解来访者内心真实的需求。

（5）了解来访者的家庭和组织等社会支持资源情况。

3．目标：发现来访者目前的自杀意念、自杀计划和企图自杀的性质

具体干预措施如下。

（1）鼓励来访者坦率诚实地表露自己的自杀意念和想法。

（2）查明来访者自杀未遂后的心情与情绪变化。

（3）鼓励来访者讲述自杀未遂后，对人生和自杀问题的看法，探讨来访者痛苦的情绪和绝望的根源。

（4）查明阻碍来访者实施自杀计划的因素。

（5）如果自杀冲动意念太强烈，来访者无法控制，建议家属让来访者接受住院治疗。

4．目标：增加与来访者有重要关系的人的交流，以使来访者感到被人理解

具体干预措施如下。

（1）主动约见来访者的家人或其他与其有重要关系的人，告知他们共情和积极关注来访者的重要性。

（2）举行来访者家庭治疗性会谈，增进其家人或其他与其有重要关系的人对其内心世界的理解，并为来访者的心理康复提供必要的社会支持系统。

（3）让来访者像接受自己的不完美那样宽恕家人和其他人的不完美。

5．目标：改变来访者的错误认知和消极应对方式

具体干预措施如下。

（1）明确来访者有哪些错误认知，如绝对化、过分概括化、灾难化等。

（2）采用情绪ABC疗法，帮助来访者认识到是哪些认知强化了他的绝望感和无助感。

（3）教授来访者利用认知重组技术修正核心认知图式，明白只要换个想法，一切皆可以发生改变的道理。

6．目标：鼓励来访者接受自己是一个不完美的和有缺点的人

干预措施：治疗师通过适当地公开自己成长的故事和弱点，让来访者明白每一个人都是不完美的。

7．目标：帮助来访者建立自信心，相信自己有潜力战胜心理危机

具体干预措施如下。

（1）帮助来访者认同自己是自杀幸存者的身份，树立自己有能力战胜危机的自信心。

（2）与来访者一起寻找目前生活中积极的、带来希望的东西。

（3）回顾来访者已经取得的成绩，他人给予来访者的关心和爱护。

8．目标：鼓励来访者积极参加社会活动，提高对生活痛苦的忍耐能力和调适能力

干预措施：鼓励来访者加入自杀幸存者支持小组，与小组成员一起参加支持其他社会成员的义务工作，从而获得对生命意义的顿悟。

9．目标：帮助来访者学习积极的应对方式和管理自我情绪

具体干预措施如下。

（1）鼓励来访者写治疗日记。

（2）通过角色扮演、示范和模仿等方式，帮助来访者掌握应对生活压力和控制情绪的技巧。

（3）与来访者一起讨论治疗日记，积极关注来访者的改变。

（4）与来访者一起探讨下一步有针对性的、可行的行动方案。

10．目标：与来访者一起探究精神信仰与幸福的关系，促进自我价值的实现

具体干预措施如下。

（1）探究来访者原有的精神信仰资源，鼓励其寻找自己的梦想和实现自我价值。

（2）鼓励来访者与别人分享自主自立的经验。

（3）鼓励来访者参加最熟悉和感兴趣的工作，强化迁移成功的体验。

三、自杀危机的心理治疗案例

小A，16岁，高二女生，因服用过量安眠药被送入急诊室抢救成功后转入心理科。诱因：长期学业压力（重点中学理科班）、父母离异后跟随母亲生活，母亲对其期望极高，近期因月考成绩下滑与母亲发生激烈争吵，产生"活着没意义"的想法。

小A当前状态：情绪麻木、拒绝沟通、手腕有新旧自残伤痕，存在"如果我死了，妈妈才会后悔"的偏执认知，评估为自杀高危风险。

（一）危机干预阶段（24～72小时）

1．短期目标

（1）确保生命安全，要移除家中危险物品（如刀具等），签订《不自伤承诺书》。

（2）建立支持系统，让其母亲参与干预过程，联系学校心理治疗师每日跟进，启动"安全联系人"机制。

（3）预防急性情绪崩溃，通过正念呼吸、曼陀罗彩绘、感官接地技术来降低焦虑水平。

2．干预技术

（1）通过认知行为疗法（CBT）来重构认知，针对"成绩差=人生失败"的负性思维，采用苏格拉底式提问的方式来引导来访者发现问题（如"您曾在数学考试中位列班级前五，当时您是如何看待自己的"等）。

（2）制定安全计划表，列出触发自杀念头的场景、应对策略（如拨打心理热线等）、可求助的3个人的联系方式。

（二）心理治疗长期目标与干预措施

1．阶段一：初始治疗（1～3个月）

1）目标

（1）修复家庭沟通模式，降低母亲批评性言语频率。

（2）纠正自我攻击信念（如"我不值得被爱"等）。

（3）建立健康的压力应对方式以减少自残行为。

2）干预措施

（1）重视家庭治疗，引导其母亲采用非暴力的沟通方式，如用"我感到担心"替代"你让我失望"等。

（2）制定学业讨论规则，每周仅周六晚7～8点讨论学习问题，其他时间避免提及。

（3）行为激活，要求每天记录3件微小成就（如主动和同学打招呼等），重建自我效能感。

（4）替代自残训练，提供应急"情绪急救盒"（橡皮筋弹手腕替代刀割、写满鼓励语的笔记本）。

（5）进行正念冥想，缓解焦虑。

2．阶段二：巩固治疗（4～6个月）

1）目标

（1）预防复发，增加社会支持。

（2）纠正错误认知（如"只有优秀才能被爱"等）。

2）干预措施

（1）叙事疗法，重构"失败故事"，引导小A讲述那次考试失利中她做了哪些努力，挖掘抗逆力资源。

（2）团体治疗，加入青少年情绪管理小组，通过同伴支持减少病耻感，练习拒绝过度要求的技巧（如对母亲说"我需要休息半小时"等）。

（3）家庭规则调整，要求签订"家庭休战日协议"，比如每月第一个周末禁止谈论学习问题，共同参加户外活动。

3．阶段三：维持与预防（6个月后）

1）目标

（1）巩固适应性认知模式。

（2）制定终身自我关怀策略。

2）干预措施

（1）制订复发预防计划，识别高危信号（如连续3天失眠等）、编写"紧急情况应对清单"。

（2）正念训练，要求每日10分钟身体扫描练习，提高对负面情绪的耐受度。

（3）社会功能重建，参与志愿者活动（如救助流浪小动物等），通过利他行为来增强价值感。

03 第三节　网络成瘾

一、网络成瘾概述

网络成瘾（internet addiction disorder，IAD）也被称为病理性网络使用（pathological internet use，PIU）、过度网络使用（excessive internet use，EIU），网络成瘾是指个体不能自控地使用网络，并引起显著的精神卫生问题和日常生活功能受损的一种偏差行为。网络成瘾的核心特点是对网络使用失去控制力，导致显著的生理、心理和社会功能损害。

1. 核心行为特征

（1）强迫性使用，无法自控地频繁检查上网设备（如手机、电脑等），即使无明确目的也会反复刷新内容。

（2）戒断反应，脱离网络时出现烦躁、抑郁、躯体不适（如头痛、手抖等），恢复上网后症状缓解。

（3）耐受性增强，需要不断增加上网时间或刺激强度才能获得满足感。

2. 生理损害

（1）生理层面上，出现睡眠障碍（昼夜颠倒）、颈椎病、干眼症。

（2）青少年可能出现发育迟缓。

（3）长期久坐导致代谢综合征风险升高。

3. 心理与认知特点

（1）虚拟身份依赖，通过在游戏中成为"王者"或利用社交媒体平台中的"人设"来补偿现实中的低自尊感。

（2）现实感扭曲，分不清线上和线下世界（如认为"网友比家人更理解我"等）。

（3）时间感知异常，比如主观体验"只玩了10分钟"，实际已过去3小时。

（4）病理性逃避，用网络回避现实压力，形成"压力—沉迷—功能下降—更大压力"的恶性循环。

4. 社会功能损害

（1）对学业或工作造成损害，学生成绩断崖式下跌，员工因熬夜玩游戏频繁迟到、失误。

（2）现实中社交退缩，亲子冲突激化。

（3）道德感弱化，为购买游戏装备盗窃、网络暴力行为增加。

二、治疗目标及方案

（一）长期目标

（1）明显减少或消除网络成瘾行为。

（2）停止言语伤害、体罚，改善与父母等家庭成员的关系。

（3）建立一个新的健康的家庭教养和交往模式。

（4）帮助来访者恢复正常的社会功能。

（二）短期治疗目标及干预措施

1．目标：全面了解和评价来访者的个人成长史，分析网络成瘾与家庭动力的关系

具体干预措施如下。

（1）通过摄入性谈话，全面了解来访者上网行为过度的情况，判断网络成瘾的严重程度。

（2）确定网络成瘾的不良影响。

（3）分析来访者网络成瘾与家庭父母教养方式和家庭动力的关系。

（4）网络成瘾严重并伴有精神障碍的来访者应被转介至精神科，评价是否需要进行药物治疗。

2．目标：制订戒除网瘾的行动计划，签订合作协议

具体干预措施如下。

（1）与来访者一起讨论戒除网瘾的重要性，协商制订一个逐渐有节制地上网的协议。

（2）商议执行协议的奖罚措施。

（3）要求来访者记录强迫性上网冲动发生的频率。

3．目标：教授来访者运用认知和行为技术管理自己的愤怒情绪，替代从网络成瘾中获得的益处

具体干预措施如下。

（1）探明来访者从网络成瘾中得到的哪些“好处”。

（2）列出可以同样让来访者感到满意的行为，以代替网络成瘾。

（3）教授来访者控制情绪的技术。

（4）使用示范和角色扮演技术以增强来访者的自信心和提高其社交能力。

4．目标：分析诱发网络成瘾的因素，并同意家庭成员用约定的方法来处理这些因素

具体干预措施如下。

（1）与来访者一起分析诱发网络成瘾的因素。

（2）列出网络成瘾复发时的应对策略。

（3）当来访者不能控制上网行为时，同意父母和其他家庭成员采取果断的强制措施以终止其上网行为。

（4）帮助来访者和家庭成员认识到能从网络成瘾中获得的首要和次级益处。

（5）使用角色扮演技术重演家庭情境，帮助家庭成员认识到来访者不应为网络成瘾承担过重的或全部的责任。

三、网络成瘾的心理治疗案例

小Y，男性，14岁，初二学生。他的父母经营餐饮店（从早上7点工作到晚上10点），主要由小Y的祖母照顾小Y的日常生活。他小学时成绩中上游，但初一后数学成绩骤降，开始频繁逃课去网吧。在学校，小Y因身材矮小而经常被同学取笑。小Y因为游戏表现出色，所以组建并管理了400多人的游戏微信群。

他的网络成瘾表现为：连续3个月每天游戏时间超6小时，凌晨3点仍通过语音指挥团队的网络游戏；为了充值游戏皮肤，偷取祖母退休金并累计消费达1.8万元；停止操作时手指不自主抽动。父亲用断网惩罚他，却引发他的绝食抗议。他曾用美工刀在手臂上刻游戏角色名字。面对家人让他停止玩游戏的要求，他经常对家人怒吼"你们只关心赚钱，游戏里的兄弟才懂我"。据了解，小Y的祖母替代了他母亲的职能，但仅限于催促小Y吃饭穿衣，与小Y之间的情感交流几乎空白。

经过心理量表的评估，小Y的网络成瘾诊断量表有8项符合（重度成瘾）；家庭亲密度量表亲密度分值为20分（远低于正常水平）。

（一）阶段一：家庭联盟建立（1～4周）

1. 目标

停止破坏性互动循环，建立治疗联盟。

2. 具体干预措施

（1）制定家庭行为契约，签订《三方承诺书》，父母每日保证19:00—20:00完全停工来陪伴来访者，来访者同意每日游戏时间从6小时降至4小时（使用"屏幕使用时间"功能锁定）。如果父母违规，需要支付来访者50元"情感补偿金"，如果来访者违规则扣除次日游戏时间。

（2）家庭仪式重塑。进行"沉默晚餐"改造，要求每周三共进晚餐时轮流分享"这周最挫败或最自豪时刻"，禁止评价仅表达倾听和理解或支持。

（3）代际协作任务。祖母教来访者做饭，来访者教祖母如何用手机拍照、发朋友圈（打破单向照顾关系）。

（4）生理代偿方案：每天放学后先进行30分钟拳击训练以宣泄情绪；10分钟手部穴位按摩以缓解手指不自主抽动的症状。

（二）阶段二：家庭沟通重建与游戏价值迁移（1～3个月）

1．目标

将游戏中的领导力转化为现实能力，修复情感联结。

2．具体干预措施

（1）家庭角色扮演："采用公会战复盘"技术，让来访者讲解游戏指挥策略，与家庭成员共同制定《家庭危机应对手册》（包括断网冲突处理的流程等）。

（2）游戏技能现实化：利用游戏社群管理经验，让来访者担任"家庭会议主席"，主持制定"周末活动投票规则"；将游戏充值消费记录转化为"家庭财务课"素材；来访者的父亲向来访者展示餐饮店近三个月的流水（理解真实经济压力）。

（3）情感表达训练：制定红灯词禁止用语，如"又玩手机""没出息"等；制定绿灯词鼓励用语，如"我看到你很努力""需要我怎么做"等。

（三）阶段三：社会功能整合（3～6个月）

1．目标

建立社会支持系统，巩固家庭新互动模式。

2．具体干预措施

（1）学校-家庭协同计划：教师布置"特殊作业"，来访者可录制游戏攻略讲解视频，并计入物理课声学知识实践分。

（2）成立"家校护航小组"：父母每月参加1次家长心理课堂，学习非暴力沟通技巧。

（3）现实成就替代系统：开发"游戏化学习程序"，如将数学题设计为副本任务，通关可解锁父亲陪打篮球时间。

04

第四节　进食障碍

一、进食障碍概述

进食障碍（eating disorders，ED）是指一组对体形和体重有超价观念，并具有明显的摄食习惯紊乱或控制体重的行为，导致生理和心理社会功能明显受损的综合征，且这一行为不是继发于其他任何躯体和精神疾病的。ED的临床表现与核心症状有如下三点。

1．对体形和体重的病态关注

持续存在的体像扭曲；过度依赖体形或体重定义自我价值。

2．进食行为紊乱

限制型表现为极端节食、食物种类严苛筛选（如仅吃绿叶蔬菜等）；清除型表现为自我催吐、滥用泻药或利尿剂；失控型表现为短时间内摄入超量食物。

3．生理与社会功能损害

闭经、骨质疏松、电解质紊乱；社交回避、学习或工作能力下降。

二、目标与干预

（一）长期治疗目标

（1）纠正导致厌食或贪食的错误认知、超价信念，停止禁食、诱发呕吐和暴饮暴食的行为，恢复正常的进食方式和平衡饮食，保持营养和维持电解质的平衡。

（2）接受自己正常的体形和体重，减少对自己体形、体重的过度关注，保持平和的情绪状态。

（3）解决现实生活的各种人际矛盾和家庭问题，掌握正确的应对方式；重建自信心，勇于面对生活的挫折和困难。

（二）短期治疗目标及干预措施

1．目标：进行相关的心理评估，为制定心理治疗方案提供指南

具体干预措施如下。

（1）运用症状自评量表（SCL-90）、自尊量表、体像障碍量表对来访者的自我认知、情绪和行为方式进行心理评估。

（2）对进食障碍进行个案概念化分析。

2．目标：纠正来访者导致厌食或贪食的错误认知和超价信念

具体干预措施如下。

（1）运用信息提供技术，介绍体质指数（body mass index，BMI）的计算方法。

（2）纠正神经性厌食者的不合理信念。

（3）鼓励学习摄影技术，对比病前、病后的状态。

3．目标：学习接受自己，进行积极的自我暗示

具体干预措施如下。

（1）鼓励来访者发掘自己的优势，正视和接受自己的弱点。

（2）教会自我积极暗示，学会自我接纳。

4．目标：减少来访者过于集中注意体形所花费的时间，建立积极乐观的生活方式

具体干预措施如下。

（1）评估来访者原先拥有的积极资源。

（2）鼓励来访者培养某种兴趣爱好。

（3）鼓励来访者进行适当的社交。

5．目标：帮助来访者终止所有控制体重的功能障碍性行为

具体干预措施如下。

（1）强调限制来访者自己称体重次数的重要性。

（2）约定终止滥用泻药、自我催吐、剧烈运动等不良行为。

（3）讨论功能障碍性行为背后的情绪。

6．目标：实施家庭治疗，运用焦点疗法解决家庭矛盾

具体干预措施如下。

（1）从家庭系统角度理解病症。

（2）帮助来访者与其父母制定行为契约。

（3）鼓励来访者表达真实的需求和情感。

7. 目标：鼓励来访者建立新的社会支持系统

具体干预措施如下。

（1）推荐来访者加入神经性厌食或贪食症的支持小组。

（2）鼓励来访者与单位的同事建立和谐的人际关系，听取他人对健康的观点。

（3）鼓励来访者借助精神信仰、承诺、友情、其他社会义工团体等的支持，并将它们作为促进自己康复的力量。

三、进食障碍的心理治疗案例

小A，18岁女性，大一学生。她的主诉为长期限制性进食，间歇性暴食后催吐，伴随焦虑、自我厌恶及社交回避。她的体重低于正常值，体检显示电解质紊乱。小A的父母离异后随母亲生活，母亲控制欲强，常批评小A。

（一）阶段一：建立安全联盟与稳定行为（4～6周）

（1）制订结构化饮食计划：采用"阶梯暴露法"逐步引入恐惧食物。

（2）自我监测日记：记录每日饮食、催吐冲动强度（0～10分）及触发事件（如母亲来电后暴食等）。

（3）正念进食训练：餐前进行5分钟呼吸练习，用餐时关注食物色香味，减少自动进食行为。

（4）身体轮廓绘画：在纸上画出自己的身体轮廓，在内部区域涂色表达对身体的感受。

（5）黏土雕塑象征物：塑造"内心批评者"的形象（如带刺的怪物等），在后续阶段可重塑其形态。

（二）阶段二：探索潜意识动力与情绪表达（6～8周）

（1）分析"暴食—催吐"循环的象征意义：暴食可能再现被母亲情感"吞噬"的体验；催吐代表清除"有毒的内摄客体"（母亲的贬低性评价）。

（2）探索早期记忆：通过采用空椅子技术，对话12岁的自己——目睹父母争吵后躲进厨房暴食的自己。

（3）艺术治疗深化：拼贴画创作，用杂志图片构建"理想自我"与"真实自我"的对比，讨论完美主义与自我接纳；每日选择3种颜色涂抹抽象图案以表达情绪，替代用进食行为来调节情绪。

（三）阶段三：重建关系模式（8～12周）

（1）社交暴露练习：从食堂独自进食逐步过渡到与朋友聚餐，使用主观痛苦感觉单位量表（SUD）监测焦虑变化。

（2）建立应急工具箱：列出暴食冲动时的5种替代行为。

（3）改写内在叙事：将治疗过程中的画作汇编成视觉自传，标注关键转折点的领悟。

05 第五节　多　动　症

一、多动症概述

多动症（attention-deficit hyperactivity disorder，ADHD）是一种常见的神经发育障碍，主要表现为注意力不集中、多动和冲动，通常在儿童期首次被发现，但可能持续至青少年和成年期。

1. 注意力不集中（inattention）

注意力不集中的主要表现为：难以持续专注于任务（如听课、阅读等）；容易被无关刺激分心；常丢三落四（如忘记作业、遗失物品等）；回避需要持续脑力活动的任务（如做数学题等）。

2. 多动（hyperactivity）

多动的主要表现为：内心焦躁感、频繁抖腿或摆弄物品；"静坐不能"现象，即使安静时身体仍有小动作。

3．冲动（impulsivity）

冲动的主要表现为：打断他人对话或活动；做事不计后果（如冲动消费、危险行为等）；难以等待轮候（排队时频繁看时间或抱怨）。

二、多动症的目标及方案

（一）长期目标

（1）目标1：培养稳定的注意力调控能力。

（2）目标2：构建稳定的自我认同与接纳框架。

（3）目标3：形成成熟的情绪调节系统。

（4）目标4：维持高质量的人际关系。

（5）目标5：提升学业/工作环境适应性。

（6）目标6：建立症状恶化的早期预警机制。

（7）目标7：培养自主解决问题的能力。

（二）短期治疗目标及干预措施

1．目标：行为管理，减少任务拖延，降低冲动行为频率，改善多动症

具体干预措施如下。

（1）使用"5分钟启动法"，通过使用可视化计时器来鼓励立即行动，搭配即时奖励。

（2）引入"暂停–反思"技巧，训练来访者冲动前深呼吸3次并自问冲动的可能后果。

（3）提供替代性运动工具（如弹力坐垫、握力球等）以改善多动症。

2．目标：认知与情绪调节目标，提高挫折耐受力，降低情绪爆发频率，增强自我效能感

具体干预措施如下。

（1）认知重构训练，用"错误是学习机会"替代"我失败了"的消极自我对话。

（2）用情绪日记记录触发事件，配合"情绪温度计"工具识别预警信号并提前干预。

（3）建立"成功清单"，每日记录3项微小成就，强化正向反馈循环。

3．目标：减少外界干扰的影响，延长专注持续时间，优化任务优先级判断

具体干预措施如下。

（1）创建"专注环境包"，结合白噪声背景音乐训练注意力。

（2）锚定当前工作，专注10分钟后休息2分钟，逐步延长专注持续时间。

（3）使用"紧急-重要矩阵"工具（如四象限法等），搭配颜色标签分类任务。

4．目标：提高社交互动中的倾听能力，降低环境过渡时的焦虑

具体干预措施如下。

（1）角色扮演练习"复述对方最后一句话"技巧，强化主动倾听意识。

（2）预演场景模拟+视觉提示卡（如"接下来要做什么？"流程图等）。

5．目标：建立社会支持系统，帮助家长/教师掌握有效反馈的技巧

具体干预措施如下。

（1）培训家长用"肯定+建议+鼓励"的方式回应孩子，避免过度批评以引发对抗。

（2）共同制定可视化日程表，结合震动提醒手环强化时间节点。

6．目标：改善睡眠质量以缓解症状，提高身体觉察能力

具体干预措施如下。

（1）设计"感官放松仪式"，限制屏幕蓝光暴露。

（2）正念身体扫描练习（每日5分钟），结合震动提醒（如智能手环震动提示调整坐姿等）。

三、多动症的心理治疗案例

小明（化名），9岁男孩，小学三年级学生。其主诉为上课频繁走神，无法完成课堂作业；课间奔跑打闹，多次与同学发生冲突；家庭作业拖延至深夜，常因挫败感哭泣。

评估工具：注意力缺陷多动障碍评定量表（ADHD-RS）结果为注意力缺陷得分28/36，多动冲动得分24/36；Conners儿童行为量表（父母问卷）测量结果为注意力问题、多动指数均高于临床界值；韦氏儿童智力量表测量结果为总智商105（正常范围），但工作记忆指数显著偏低（82）。

（一）阶段一：建立治疗联盟与功能分析（1～2周）

1．心理教育

向家庭成员解释ADHD神经机制（如"大脑刹车系统不足"等），减少对"懒惰"的

错误归因；用视觉化图表说明小明的优势（如创造力、反应快等）与挑战（如组织能力弱等）。

2．使用ABC行为记录表理解行为

父母/教师使用ABC（antecedent-behavior-consequence）模型记录小明的行为链，具体如表14-1所示。

表14-1　小明的ABC行为记录表

前因（antecedent）	行为（behavior）	后果（consequence）	行为功能分析
妈妈要求小明完成语文生字抄写（10行）	小明用笔戳橡皮，反复问"还有多久结束？"	妈妈斥责："再拖就别想看电视！"	逃避任务（任务难度高+枯燥）
数学应用题需要读3段文字，小明读第2段时卡住	突然踢桌子，大喊"这题太蠢了！"	爸爸过来帮忙读题，小明停止踢桌子	获得帮助（通过情绪爆发以引发关注）
妹妹在旁边玩积木，发出"咔嗒"声	小明丢下作业跑去看妹妹搭积木	妈妈没收妹妹玩具，小明被罚站5分钟	感官刺激（外部声音引发分心）

（二）阶段二：行为干预与技能训练（3～8周）

1．进行注意力锚定训练

（1）提高注意力，用沙漏设定"8分钟专注+2分钟自由活动"时间，逐步延长至15分钟。

（2）提供"抗分心工具包"（如无声握力球等）来减少无关刺激干扰。

（3）要求家庭配合，可以在学习桌上放置"任务分解板"以降低难度，比如将作业拆分为3步，每完成1步奖励一个星星贴纸。

2．冲动行为管理

（1）"红绿灯"技术，红灯（停）表示当感到冲动时双手按住膝盖深呼吸3次，黄灯（想）为自问"这样做会有什么结果"，而绿灯（行）为选择更合适的行为，比如举手发言代替插话。

（2）编写小明与同学冲突的情境剧本，演练替代反应，比如用"我可以加入吗？"来代替抢玩具。

3．情绪调节与自我监控

（1）使用情绪温度计，把0～10分量化成冲动情绪等级，5分时启动"冷静角"。

（2）成功日记法，每日记录一件"我做到了"的事情（如"今天忍住没打断妈妈说话"），增强自我效能感。

（三）阶段三：环境适配与系统支持（贯穿全程）

1．家庭制定行为契约

（1）小明与父母签订"每日目标协议"（如完成作业后获得30分钟游戏时间等），并用代币系统（积分兑换周末郊游）强化。

（2）父母参加"积极育儿工作坊"活动，学习一致性反馈。

2．学校支持

（1）座位安排应尽可能选择第一排，以便上课时能够更靠近教师，并尽量远离门窗。

（2）允许站立答题，数学题分批次做完。

（四）阶段四：巩固与泛化（9～12周）

第四阶段的目标为将技能迁移至新场景，预防复发，具体措施如下。

（1）模拟训练：再现超市排队、小组讨论等场景，练习冲动控制策略。

（2）自我管理工具包：制作"小明应对指南"（含流程图、提示卡），自主选择适用的工具。

（3）逐步退出计划：家长/教师降低提示频率，从小明"被动执行"过渡到"主动启动"。

（陈灿锐）

~本章小结~

（1）创伤后应激障碍是一种严重的应激障碍，由突发性灾难事件或自然灾害等强烈的精神应激引起。

（2）自杀是指个体蓄意或自愿采取各种手段结束自己生命的行为。自杀的认定通常是由公安部门完成的。自杀分为成功自杀、自杀未遂和自杀意念三类。

（3）网络成瘾的核心特点是对网络使用失去控制力，导致显著的生理、心理和社会功能损害。

（4）进食障碍是指一组对体形和体重有超价观念，并具有明显的摄食习惯紊乱或控制体重的行为，导致生理和心理社会功能明显受损的综合征。

（5）多动症是一种常见的神经发育障碍，主要表现为注意力不集中、多动和冲动行为。

第十五章
神经症的心理治疗

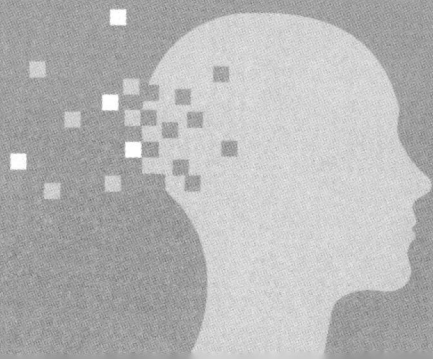

学习目标

1. 了解神经症的特点。
2. 掌握神经症的治疗目标。
3. 掌握神经症的治疗方案。

关键词

焦虑症

恐惧症

强迫症

躯体症状障碍

抑郁症

01

第一节 焦 虑 症

一、焦虑症概述

焦虑症（anxiety neurosis）是指一种以焦虑情绪为主的神经症。以广泛和持续性焦虑或反复发作的惊恐不安为主要特征，常伴有自主神经功能紊乱、肌肉紧张与运动性不安。焦虑症可以分为广泛性焦虑障碍（generalized anxiety disorder，GAD）与惊恐障碍（panic disorder）两种类型。

（一）心理症状

1．过度担忧

对日常事务（如工作、健康、经济等）持续6个月以上的"灾难化预期"；难以控制的心理反刍。

2．认知扭曲

高估威胁，认为普通风险具有毁灭性后果（如将头疼想象为脑肿瘤等）；低估应对能力，坚信自己无法处理潜在问题（如"我肯定承受不住失业"等）；绝对化思维，以"全或无"规则来判断事件（如"只要有一次失误，我就是失败者"等）。

（二）生理症状

1．自主神经亢进

心血管系统，心悸、胸痛、血压升高；呼吸系统，过度换气、窒息感；消化系统，胃痉挛、腹泻和便秘交替、吞咽困难。

2．肌肉紧张相关

震颤、肌肉酸痛；磨牙症；手汗增多。

3．神经内分泌紊乱

皮质醇昼夜节律异常；入睡困难或浅睡眠。

（三）行为症状

1．安全行为

反复寻求确认；过度准备（携带急救药物，备用物品超出实际需求）。

2．回避行为

社交回避；决策拖延；仪式化行为。

3．迷信行为

必须执行特定动作以"预防灾难"。

二、治疗的目标及干预措施

（一）长期目标

（1）降低焦虑的发生频率和强度，保持正常的日常功能。
（2）解决引起焦虑的核心冲突。
（3）提高有效处理各种生活压力和应激事件的能力。

（二）短期目标及措施

1．目标：了解焦虑与现实生活经历的关系，评估焦虑的程度

具体干预措施如下。
（1）建立信任的治疗关系，引导来访者说出其担心与紧张的事，探寻来访者焦虑与现实的关联性。

（2）分析来访者焦虑的性质，是客体性焦虑、神经症性焦虑，还是道德焦虑。

2．目标：认识非理性思维与生活经历和文化背景的关系以及背后的认知图式

具体干预措施如下。

（1）要求来访者列出过去生活经历中的一系列重要生活冲突或应激事件，分析这些冲突与自己非理性思维的关系。

（2）帮助来访者认识社会文化因素和价值观念对个人的认知图式的影响。

（3）帮助来访者识别自己非理性思维背后的认知图式。

（4）帮助来访者认识到认知图式的顽固性，鼓励其对此要有足够的耐心和改变的毅力。

3．目标：教授来访者掌握放松技巧，以有效降低当前的焦虑程度

具体干预措施如下。

（1）教授来访者掌握意象放松、肌肉放松、深呼吸放松技术。

（2）在医院或训练机构教授来访者掌握生物反馈技术。

4．目标：鼓励增加日常交往活动，加强职业规划和对职业活动的精力投入

具体干预措施如下。

（1）帮助来访者增加社交活动。

（2）协助来访者进行职业生涯设计。

（3）监督来访者职业规划的实施进展。

5．目标：教授思维停止技术，阻断引起焦虑的非理性思维

具体干预措施如下。

（1）教授来访者掌握思维停止技术。

（2）鼓励来访者使用非理性思维停止技术和积极的自我对话技术。

6．目标：确定来访者过去成功使用的焦虑应对机制

具体干预措施如下。

（1）鼓励来访者讲述可行的、现实的积极想法。

（2）帮助来访者接受基于事实的经验来降低焦虑。

（3）运用焦点解决短期治疗技术，探明之前成功驾驭焦虑的经验。

（4）教授来访者学习结构式问题的解决办法。

三、焦虑症的心理治疗案例

> 来访者Y，女性，28岁，儿科护士。她的主诉：具有广泛性焦虑障碍，持续担忧医疗差错、患儿病情恶化；躯体症状为工作期间反复胃绞痛、过度换气综合征发作；有回避行为，拒绝独立值夜班，反复核对医嘱10次以上；功能损伤，被暂停静脉穿刺资格，与同事关系疏离。
>
> 评估数据：广泛性焦虑障碍量表（GAD-7）得分16分（中度焦虑）；心率变异性（HRV）监测显示交感神经持续亢进。
>
> 成长史：童年照护癌症晚期的母亲，常被要求"必须完美，避免失误"。

（一）阶段一：躯体化干预（1～4周）

1．身体对话技术

引导用手轻触胃部："如果这个部位会说话，它想传递什么信息？"然后，用黏土塑形焦虑的躯体感受，命名为"紧张的守护者"。

2．资源"具身化"

回忆"成功穿刺"时的身体记忆，建立动作库。

3．生物反馈训练

用手机App监测实时心率，学习"焦虑曲线可控性"。

4．家庭作业

每日3次的身体扫描或身体曼陀罗彩绘。

（二）阶段二：心理动力干预（5～12周）

1．沙盘游戏技术

使用沙具，排列出童年的各种角色（完美女儿/小护士/失误恐惧者）与当前职业身份进行关联。

2．空白处方笺技术

写给童年的自己的医嘱："允许静脉穿刺失败3次。"

3．移情工作

分析中，指出她将治疗师当作"苛刻的护理长"的时刻；通过角色扮演获得具有"对权威表达不确定感"的能力。

4．家庭作业

收集5个儿科护理案例中容许有误差范围的数据；绘制"焦虑家谱图"标记三代家庭成员的完美主义传递。

（三）阶段三：正念社会功能训练（13～20周）

1．操作间正念

穿刺前10秒专注于碘伏气味（嗅觉锚定）；将核对医嘱重构为"关爱仪式"而非"恐惧防御"。

2．失误涵容训练

故意在模拟操作中遗漏1个步骤，观察系统警报机制的有效性。

3．团体镜映技术

参与护士支持小组，轮流讲述"不完美却成功"的护理案例；设计"安全失误"实验，如刻意将常规记录表迟交5分钟，观察实际后果。

4．家庭作业

每周1次"不完美暴露"（如特意在护士服留一处污渍不处理等）；使用医院内网，记录同事操作失误及后续处理流程。

02

第二节　恐　惧　症

一、概述

　　恐惧症（phobia）是一种以过分和不合理惧怕外界某种客体或处境为主要症状的神经症。恐惧症表现出对某些客体和处境极不相称的强烈恐惧反应（即便当将要遭遇这些情境时体验到的预期焦虑和恐惧的程度与实际危险极不相称），虽明知恐惧过分、不合理、不必要，但无法自控，并且采取持续的回避行为。恐惧症可以分为特定恐惧症（specific phobia）、场所恐惧症（agora phobia）和社交恐惧症（social phobia）三种。

二、治疗目标

（一）长期目标

　　（1）减轻恐惧及恐惧带来的精神痛苦，包括对某些特定环境的恐惧，或对某一特定或单个的物体、对象或事件的恐惧，或害怕在社交场所被人注视的社交恐惧。

　　（2）最大限度地减少恐惧症对日常生活和社会功能带来的干扰和消极影响。

（二）短期治疗目标及干预措施

1.目标：了解恐惧的分类及其严重程度，给予精神支持

具体干预措施如下。

（1）通过摄入性会谈和症状自评量表（SCL-90），了解来访者恐惧的分类及其严重程度。

（2）利用体检资料向来访者解释惊恐发作的生理、心理原理。

2.目标：探寻惊恐发作的病史及其症状给生活带来的影响

具体干预措施如下。

（1）与来访者一起讨论分析引起恐惧的刺激物或情境可能包含的象征意义。

（2）分析惊恐发作导致生活的改变，探寻回避机制的继发效应。

3．目标：识别引起恐惧反应的认知信念

具体干预措施如下。

（1）了解来访者惊恐发作时的自发想法或行为。

（2）引导来访者弄清现实的恐惧与过去创伤的联系。

（3）探讨来访者是否有歪曲的认知图式及作为恐惧反应中介的负性思维。

（4）引导来访者用现实的认知取代歪曲的非理性认知。

4．目标：指导来访者学习系统脱敏方法以减少恐惧焦虑

具体干预措施如下。

（1）指导并帮助来访者构建诱发焦虑、导致恐怖反应的情境的等级表。

（2）指导来访者掌握渐进式放松训练技术。

（3）学习冥想的技术。

（4）布置家庭作业，鼓励来访者运用真实生活情境来进行脱敏训练。

5．目标：运用角色扮演技术，帮助社交恐惧的来访者提高社交能力

具体干预措施如下。

（1）安排不同的社交情境，帮助来访者提高对不同人群的适应能力和应对能力。

（2）安排来访者参加社交恐惧症的团体治疗小组，提高在实际情境中的人际交往能力。

（3）鼓励来访者在日常生活中迁移社交技能。

6．目标：练习使用积极的自我暗示言语，忍受焦虑症状

具体干预措施如下。

（1）彩绘曼陀罗，提高注意力。

（2）当惊恐发作时，保持正念。

7．目标：帮助来访者积极参与正常的社交活动

具体干预措施如下。

（1）鼓励来访者坚持正常的工作、家庭生活和社交活动。

（2）鼓励来访者的家人为来访者的家庭活动和社交活动提供支持和协助。

（3）教授来访者掌握基本的交谈和社交技巧。

三、恐惧症的心理治疗案例

来访者S，男性，35岁，金融分析师。他的主诉：对锋利刀具（如厨房刀、剪刀等）极度恐惧，伴随闯入性想象，他担心"刀会失控刺伤家人"；接触刀具时呼吸急促、肌肉僵硬，严重时出现短暂解离症状，"感觉身体不属于自己"；他要求移除所有家中的刀具，拒绝参与孩子手工作业；因为这些症状，他出现了婚姻冲突（妻子抱怨"过度谨慎"）及职业危机（因回避数据分析中的"切割"隐喻而被降职）。

经过访谈，发现他对刀具的恐惧有深层诱因：8岁时目睹母亲用刀自伤，父亲指责他说"都是你惹的祸"；在他的联想中，刀具意味着家庭失控；此外，他的祖父曾患战争创伤后的刀具恐惧症，家族中存在"暴力压抑"倾向。

评估工具：运用耶鲁-布朗强迫量表（Y-BOCS），强迫思维得分14分（中度强迫）；运用内感受暴露量表，躯体敏感度得分89分（高度警觉）；采用罗夏墨迹测验，结果为攻击性意象压抑（所有"刀具"投射均被否认）。

（一）阶段一：安全化与意义重塑（1～3个月）

1. 隐喻暴露疗法

渐进式符号脱敏具体内容如表15-1所示。

表15-1 渐进式符号脱敏

暴露等级	刺激物	认知重构焦点
Lv.2	儿童塑料玩具刀	"这是创造力的工具"
Lv.5	钝化黄油刀+家庭合照	"安全使用需要责任与爱"
Lv.8	真实菜刀（刀刃处贴防护胶）	"工具的中立性取决于掌控者"

2. 雕塑技术

用黏土重塑童年创伤场景，赋予新结局（如"8岁的我夺下刀并拥抱母亲"等）。

3. 感官再教育

蒙眼触摸不同材质刀具（木质/金属/陶瓷），打破"触觉=危险"的关联。

（二）阶段二：认知-存在整合（4～9个月）

1．刀具责任训练

担任家庭"刀具安全员"（每日检查刀具），将恐惧转化为保护欲。

2．重建父亲角色效能感

制作《刀具安全手册》并教授孩子如何安全使用刀具。

3．存在主义对话

"试图移除所有刀具，是否反而会让恐惧控制了您的人生？"

4．重写生命叙事

联系祖父的战争经历，从"受害者"到"创伤转化者"。

5．仪式化暴露

全家参与"刀具感恩仪式"。

6．情感聚焦对话

理解妻子话语中未表达出的恐惧，比如"其实我也害怕你的过度保护会让孩子失去韧性"。

（三）阶段三：社会性升华与预防（10～12个月）

1．数据隐喻重构

将金融分析中的"切割"重新框架为"精准呵护"。

2．职场暴露任务

主动在报告中加入刀具相关比喻，观察同事反应。

3．刀剑美学探索

临摹《持刀门神》年画，理解刀具在集体潜意识中的守护者象征。

03

第三节 强 迫 症

一、强迫症概述

强迫症（obsessive compulsive disorder，OCD）是一种以强迫和反强迫并存为主要症状的神经症。临床上一般可以分为强迫思维和强迫行为两种类型。

1．强迫思维

强迫思维为反复、持续、侵入性的想法、冲动或意象，引发显著焦虑或痛苦。其有如下三个特点。

（1）非自愿性：个体试图忽略或压抑这些思维，但是无法控制。

（2）内容主题：常见污染、伤害、对称、禁忌（性、宗教）等。

（3）认知扭曲：高估威胁，比如"如果我不检查门锁，家人100%会遇害"；或者是思维–行为的融合（"想到杀人=会真的杀人"）。

2．强迫行为

强迫行为是重复的行为或心理仪式，旨在减少强迫思维引发的焦虑或防止"灾难"发生。其有如下三个特点。

（1）行为类型：清洗、检查、计数、排序、默念特定词语等。

（2）功能固着：行为与预防的事件之间缺乏逻辑关联（如"必须拍桌3次才能避免车祸"等）。

（3）耗时性：每日花费时间超1小时，显著干扰正常生活。

二、长期治疗目标

（一）长期治疗目标

（1）减少强迫思维和强迫行为所占据或干扰正常生活的时间。

（2）减少强迫思维和强迫行为所带来的焦虑和抑郁等情绪困扰。

（3）提高对生活压力和冲突的应对能力。

（4）解决性的困惑问题，提高爱的能力。

（二）短期治疗目标及干预措施

1．目标：了解强迫思维和强迫行为的性质、严重程度、发生发展的过程与时间

具体干预措施如下。

（1）通过临床晤谈，全面了解来访者的个人成长史和性生活史。

（2）基于医学检查，对强迫症的病因和病理作出评估分析。

（3）用心理动力学诠释强迫症的症状。

2．目标：教授停止技术，学习中断强迫思维和强迫行为的自控方法

具体干预措施为：教授来访者掌握中止强迫思维和强迫行为的停止技术，帮助来访者回到当下。

3．目标：教授放松技术，降低症状发作时的紧张焦虑

具体干预措施如下。

（1）教授深呼吸、肌肉放松、积极意象等放松方法以减少焦虑。

（2）利用生物反馈技术，指导来访者更好地掌握放松技术的要领。

4．目标：分析并确认性压抑、性创伤与强迫症的关系

具体干预措施如下。

（1）按照精神分析的治疗取向，探索症状背后的无意识冲突。

（2）布置家庭作业，绘画自发曼陀罗或情绪曼陀罗。

（3）帮助来访者识别并表达与未解决的生活问题相关的情感。

（4）借解释与暗示，揭露无意识中的冲突。

（5）满足未被满足的需求。

（6）促进性能量的升华、转化。

5．目标：识别歪曲的负性思维和错误信念，并形成新的正性思维

具体干预措施如下。

（1）与来访者一起探寻负性思维与现实生活的关系。

（2）布置家庭认知作业，指导来访者识别和记录歪曲的负性思维。

（3）运用理性情绪疗法，教授来访者分析、反击，摧毁来访者自我贬低的错误信念。

6．目标：进行家庭治疗，帮助解决明显的或潜在的家庭问题给强迫症状带来的不良影响

具体干预措施如下。

（1）心理治疗师应注意对来访者家庭问题的关注和评估，必要时进行家庭治疗。

（2）鼓励来访者加入相关的病友团体，获得精神支持和更多理解，交流康复经验。

三、强迫症的心理治疗案例

来访者Z，女性，28岁，银行客户经理。她的主诉：存在强迫思维，坚信"数字的错误会导致客户的破产"，脑中反复浮现客户账户归零的灾难性画面；出现强迫行为，对每份报表检查的次数必须为7的倍数（如7次、14次、21次等），所以每天要耗时长达8小时来检查报表；手写的数字必须为蓝色，因为蓝色象征着"冷静色"，而红色的笔必须锁进保险柜，因为"血色=出血=厄运"。

由于出现上述症状，她连续3个月加班至凌晨，工作效率低下，被列入银行裁员名单。她的婚姻也出现危机，因为丈夫称"她核对购物小票的样子像在拆炸弹"。通过前期的心理分析，治疗师发现了Z内心的冲突与防御机制。

1．核心心理冲突

控制 vs 失控：童年时期她的父亲赌博致家庭破产（在她12岁时所住的房屋被查封），她在潜意识中形成"数字失控=人生毁灭"的创伤联结。

象征分析：蓝色笔迹是她试图用"冷静"来封印童年记忆中讨债者的血红标语；7的倍数是因为数字7象征"完整"（一周天数），她希望通过数学完美来补偿现实破碎感。

2．防御机制运作

抵消：用检查行为"擦除"父亲赌博的记忆（"我核对的次数越多，越能抵消他当年没核对账单的错误"）。

反向形成：将对父亲的愤怒（"他毁了一切"），转化为过度负责（"我必须拯救所有客户的资产"）。

全能控制：通过核对数字的准确性来获得"上帝视角"（"只要我检查次数足够多，就能预知所有风险"）。

3．症状的隐喻系统

例如，保险柜中的红笔象征着被囚禁的创伤情绪（父亲用红笔签下高利贷合同）。

（一）阶段一：症状外化与安全重构（1～2个月）

1．数字人格化

将"错误数字"命名为"小赌徒"，并绘制其形象。比如穿着父亲的旧西装，手持红色骰子，从而具象化创伤投射。

2．创作对话剧本

与小赌徒进行对话。

例如：

Z："你又要毁掉别人的生活吗?"

小赌徒："我只是个小数点，你父亲的选择才是真正的炸弹。"

3．进行行为实验

挑战不合理信念，具体如表15-2所示。

表15-2　挑战不合理信念

干预步骤	动力学目标
故意将检查次数设为6次	挑战"7=安全"的强迫思维
用红笔修改无关紧要的日期	分离颜色与灾难的象征联结
提交报表时保留1处错误	体验"不完美≠毁灭"的现实检验

4．时空信件技术

给12岁的自己邮寄一封自我关爱信，比如："人是可以出错的，出错的后果是自己要有能力保护自己。"

5．角色扮演父亲并用他的口吻道歉

"爸爸的赌债不该由你来偿还，你的账户属于你自己。"

（二）阶段二：防御解析与哀悼（3～6个月）

1．自由联想引导

"当您在深夜多次检查报表时，脑海中闪现的画面是什么?"由此，揭示潜意识重

复，每次检查都会重现时期童年深夜听父母争吵的画面。

2．哀悼仪式设计

焚烧"完美检查记录本"，把纸灰掺入盆栽土，从而理解"破碎的数字也能孕育新生命"。

3．重组家庭相册

在父母离婚证旁添加注释："他们的结束不是我的资产负债表。"

（三）阶段三：身份整合与预防（7～12个月）

1．辅导新人

"真正的风险控制是识别模式，不是机械核对"。由此，获得职业价值重建。

2．编写《风险容忍度训练手册》

将父亲的赌博案例改编为风控手册，从而把创伤经验转化为专业资源。

3．夫妻关系修复

规定每日共同犯1个"可爱错误"，比如故意记错对方的生日，学会用幽默等高级的心理防御机制来化解完美主义。

4．替换保险柜红笔

将保险柜红笔改为结婚纪念品，并附上写有"爱比数字更可靠"的小纸条。

5．建立复发预警系统

自我监控工具具体如表15-3所示。

表15-3　自我监控工具

复发信号	干预动作
检查次数突增	启动"防赌债协议"：立即给丈夫打电话
回避红色物品	强制佩戴红丝巾工作3天
梦见数字崩塌	重读《风险容忍度训练手册》第7章

04 第四节　躯体症状障碍

一、躯体症状障碍概述

躯体症状障碍（somatic symptom disorder）是一种以持久的担心或相信各种躯体症状的优势观念为特征的神经症。个体因这些症状反复就医，各种医学检查结果正常和医生的解释均不能打消其疑虑。躯体症状障碍包括躯体化障碍、未分化的躯体形式障碍、疑病障碍、躯体形式的自主功能紊乱、持续性躯体形式疼痛障碍等多种形式。

（一）核心特征

1．持续躯体症状

个体反复出现疼痛、麻木、头晕、消化问题等躯体不适，但医学检查未见明显器质性病变；症状可能单一或多样，且可能随时间变化（如从头痛转为心悸等）。

2．过度关注与焦虑

对症状存在灾难化解读（如"一定是癌症"等），持续担忧自己的身体健康，即使检查结果正常也难以缓解；频繁就医或反复要求检查（如多次CT检查等），或回避就医（害怕查出重病）。

3．社会功能受损

过度关注症状导致工作、学习、人际关系受影响，甚至出现长期请病假或闭门不出。

（二）心理行为特点

1．医源性依赖

频繁更换医生或过度依赖药物，但对治疗效果不满。

2．敏感体质

对轻微不适异常敏感（如将正常心跳感知为"心脏病发作"等）。

3．拒绝心理解释

抵触医生提出的"心理因素"，坚持认为问题在于身体。

4．共病倾向

常合并焦虑、抑郁或惊恐障碍。

二、治疗的目标

（一）长期治疗目标

（1）减少躯体不适感发生的频率。
（2）减少因为躯体症状而导致的情绪困扰。
（3）接受身体的某些不适，并能带着这些不适正常生活。
（4）承认自己是比较健康的，并没有已知的医学上的疾病。
（5）提高应对困难和挫折的能力。

（二）短期治疗目标及干预措施

1．目标：全面了解来访者躯体症状的具体情况，并对自我身体意象的态度作出评估

具体干预措施如下。
（1）耐心倾听来访者诉说的躯体不适感并予以共情。
（2）运用SCL-90等心理量表、自我意象曼陀罗等，对来访者的躯体症状程度与情绪状况作出评估。

2．目标：讨论生活中引起情绪应激的各种原因，对症状进行个案概念化分析

具体干预措施如下。
（1）询问最早发病的时间。
（2）探寻来访者情绪痛苦的根源。
（3）帮助来访者认识到，躯体方面的问题与回避情绪冲突和情感表达的压抑有关。

（4）讨论这些躯体方面的问题哪些是原发的，哪些是继发的。

3．目标：分析家庭中可能存在的对疾病过分关注或漠不关心的两极化倾向

具体干预措施如下。
（1）探明来访者的家庭提供什么样的反应模式。
（2）来访者患本病前后家庭关系和自己的家庭角色发生了哪些变化？是否从中获益？

4．目标：引导来访者意识到躯体化的象征意义

具体干预措施如下。
（1）适当介绍精神分析关于躯体化的理论。
（2）借助沙盘游戏，理解来访者内心的冲突。
（3）分析来访者未被满足的需求及没有表达的情绪。
（4）布置家庭作业，让来访者觉察到当他们抱怨身体状况时，家人的反应。

5．目标：引导来访者表达情绪

具体干预措施如下。
（1）运用角色扮演和行为演练技术，教授来访者恰当表达情绪的能力。
（2）鼓励来访者与其家庭成员进行有效的沟通，化解矛盾与冲突，改善家庭关系。

6．目标：分析与确认自恋受损与躯体症状障碍的关系

具体干预措施如下。
（1）探明来访者童年是否有自恋受损的经历。
（2）引导来访者认识自恋受损与躯体症状障碍的关系。

7．目标：减少对身体不适感的抱怨和看病的次数

具体干预措施如下。
（1）要求来访者只在每天规定的某一时间关注躯体方面的问题。
（2）鼓励来访者当出现躯体不适的时候，进行身体扫描或身体曼陀罗彩绘。
（3）通过身体曼陀罗彩绘，理解来访者内心的冲突与需求。
（4）通过对身体的觉察，减少来访者看病的冲动。

8．目标：列举在躯体症状出现时所采取的应对方法，并将其与目前所掌握的新应对措施进行对比分析

具体干预措施如下。
（1）引导来访者比较治疗前后应对躯体症状方法的区别和不同的效果。

（2）帮助来访者学会有效地控制自己的情绪、行为和躯体症状的方法。

（3）帮助来访者认识到不断地抱怨躯体状况对家庭成员所产生的消极影响。

9．目标：鼓励来访者担负起正常的社会责任和家庭角色

具体干预措施如下。

（1）帮助来访者制订锻炼计划，把对身体的消极关注转为对养生的关注。

（2）鼓励来访者与家庭成员多互动、多沟通，多关心他人，多付出爱。

三、躯体症状障碍的心理治疗案例

张女士，42岁，中学教师。她的主诉：反复胸痛、心悸、胃肠胀气，长达3年，多次检查（心电图、胃镜、CT）均无异常，但她坚信自己患有"未被查出的心脏病"，近半年出现失眠、手抖，并无法正常工作。

成长史：幼年体弱，母亲患慢性病，经常住院，父亲忙于工作，她常被长辈告诫"身体不好，要小心"。

重大事件：2年前父亲突发心梗去世，张女士因工作原因未及时赶到医院，事后自责"没照顾好父亲"。

人格特质：追求完美，习惯压抑情绪，常用"忍一忍就过去"来应对压力。

中医四诊：舌红苔白，有齿痕，脉弦细；自述"总感觉有气堵在胸口"，情绪波动时症状加重。

（一）阶段一：建立信任，症状稳定化（1～3个月）

1．穴位按摩

按摩太冲穴（疏肝）、内关穴（宁心）、足三里穴（健脾），每日2次，每次20分钟，调节气机。

2．情志相胜法

引导来访者通过练习书法，以"思胜恐"化解对疾病的恐惧。

3．症状隐喻转化

询问"胸口的堵塞让您联想到什么"，引导来访者将躯体感受与父亲去世事件进行联结。

4．梦的解析

比如把来访者梦见"在黑暗隧道里追赶父亲的背影"，诠释为"未完成哀悼"的潜意识冲突。

（二）阶段二：修通创伤，重构认知（4～6个月）

1．五音疗法

用角调（木音）音乐疏肝，配合"嘘"字诀呼吸吐纳，释放压抑情绪。

2．药食同源

每日玫瑰花3g、陈皮5g代茶饮，行气解郁的同时隐喻"让情绪如花舒展"。

3．躯体化诠释

解释"胸痛"可能是对"心痛"的防御，避免直面失去的痛苦。

4．空椅子技术

与父亲"对话"，表达出未能诉说的歉意与思念，完成哀悼过程。

（三）阶段三：整合巩固，预防复发（7～12个月）

1．八段锦训练

重点练习"调理脾胃须单举""摇头摆尾去心火"，强化形神合一体验，调神固本。

2．季节调摄

春三月加强疏肝（按揉期门穴），长夏养脾（小米粥），把对疾病的恐惧转移为恰当的养生观。

3．症状意义重构

帮助来访者意识到"照顾身体"曾是童年获得关注的方式，现在可转化为自我关怀的能力。

4．内在对话

通过意象练习，将"必须完美"的超我观念转化为"允许脆弱"的接纳态度。

05 第五节 抑 郁 症

一、抑郁症概述

抑郁症是一种以心境低落为主要特征的综合征或心境障碍。抑郁症的临床表现可以是原发的，也可以是继发的、明显的或隐匿的。抑郁症的核心症状是与处境无关的和无感情色彩的心境低落，可以表现为从闷闷不乐、郁郁寡欢到悲痛欲绝的各种状态，并至少伴有下列症状中的四项。

（1）丧失对生活的任何兴趣，感到生活无意义、前途无望，无愉快感的麻木状况；精力明显减退，无原因的持续疲乏感。

（2）行动上出现精神运动性迟滞或激越。

（3）自我评价过低、不断自责，或有强烈的内疚感。

（4）注意力集中困难或下降，联想困难或思维迟钝，自觉思考能力下降。

（5）反复出现想自杀的念头或有自杀、自伤行为。

（6）睡眠障碍，如失眠、早醒，或睡眠过多。

（7）食欲降低或体重明显减轻。

（8）性欲明显减退。

（9）生活、工作和人际交往等社会功能受到不同程度的损害。

二、治疗的目标

（一）长期治疗目标

（1）改变抑郁心境，避免出现自杀行为。

（2）建立对自我、社会和未来的积极的信念和认知模式。

（3）重新建立良好的人际关系和社会支持网络。

（4）树立快乐健康生活的信心，恢复对生活、学习和工作的信心。

（二）短期治疗目标及干预措施

1．目标：评估抑郁的性质和程度，分析病因

具体干预措施如下。

（1）通过摄入性会谈和贝克抑郁量表、自杀意念量表等工具进行心理评估，对抑郁症来访者进行全面的了解。

（2）鼓励来访者充分讲述自己痛苦的体验，宣泄压抑的情绪。

（3）鼓励来访者叙述早年经历的创伤及其对现在的影响。

（4）根据自杀意念量表的评估结果，与来访者签订不再自我伤害的协议。

2．目标：进行家庭治疗，改善家庭支持状况

具体干预措施如下。

（1）心理治疗师从家庭系统的角度理解抑郁症的根源。

（2）纠正家庭成员对来访者病情的错误理解。

（3）增强家庭成员之间的相互理解与支持。

3．目标：理解并化解内心的冲突

具体干预措施如下。

（1）鼓励来访者自由联想或积极想象。

（2）表达压抑的情绪与冲突。

（3）通过移情与反移情来理解来访者的人际互动模式。

（4）看清并理解未满足的需求对自身的意义。

（5）现实可以实现的愿望就与家庭成员一起规划并实现，如果是实现不了的愿望，则需要进行哀悼并找到替代满足的方法。

4．目标：识别来访者的非理性认知和建立新的认知模式

具体干预措施如下。

（1）帮助来访者认识到，非理性的负性思维是产生抑郁情绪的主要原因。

（2）帮助来访者提高正念的能力，将来访者的注意力从躯体的不适感、无助无望的悲观情绪，转向为对这些症状观察。

（3）帮助来访者认识到自己的这些非理性认知的形成与自己成长经历、家庭教养方式、创伤和应激事件的关系。

5. 目标：选择现实的、积极的正性思维，以取代原来非理性的负性思维模式

具体干预措施如下。

（1）给来访者布置日记作业，一起讨论消极的负性思维给自己的情绪和行为带来的影响。

（2）强化来访者适应性行为，要求来访者学会自我肯定。

（3）要求来访者练习使用积极的正性思维取代消极的负性思维。

6. 目标：对抑郁症来访者进行直接必要的行为指导

具体干预措施如下。

（1）鼓励来访者面对现实，而不是用后悔、自责、内疚来逃避现实。

（2）告诫来访者积极生活可以减轻抑郁症状。

（3）告诫来访者有效的社会交往可以减轻抑郁症状。

（4）鼓励来访者向心理治疗师或好友表达自己的真实情绪、情感。

7. 目标：进行人际心理治疗，提高人际交往能力

具体干预措施如下。

（1）重新调整来访者对他人角色的期望值。

（2）帮助来访者认识社会角色，提高对自己和他人社会角色变化的认知和适应性。

（3）帮助来访者学会欣赏他人和提高赞扬、安抚他人的社交技能，发展出更加满意的人际关系。

三、抑郁症的心理治疗案例

> 李女士，32岁，中学教师。她的主诉：持续情绪低落、兴趣减退、失眠、自责半年，社会功能下降，偶有自杀念头但未行动。
>
> 生活史：童年父母离异，由母亲抚养，母亲常向她抱怨"养你太辛苦"；婚后与丈夫关系疏离，常因育儿问题争吵；近期因工作压力（学生成绩考核）加重症状。
>
> 心理评估：贝克抑郁量表得分28分（中度抑郁）；DSM-5结构化临床访谈量表评估结果符合中度抑郁发作诊断，无躯体疾病或药物滥用情况。

（一）短期目标（1～3个月）及治疗方案

（1）使用自由联想与支持性倾听，鼓励来访者自由表达对婚姻、工作的感受，治疗师通过非评判性态度来建立安全感。

（2）移情观察，注意来访者是否将治疗师投射为"挑剔的母亲"或"冷漠的丈夫"，逐步解释其关系模式。

（3）布置家庭作业，记录"情绪触发事件"及伴随的躯体反应（如与丈夫争吵时胃部产生紧缩感等），然后绘制身体曼陀罗或自发曼陀罗。

（4）防御机制分析：识别"反向形成"（表面顺从丈夫，实则压抑愤怒）和"理智化"（用工作逃避情感）；联结防御与童年经历（如童年通过"乖巧"来换取母亲的关注等）。

（二）长期目标及治疗方案（6～12个月）

（1）释梦与象征解读：分析反复出现的"被困在井底"梦境，象征其情感隔离与无力感。

（2）移情–反移情工作：当来访者抱怨"你和妈妈一样觉得我没用"时，澄清治疗师的真实态度，修正来访者"被否定"的预期。

（3）整合技术：搭配CBT以激活行为（如制定每日30分钟自我关怀时间等）。

（4）哀伤处理：引导哀悼"理想母亲"的丧失，接纳"现实母亲"的能力局限。

（5）身份重构：通过角色扮演，练习对丈夫表达需求（如"我希望你能分担育儿责任"等）。

（6）预防复发：制定"自我觉察清单"，识别早期抑郁信号（如过度自责等）及应对策略。

（三）治疗过程节选

治疗师："您提到，每次丈夫晚归的时候您都会失眠，这种'等待'是否让您想起了某些过去的体验？"

李女士：（沉默后流泪）"小时候妈妈加班，我总怕她不要我了……"

治疗师："那时的恐惧和现在重叠了。或许失眠不仅是'生气'，更是害怕被抛弃。"（诠释此时此地的移情）

（陈灿锐）

~本章小结~

（1）焦虑症是指一种以焦虑情绪为主的神经症，以广泛和持续性焦虑或反复发作的惊恐不安为主要特征，常伴有自主神经功能紊乱、肌肉紧张与运动性不安。焦虑症可以分为广泛性焦虑障碍与惊恐障碍两种类型。

（2）恐惧症是一种以过分和不合理惧怕外界某种客体或处境为主要症状的神经症。恐惧症可以分为特定恐惧症、场所恐惧症和社交恐惧症三种类型。

（3）强迫症是一种以强迫和反强迫并存为主要症状的神经症。临床上一般可以分为强迫思维和强迫行为两种类型。

（4）躯体症状障碍是一种以持久的担心或相信各种躯体症状的优势观念为特征的神经症。个体因这些症状反复就医，各种医学检查结果正常和医生的解释均不能打消其疑虑。

（5）抑郁症是一种以心境低落为主要特征的综合征或心境障碍。抑郁症的临床表现可以是原发的，也可以是继发的、明显的或隐匿的。抑郁症的核心症状是与处境无关的和无感情色彩的心境低落。

参考文献

[1] 钱铭怡.心理咨询与心理治疗[M].北京：北京大学出版社，2016.

[2] 胡佩诚，赵旭东.心理治疗[M].北京：人民卫生出版社，2018.

[3] 苏珊·班德，爱德华·麦斯纳.心理治疗师的问答艺术[M].2版.钟慧，等译.北京:世界图书出版公司，2022.

[4] Lukas S.心理治疗中的首次访谈[M].邵啸，译.北京：中国轻工业出版社，2014.

[5] 保罗·L.瓦赫特尔.心理治疗中的对话[M].陈琼，译.北京：人民邮电出版社，2022.

[6] 爱德华·泰伯，费丝·霍姆斯·泰伯.心理治疗中的人际过程[M].董娅婷，李晓纯，姚梦丽，译.北京：人民邮电出版社，2021.

[7] 哈克尼，科米尔.专业心理咨询师：助人过程指南[M].5版.武敏，米卫文，张敏，译.北京：高等教育出版，2009.

[8] 莫妮卡·布里永，心理治疗如何改变人[M].鲍轶伦，译.北京：人民邮电出版社，2021.

[9] 卡尔·谢珀里斯，罗伯特·德拉蒙德，卡琳·黛勒·琼斯.心理评估：过程、诊断与技术[M].9版.孙沛，鲁小华，邹筱雯，等译.北京：人民邮电出版社，2024.

[10] 韦尔费勒，帕特森.心理咨询的过程——多元理论取向的整合探索[M].6版.高申春，等译.北京：高等教育出版社，2009.

[11] 弗洛伊德.梦的解析[M].孙名之，译.北京：商务印书馆，2020.

[12] 弗洛伊德.精神分析引论[M].高觉敷，译.北京：商务印书馆，1984.

[13] 弗洛伊德.自我与本我[M].张唤民，陈伟奇，林尘，译.上海：上海译文出版社，2011.

[14] 弗洛伊德.弗洛伊德文集：性学三论与论潜意识[M].宋广文，译.长春：长春出版社，2010.

[15] 林万贵.精神分析视野下的边缘性人格障碍：克恩伯格研究[M].福州：福建教育出版社，2008.

[16] 克拉金，等.边缘性人格障碍的移情焦点治疗[M].许维素，译.北京：中国轻工业出版社，2012.

[17] 彼得·A.莱塞姆.自体心理学导论[M].王静华，译.北京：中国轻工业出版社，2017.

[18] 科胡特.自体的重建[M].徐豪冲，译.北京：世界图书出版公司，2013.

[19] 徐钧.自体心理学入门[M].北京：北京联合出版公司，2022.

[20] 苏珊·M.约翰逊.依恋与亲密关系：伴侣沟通的七种EFT对话[M].黄志坚，李茜，译.北京：人民邮电出版社，2018.

[21] 苏珊·M.约翰逊.依恋与亲密关系：情绪取向伴侣治疗实践[M].刘婷，译.北京：中国人民大学出版社，2023.

[22] 苏珊·M.约翰逊.依恋与情绪聚焦治疗[M].蔺秀云，袁泉，谭玉鑫，等译.北京：化学工业出版社，2024.

[23] 申荷永.荣格与分析心理学[M].北京：中国人民大学出版社，2012.

[24] 荣格.荣格自传[M].刘国彬，杨德友，译.上海：上海三联书店，2009.

[25] 陈灿锐，高艳红.心灵之镜：曼陀罗绘画疗法[M].广州：暨南大学出版社，2014.

[26] 陈灿锐，高艳红.儿童曼陀罗绘画：理论与实践[M].广州：暨南大学出版社，2016.

[27] 黄帝内经（影印本）[M].北京：人民卫生出版社，2013.

[28] 申荷永.荣格与分析心理学[M].北京：中国人民大学出版社，2012.

[29] 申荷永.心灵与境界[M].郑州：郑州大学出版社，2009.

[30] 王振东，蔡宝鸿，张倩，等.以身化梦:意象体现的理论、方法与技术探析[J].心理科学，2020（1）：247-253.

[31] 王振东，刘媛媛，蔡宝鸿，等.意象体现的哲学基础与治愈因素探析[J].心理研究，2022（6）：483-490.

[32] American psychological association. APA dictionary of psychology [M].2nd.Washington DC: American Psychological Association，2020.

[33] Blechner M. Group dream interpretation[J]. Contemporary Psychoanalysis，2011，47（3）：406-419.

[34] Bosnak R. Tracks in the wilderness of dreaming: Exploring interior landscapes through practical dreamwork[M]. New York: Delacorte Press，1996.

[35] Domash L. Dreamwork and transformation: Facilitating therapeutic change using embodied imagination[J]. Contemporary Psychoanalysis，2016，52（3）：410-433.

[36] Freud S. Introductory lectures on psychoanalysis[M]. London: Hogarth，1916.

[37] Freud S. The interpretation of dreams [M]. London: Hogarth，1900.

[38] Johnson R. Inner work: Using dreams and active imagination for personal growth[M]. San Francisco: HarperCollins Publishers，1986.

[39] Jung C G. Dream analysis: Notes of the seminar given in 1928—1930[M]. Princeton: Princeton University Press，1984.

[40] Jung C G. The archetypes and the Collective unconscious[M]. Princeton: Princeton University Press，1959.

[41] Jung C G. The structure and dynamics of the Psyche[M]. London: Routledge，1960.

[42] 卡尔·古斯塔夫·荣格.分析心理学的理论与实践[M].成穷，王作虹，译.南京：译林出版社，2011.

[43] 罗伯特·约翰逊.内在工作：梦、积极想象和个人成长[M].杨慧，译.北京：世界图书出版公司，2015.

[44] 罗杰斯.个人形成论：我的心理治疗观[M].杨广学，尤娜，潘福勤，译.北京：中国人民大学出版社，2004.

[45] 罗杰斯.当事人中心治疗：实践、运用与理论[M].李孟潮，李迎潮，译.北京：中国人民大学出版社，2013.

[46] 江光荣.人性的迷失与复归：罗杰斯的人本心理学[M].武汉：湖北教育出版社，2000.

[47] 车文博.人本主义心理学[M].杭州：浙江教育出版社，2003.

[48] 贝克.认知疗法：基础与应用[M].翟书涛，等译.北京：中国轻工业出版社，2001.

[49] 阿尔伯特·艾利斯，黛比·约菲·艾利斯.理性情绪行为疗法[M].郭建，叶建国，郭本禹，译.重庆：重庆大学出版社，2015.

[50] 朱迪丝·S.贝克.认知行为疗法：基础与应用[M].3版.王建平，李荔枝，李婉君，等译.北京：中国轻工业出版社，2024.

[51] 贝克.认知疗法：进阶与挑战[M].陶璇，等译.北京：中国轻工业出版社，2019.

[52] 马克·威廉姆斯，等.穿越抑郁的正念之道[M].童慧琦，张娜，译.北京:机械工业出版社，2014.

[53] 哈维·拉特纳，埃文·乔治，克里斯·艾夫森.焦点解决短程治疗100个关键点与技巧[M].赵然，于丹妮，马世红，等译.北京:化学工业出版社，2017.

[54] 阿拉斯代尔·J.麦克唐纳.焦点解决短期治疗培训手册[M].许维素，敬丹莹，译.宁波:宁波出版社，2023.

[55] 彼得·德容，茵素·金·柏格.焦点解决短期治疗[M].沈黎，吕静淑，译.上海:华东理工大学出版社，2022.

[56] 琳恩·E.安格斯，约翰·麦克劳德.叙事与心理治疗手册[M].吴继霞，凌辉，张爱莲，等译.北京:北京师范大学出版社，2020.

[57] 迈克尔·怀特.叙事疗法实践地图[M].李明，党静雯，曹杏娥，译.重庆:重庆大学出版社，2011.

[58] 迈克尔·怀特，戴维·埃普斯顿.叙事治疗的力量：故事、知识、权力[M].廖世德，等译.上海:华东理工大学出版社，2022.

[59] 高天.音乐治疗学基础理论[M].北京：世界图书出版有限公司，2007.

[60] 莫雷诺.心理剧疗法[M].张莉莉，李梅，译.北京：中国轻工业出版社，2006.

[61] 孙宏伟，等.心理危机干预[M].2版.北京：人民卫生出版社，2024.

[62] 赵静波.心理咨询与治疗学[M].广州：中山大学出版社，2018.

[63] 理查德·K.詹姆斯，伯尔·E.吉利兰.危机干预策略[M].7版.肖水源，等译.北京：中国轻工业出版社，2017.

[64] 王玲.校园突发事件的危机干预[M].广州：暨南大学出版社，2011.

[65] 胡佩诚，赵旭东.心理治疗[M].北京：人民卫生出版社，2018.

[66] Goldenberg I，Stanton M，Goldenberg H.家庭治疗概论[M].9版.王雨吟，译.北京：中国轻工业出版社，2022.

[67] Corey G.心理咨询与治疗的理论及实践[M].8版.谭晨，译.北京：中国轻工业出版社，2010.

[68] 白银霞，马军，张媛.家庭治疗概论[M].北京：北京大学医学出版社，2023.

[69] 萨尔瓦多·米纽庆，李维榕，乔治·西蒙.掌握家庭治疗：家庭的成长与转变之路[M].2版.北京：世界图书出版社，2010.

[70] 迈克尔·尼克尔斯，西恩·戴维斯.家庭治疗：概念与方法[M].11版.方晓义婚姻家庭治疗课程组.北京：北京师范大学出版社，2018.

[71] 黄帝内经[M].姚春鹏，译.北京：中华书局，2016.

[72] 郑洪新，杨柱.中医基础理论[M].5版.北京：中国中医药出版社，2021.

[73] 刘红宁，申寻兵.中医心理学[M].北京：中国中医药出版社，2019.

[74] 王克勤，杨秋莉.中医心理学基础理论[M].北京：人民卫生出版社，2013.

[75] 王米渠.现代中医心理学[M].北京：中国中医药出版社，2007.

[76] 蔡光先.情志病学[M].北京：人民卫生出版社，2011.

[77] 梁繁荣.针灸学[M].北京：中国中医药出版社，2005.

[78] 克林，等.变态心理学[M].12版.王建平，等译.北京：中国轻工业出版社，2016.

[79] 邱鸿钟.咨询心理学[M].广州：广东高等教育出版社，2013.

[80] 陆林，李涛.精神病学[M].9版.北京：人民卫生出版社，2024.

[81] 卡巴尼斯，等.千万心理：心理动力学个案概念化[M].孙铃，等译.北京：中国轻工业出版社，2015.

[82] 罗伯特·J.尤萨诺，等.心理动力学心理治疗简明指南：短程、间断和长程[M].3版.曹晓鸥，译.北京：中国轻工业出版社，2018.

[83] 莱德利，马克斯，汉姆伯格.认知行为疗法：新手治疗师实操必读[M].李毅飞，孙凌，赵丽娜，等译.北京：中国轻工业出版社，2012.